基层常见用药问题300例

王树平　编著

U0235626

人民卫生出版社

图书在版编目（CIP）数据

基层常见用药问题 300 例 / 王树平编著 . —北京：
人民卫生出版社，2020

ISBN 978-7-117-27479-1

Ⅰ.①基… Ⅱ.①王… Ⅲ.①用药法 – 问题解答
Ⅳ.①R452-44

中国版本图书馆 CIP 数据核字（2018）第 223586 号

人卫智网	**www.ipmph.com**	医学教育、学术、考试、健康，
		购书智慧智能综合服务平台
人卫官网	**www.pmph.com**	人卫官方资讯发布平台

基层常见用药问题300例

编　　著：王树平
出版发行：人民卫生出版社（中继线 010-59780011）
地　　址：北京市朝阳区潘家园南里 19 号
邮　　编：100021
E - mail：pmph @ pmph.com
购书热线：010-59787592　010-59787584　010-65264830
印　　刷：中农印务有限公司
经　　销：新华书店
开　　本：850×1168　1/32　　印张：9
字　　数：226 千字
版　　次：2020 年 1 月第 1 版　2020 年 1 月第 1 版第 1 次印刷
标准书号：ISBN 978-7-117-27479-1
定　　价：38.00 元
打击盗版举报电话：**010-59787491　E-mail：WQ @ pmph.com**
质量问题联系电话：**010-59787234　E-mail：zhiliang @ pmph.com**

主编简介

　　王树平,男,1956 年 8 月出生,中共党员,主任药师,执业药师,湖北省黄冈市中心医院药剂科名誉主任,中国药学会会员,中国健康促进基金会医药知识管理(MKM)专项基金专家委员会委员,湖北省药学会理事,湖北省医院药学专业委员会常委,湖北省临床药学质控中心委员,湖北省黄冈市医学会和黄冈市药学会常务理事,湖北省黄冈市中心医院药事专业委员会名誉主任,湖北省黄冈市临床药学质量控制中心主任;《医药导报》《医师在线》以及“药科普,益健康”科普平台审稿专家委员会委员。

　　王药师从事医院药学工作 40 余年,专长于医院药事管理、医院制剂、临床用药咨询等;主编过药学专著 5 部,获省、市科技进步奖多项;热爱药学事业,乐于思考和实践,热衷于合理用药科普知识宣传;是丁香园医学论坛和临床药师论坛版主。近十年来,王药师在《中国科学报》《健康报》《中国医药报》《医师报》《医药经济报》《大众卫生报》及《中国医院药学杂志》《中国药房》《医药导报》《时珍国医国药》等发表专业文章 400 余篇。

▌前言 ─────────────────────────

我是一名基层医院药师,从事医院药学工作40余年,经历过医院制剂、药品调剂、药品管理、临床用药、药事管理等岗位的工作,一路走来,在学习中工作,在工作中学习。尤其近十几年来,为了跟上时代步伐,我开始学习电脑操作,学习上网。我建立了个人网页"王药师在线"和"王药师搜狐博客",还担任了"丁香园"网站"合理用药和药品不良反应"版块和"临床药师论坛"的"药事管理""处方及病例分析"版块的版主。工作之余我与一群年轻药师学习和讨论药学方面的问题。俗话说:"智者以问而修,愚者以不问而修。"把工作和学习中的疑惑不解,提出来与大家探讨,是智者的行为。这种讨论形式,既能帮助别人,又能提高自己,何乐而不为。几乎每天我都会抽出一些时间处理患者、同事、网友有关药学方面问题的提问。因为是随机提问,当场回答,故没有充足的时间去思考和分析,叙述不能像论文一样严谨,常常只是给大家开启思路,起到提供参考和抛砖引玉的作用而已。

退休后,我脱离了日常繁杂的事务工作,安静下来,翻出这些讨论过的问题,发现这些工作中经常遇到的,且书本上又没有详细叙述的问题,往往是我们提供药学服务过程中常常遇到的知识盲点,也是提升我们药师服务技能的感悟点,更是体现药师专业服务的价值点。我觉得有必要将这些问题整理出来,为阅读者提供一些参考。为了阅读方便,本书采取一问一答形式,简洁明了。缺点是存在讨论不系统,论理碎片化的问题。不过这样也好,保持提问和讨论的"原生态",更"接地气"。

　　由于水平所限,书中存在不足之处在所难免。尤其,医药学是一门应用科学,随着现代医药技术的高速发展,它永远处在不断变化和更新之中。本书阐述的某些观点与认识可能存在瑕疵,甚至是错误。欢迎读者多提宝贵意见,予以指正。

王树平
2019 年 5 月于湖北黄冈

目录 ─────────────────────────────

1. 什么是药物效应?

不同药物的作用机制是不同的,药物效应也是多种多样的。简单地说,药物效应(或者说作用机制)包括以下几种:

(1)理化反应:抗酸药中和胃酸以治疗胃溃疡病,甘露醇在肾小管内提升渗透压而利尿等是分别通过简单的化学反应及物理作用而产生的药理效应。

(2)影响生理活性物质及其转运:很多无机离子、代谢物、神经递质、激素在体内主动转运需要载体参与,药物干扰这一环节可产生明显的药理效应。例如利尿药抑制肾小管 Na^+-K^+、Na^+-H^+ 交换而发挥排钠利尿作用,又如抗高血压药硝苯地平就是钙离子拮抗剂,可以阻滞 Ca^{2+} 通道,降低细胞内 Ca^{2+} 浓度,致血管舒张,产生降压作用。

(3)补充生命过程的必需物质:补充生命代谢物质以治疗相应缺乏症的药例很多,如贫血补铁、糖尿病用胰岛素、口角炎服用维生素 B 等。

(4)对酶的影响:体内生化过程酶的品种很多,在体内分布极广,参与几乎所有细胞生命活动,而且极易受各种因素的影响,是药物作用的一类主要对象。多数药物能抑制酶的活性,如新斯的明竞争性抑制胆碱酯酶,奥美拉唑不可逆性抑制胃黏膜 H^+,K^+-ATP 酶(抑制胃酸分泌)。尿激酶激活血浆溶纤酶原,苯巴比妥诱导肝微粒体酶,解磷定能使遭受有机磷酸酯抑制的胆碱酯酶复活,而有些药本身就是酶,如胃蛋白酶。

(5)影响核酸代谢:核酸(DNA 及 RNA)是控制蛋白质合成及细胞分裂的生命物质。许多抗癌药是通过干扰癌细胞 DNA 或 RNA 代谢过程而发挥疗效的。许多抗生素也是作用于细菌核酸代谢而发挥抑菌或杀菌效应的。临床应用的抗代谢抗肿瘤药是叶酸拮抗物、嘌呤拮抗物和嘧啶拮抗物,在体内通过抑制生物合成或掺入生物大分子合成,形成伪大分子,干扰核酸的生物合成,使肿瘤细胞丧失功能而死亡。

(6)影响免疫机制:如破伤风免疫球蛋白和一些激发机体产生抗体的疫苗。还有免疫增强药(如左旋咪唑)及免疫抑制药(如环孢素)通过影响免疫机制发挥疗效。

(7)非特异性作用:一些药物并无特异性作用机制,如消毒防腐药对蛋白质的变性作用,因此只能用于体外杀菌或防腐,不能内用。一些麻醉催眠药(包括乙醇)能扰乱细胞膜脂质结构,因此对各种细胞均有抑制作用,只是中枢神经系统较敏感罢了。还有一些药物作用在于改变细胞膜兴奋性,但不影响其静息电位。膜稳定药阻止动作电位的产生及传导,如局部麻醉药,某些抗心律失常药等。

2. 药物的蛋白结合率与用药有何关系?

(1)药物与血浆蛋白结合后可以造成血药浓度很高,但疗效不高的现象。因为,只有未与血浆蛋白结合的游离药物才能从血液向组织转运,并在作用部位发挥药理作用。而且,也只有呈游离状态的药物才能在肝脏进行生物转化和肾脏排泄。可以说,游离状态的药物浓度才是表现药理作用强度和作为安排药物剂量的最佳指标。那些与血浆蛋白结合的药物将暂时失去药理活性,在血液中循环而不被代谢和消除。

(2)药物与血浆蛋白结合可起到储库的作用。药物与血浆蛋白的结合是一种可逆过程,有饱和现象。当游离型药物随着转运和消除而浓度降低时,一部分结合型药物就转变成游离药物,从而使血浆及作用部位在一定时间内保持一定的浓度。因此,药物与血浆蛋白结合也是药物在血浆中的一种贮存形式,能降低药物的分布与消除速度,有利于较长时间维持疗效(例如阿奇霉素一天一次用药),毒副作用大的药物与血浆蛋白结合可起到减毒和保护机体的作用。

（3）血浆蛋白结合率高的药物，一旦发生改变将显著影响治疗效果。因为血浆中的游离药物与作用部位的药物处于平衡状态，结合程度稍有改变，如从99%变成98%，游离药物将增加100%，药理作用会显著增强，同时也可能引起中毒反应。一般有两种情况可导致上述现象的发生：给药剂量增大而使蛋白出现饱和，或者同时服用另一种蛋白结合能力更高的药物而被置换到血浆中呈现游离状态。因此，了解药物蛋白结合力，对指导临床合理联合用药也是至关重要的。

3. 合理用药的概念是什么？

世界卫生组织（WHO）1985年在内罗毕召开的合理用药专家会议上，把合理用药定义为"患者接受的药物适合他们的临床需要，药物剂量符合他们的个体需要，疗程足够，药价对患者及其社区最为低廉"。

WHO与美国卫生管理科学中心共同制定了合理用药的生物医学标准：药物正确无误；用药指征适宜；疗效、安全性、使用途径、价格对患者适宜；用药对象适宜；调配无误；剂量、用法、疗程妥当；患者依从性良好。

国际药学界学者达成共识，给合理用药赋予了更科学、完整的定义：以当代药物和疾病的系统知识和理论为基础，安全、有效、经济、适当地使用药物。

4. 合理用药一般指"安全、有效、经济、适当"，其中"适当"包含哪些内容？

（1）适当的药物与适当的患者：选择最有针对性的药物治疗疾病，并且这个药物应适合患者。例如，肾功能不好，应尽量避免使用对肾脏有损害的药物。

（2）适当的剂量：选择用药合适剂量，既不要随意加大剂量，因为这样可能会增加药品副作用，损害健康甚至危及生命安全。也不能随意减少剂量，遇到用药不适，应及时征询医生或药师的意见。

（3）适当的时间：用药间隔应尽量在每天的 24 小时内均分，并且要和作息时间协调。比如，每日两次，应尽量间隔 12 小时服药，在早 7 点和晚 7 点用药。如果每日三次，应尽量间隔 8 小时服药，在早 6 点、下午 2 点和晚 10 点用药。如果每日四次，应尽量间隔 6 小时服药，在早 6 点、中午 12 点、下午 6 点和晚上 12 点用药。如果作息时间与此矛盾，可适当地调整，但间隔时间不要过短，特别是使用抗感染药时更应注意用药间隔。

每日一次用药不是一天内的任何时间都可以，如抗高血压药、利尿药、降糖药如果每日一次都不宜晚间服用，因为这样会造成夜间药效过强，导致危险又不易发觉。

有些药物要求必要时服，如止痛药要求疼痛时服，但不是只要一痛就服用，应注意给药间隔，一般应间隔 4 小时以上，如果服药过频不仅不会有好的疗效，可能还会增加副作用或造成药物中毒。对于慢性疼痛则应该按需定时服药。

药物是饭前服还是饭后服？须根据具体情况而定。一般来说，除苦味健胃药、收敛药、抗酸药、胃肠解痉药、肠道抗感染药、利胆药（以上多为饭前服）、驱虫药、盐类泻药（空腹或半空腹时服）、催眠药、缓泻药（睡前服）以外，其余药都可以在饭后服，特别是对胃有刺激的药物（如吲哚美辛、阿司匹林、铁剂等）更须在饭后服。饭后服因食物会影响药物的吸收，一般吸收较慢，出现疗效也较慢。当然也有剂型等的影响因素，具体药物应咨询药师或医师。

睡前：一般指睡前 15~30 分钟。饭前：一般指饭前 30~60 分钟。饭后：一般指饭后 15~30 分钟。

（4）适当的途径：一个人得了病是用打针还是吃药的方法进行治疗，是由病情及药物的性质决定的。一般而言，危重患者多采用打针的办法，比较轻的病症或某些慢性疾病可用吃药或其他方法治疗。但有些药物由于其性质决定其只有口服剂型或只有注射剂型，有的药物不同给药途径作用不一样。打针不一定比吃药好。

（5）适当的疗程：应遵医嘱按疗程吃药。单纯为增加治疗保险系数而延长给药时间不仅浪费，而且容易产生蓄积中毒等不良反应。反之，症状一得到控制就停药，往往不能彻底治愈疾病，反而为疾病复发留下隐患，譬如感染性疾病等。

（6）适当的治疗目标：受现阶段医疗和药物发展水平的限制，有些药物治疗只能起到减轻症状或延缓病情发展的作用，药到病除不是所有情况下都可做得到的。作为患者应采取积极、客观和科学的态度正视这个现状，达到现实条件下可以达到的用药目标。

5. 不合理用药有哪些具体表现？

临床上不合理用药情况主要包括以下几个方面：

（1）用药不对症：多数情况属于选用药物不当，也有因开错、配错、发错、服错药物造成的。

（2）使用无确切疗效的药物：受经济利益驱动，给患者使用疗效不确切的药物。有些情况属于宣传报道的疗效与实际疗效不符。

（3）用药不足：一是剂量偏低，达不到有效治疗剂量。二是疗程太短，不足以彻底治愈疾病，导致疾病反复发作，耗费更多的医药资源。

（4）用药过度：包括①给药剂量过大。日剂量超出限定日剂量DDD值（是指药物达到治疗目的用于成人的平均日剂量）的，DDD值根据《中华人民共和国药典临床用药须知》（2015年版）及药品说明书规定的用量计算。②疗程过长：如经治疗达到临床治愈标准，继续用药7天以上；一类切口手术预防使用抗菌药3天以上。③无病用药。以保健为目的长期用药，以及不必要的预防用药。④轻症用重药。这里的"重"有两重含义，一层含义指贵重药，另一层含义指用药过多过贵，如普通感冒输液用药一周以上等。

（5）联合用药不适当：联合用药是指在一个患者身上同时或相继使用两种或两种以上的药物，治疗一种或多种同时存在的疾病。不适当联合用药，一是指治疗没有必要联合用药和重复用药，如降糖药中，格列齐特与达美康是同一成分，不必同用，格列齐特与优降糖虽非同一成分，但都属于磺脲类，也不应同用；二是不考虑药物相互作用的联合用药。

（6）给药方法不合理：未在适当的时间、适当的用药间隔，经适当的给药途径用药，如大输液滥用。

（7）高起点用药：对轻型患者或初治患者直接使用第二线药物，甚至价格昂贵新研上市的第三线药物，以使用辅助性药物和高档药品为主要表现。

（8）随意换药：有些药物显示疗效需要一定时间，如伤寒病程为4周，用药（以氯霉素为例）总疗程不少于2周；抗结核病药需半年至1年。随意换药可使治疗复杂化。

6. 用药存在心理效应吗？

答案应该是肯定的。药物的心理效应是指医生的威信、患者对药物的信任感和接受药物治疗的体验、评价和治疗时外界的暗示，及药物的广告效应等心理作用而产生的综合效应。由此发展成一门新兴的边缘学科——药物心理学。

药物作用于人体的病变部位,而患者的心理作用会或多或少地影响药物的作用。现代医药学认为,药物大多能产生两种效应。药物通过其药理作用来达到治病的目的,此为药物的生理作用;药物还可通过其非生理作用,在患者的心理上产生良好的感觉,加速疾病的康复,此为药物的心理效应。药物的心理效应可促使药物取得更好的疗效。

不良心态会降低药物的生理效应,这是为什么呢?因为人体是一个复杂的有机整体,不良心态会影响内分泌、心脑血管系统等的功能,从而减弱人体的抗病能力,药效当然就降低了。积极的服药心理,可激活内分泌和潜在的免疫功能,药物在免疫器官分泌抗体增多时,能发挥最佳疗效。药物的心理效应对人体的作用,在某些人中表现尤为明显,如神经质、意志薄弱、心理缺陷和易受暗示的人。有试验证明:安慰剂可通过心理暗示作用刺激大脑产生内源性脑啡肽,其结构类似天然吗啡,作用于疼痛部位,从而减轻疼痛[赵兰民,杨春.药物的心理效应与临床应用.临床身心疾病杂志,2007,13(1):69-70]。许多慢性病有明显的自觉症状,如恶心呕吐、头晕目眩、失眠多梦、食欲缺乏、腹胀和隐痛等,这些症状与心理和精神状态密切相关。而药物的心理作用正是通过心理暗示调整人的心态,产生人的精神支柱,展示美好的前景,并带来好心情……如此在不知不觉中治愈或缓解了原有的慢性病。

医护人员的语言、举止和行为对患者用药心理的影响很大。目前世界各国对癌症、类风湿疾病和自身免疫病等尚无特效药。但医生绝不可对患者说:"此病为绝症,无药可治。"如对症适时选用改善症状药品,加以鼓励,有时会收到真正特效药所没有的神奇作用,至少可解除患者精神上的痛苦,使其心灵上受到安慰和鼓励,增强战胜疾病的信心。

有人作了一个形象的比喻,药物是"种子",心理是"土壤"。

药物是治疗疾病的"种子",而心理状态是种子赖以生长、开花和结果的"土壤"。药物的药理作用是药物治疗疾病的基础,而药物的心理效应则在疾病治疗过程中起着十分微妙的作用。特别是在治疗心因性疾病和心理精神疾病时,良好的心态就显得更为重要。这就是"药物心理效应"的基本内容。这也是我们药师走向临床,面向患者,做好用药服务,提高患者用药依从性的理论根据。

7. 什么是假药、劣药?

《药品管理法》规定,有下列情形之一的,为假药:

①药品所含成分与国家药品标准规定的成分不符的;②以非药品冒充药品或者以他种药品冒充此种药品的。

有下列情形之一的药品,按假药论处:

①国务院药品监督管理部门规定禁止使用的;②依照本法必须批准而未经批准生产、进口,或者依照本法必须检验而未经检验即销售的;③变质的;④被污染的;⑤使用依照本法必须取得批准文号而未取得批准文号的原料药生产的;⑥所标明的适应证或者功能主治超出规定范围的。

药品成分的含量不符合国家药品标准的,为劣药。有下列情形之一的药品,按劣药论处:

①未标明有效期或者更改有效期的;②不注明或者更改生产批号的;③超过有效期的;④直接接触药品的包装材料和容器未经批准的;⑤擅自添加着色剂、防腐剂、香料、矫味剂及辅料的;⑥其他不符合药品标准规定的。

8. 如何准确阅读药品说明书?

药品说明书是指导怎样用药的根据之一,具有法律效力。

用药前准确阅读和理解说明书是安全用药的前提。正确阅读药品说明书需注意以下几点：

首先应了解药品的名称。正规的药品说明书都有药品的通用名、商品名、英文名、化学名（其中非处方药无化学名）。使用者一般只要能清楚药品的正名即通用名，就能避免重复用药。因为一种药只有一个通用名（即国家规定的法定名），不像商品名有若干个。其中适应证一栏，使用非处方药的患者能够自我判断自己的疾病是否与适应证相符、对症下药，可在药师的帮助下选择购买。

其次，要了解药物的用法，如饭前、饭后、睡前服用，一天一次或三次，是口服、外用还是注射都必须仔细看清楚。

再者，注意药物的用量，必须按说明书的规定应用。一般说明书用量都为成人剂量，老人、小孩必须准确折算后再服用。

特别重要的是，在阅读说明书时，对禁忌证、不良反应、药物相互作用、注意事项等要重视。如有不明之处，应向药师或医师咨询。

9. 药品说明书与《中国药典》不一致时怎么办？

《中华人民共和国药典》（以下简称《中国药典》）是我国记载药品标准、规格的法典。所有药品从研发、生产到使用的全程质量管理必须遵守《中国药典》的规定。药品合格与否，都要以《中国药典》为依据。药品说明书是经国家药品监督管理部门审批的，载明药品的药理学、毒理学、药效学、使用方法、用药禁忌及注意事项等内容，用以指导临床正确使用药品的法律文书。两者都是医务人员和患者选取和使用药品的指南，也是药品生产者向医务人员和患者介绍药品特性、指导合理用药的重要文献。在临床实际工作中，有时会遇到药品说明书与《中国药典》不一致的情况。例如注射用葛根素，《中国药典》规定溶

媒为葡萄糖注射液,有的厂家药品说明书中规定"使用前用 5%
葡萄糖注射液或氯化钠注射液溶解,稀释,静脉滴注"。产生《中
国药典》与药品说明书不一致情况大概源于:①《中国药典》修
订一般是 5 年一次,药品说明书需根据药品使用情况和监管进
行不定期动态修订,两者就会存在某些差异;②从每一个具体药
品来讲,各个厂家的生产工艺、原辅料来源、质量控制方法等都
有差异。如《中国药典》规定注射用头孢他啶辅料为碳酸钠,而
有的药厂使用碳酸氢钠,且是通过药政部门批准的。临床用药
遇到这种情况时,可以遵照《处方管理办法》第十四条规定:医
师应当根据医疗、预防、保健需要,按照诊疗规范、药品说明书中
的药品适应证、药理作用、用法、用量、禁忌、不良反应和注意事
项等开具处方。

10. 临床用药配伍,除了物理、化学或药理性配伍禁忌外,还需要注意什么?

临床治疗疾病,常常会配伍用药。配伍用药是一个十分复
杂的问题,由于药物品种繁多,剂型各异,影响因素甚多,往往在
配伍用药时不仅能呈现对机体增加疗效的一面,有时也会因配
伍不当,导致疗效下降或失败;有些配伍用药还会使药品毒副作
用增加,引起严重不良反应,甚至危及患者生命安全。用药配伍
禁忌在教科书上通常分为:药理性、化学性、物理性配伍禁忌,但
在临床用药过程中,还有一些其他因素造成的配伍禁忌,也应引
起重视。现举例如下:

（1）配伍容量与滴速矛盾。有人用利巴韦林注射液与 β-
内酰胺类同瓶使用,治疗上呼吸道感染,这是不合理的配伍用
药。因为 β- 内酰胺类溶解后容易水解而导致效价降低,发生过
敏反应的概率增高,因此配制容量尽量小,静脉滴注速度要快一
些,以减少 β- 内酰胺类水解。而利巴韦林在静脉滴注时要求速

度要缓慢（配制浓度不超过 1mg/ml），否则有可能导致患者心脏损害，对呼吸道疾病的患者来说，有可能出现呼吸困难、胸痛等症状。因此两药的配制容量与滴注速度要求不一样，不能混合静脉滴注。

（2）配伍溶媒选择问题。注射用奥美拉唑钠，辅料为依地酸二钠和适量氢氧化钠。可以选用 0.9% 氯化钠注射液，或 5% 葡萄糖注射液作溶媒。使用生理盐水稀释后，可在 12 小时内使用，如果使用 5% 葡萄糖，应该在 6 小时内使用。但是，注射用兰索拉唑只能用生理盐水稀释，静脉滴注使用时应配有孔径为 1.2μm 的过滤器，以去除输液过程中可能产生的沉淀物，这些沉淀物有可能引起小血管栓塞而产生严重后果。

（3）配伍混合的顺序。药品配伍时的混合次序极为重要，有时可用改变混合顺序的方法来克服某些药物配伍时产生沉淀现象。如脂肪乳剂与电解质溶液配伍，出现"破乳"现象。脂肪乳剂是油相、水相、乳化剂组成的乳剂，属热力学不稳定体系，可能发生分层、絮凝、转相、合并与破裂，加入电解质可能破坏乳化膜，增加乳剂的不稳定性。有人会问全肠外营养液为何可以混合呢？全肠外营养液的配制需在特定的工艺操作下进行，配制时有严格的混合顺序，如先将微量元素、电解质加入氨基酸溶液中溶解或稀释；磷酸盐加入葡萄糖溶液中（因钙剂和磷酸盐形成 $CaHPO_4$ 沉淀，故磷酸盐和钙剂稀释于不同的溶液中）溶解或稀释；脂溶性维生素和水溶性维生素混合后加入脂肪乳剂中，然后将氨基酸溶液和葡萄糖溶液混合于 PVC 袋中，最后在 PVC 袋中加入脂肪乳剂混合。这与临床混合配伍是完全不同的。

关注用药配伍禁忌，是保证用药安全有效的关键，尽量做到能单独使用的药品，就不要混合使用，譬如抗菌药、中药注射剂以及药品说明书规定单独使用的药品。对于连续输入的两种药品有配伍禁忌，注意养成冲管习惯。一般是在两组输液之间输入 50ml 生理盐水或 5% 葡萄糖注射液,再输下一组药品,以尽量避免药品间的配伍禁忌。

11. 药物相互作用机制有哪些方面?

药物相互作用发生机制包括:

(1)药剂学相互作用。主要是联用药物发生直接的物理或化学反应,导致药物作用改变。

(2)药动学相互影响。药物在吸收、分布、代谢和排泄过程的任何一环节受到另一药物的影响,最终使其在作用部位的浓度增加或减少,从而引起药效相应改变或产生不良反应。①抑制代谢酶,导致某些药物作用增强或减弱。比如做完心脏支架术后需要长期口服的阿司匹林和氯吡格雷片,具有抗血小板聚集作用;但是因为患有胃病服用奥美拉唑,奥美拉唑会抑制氯吡格雷在体内代谢成有活性的代谢产物,此时,患者会有因为抗血小板药物达不到疗效而发生血管再次栓塞的危险。②影响吸收,导致作用增强或减弱。治疗胃病的抗酸剂(如铝碳酸镁),可干扰多种药物的吸收,如可抑制降糖药物(格列美脲)的吸收,降低降糖药物发挥疗效,也抑制调脂药物(如阿托伐他汀)的吸收,降低调脂的治疗效果。③影响排泄,导致作用增强或减弱。利尿剂如氢氯噻嗪与大剂量的水杨酸类联用,相互竞争肾排泄,会造成水杨酸盐蓄积中毒。

(3)药效学改变。几种药物作用于同一受体或不同受体上,产生相加、增强或拮抗效应。例如纳洛酮是化学结构类似于吗啡的一种阿片受体拮抗药,很少或没有吗啡样活性,但在用吗啡前或后给药可阻断吗啡的效应。

12. 如何理解药品的有效期?

药品有效期是指药品在规定的贮存条件下,能保持质量的期限。药品的有效期应根据药品的稳定性不同,通过稳定性实验研究和留样观察,合理制订。药品有效期的计算是从药品的生产日期(以生产批号为准)算起,药品标签应列有效期的终止日期。药品标签中的有效期一般按照年、月、日的顺序标注,年份用四位数字表示,月、日用两位数表示。如有效期至 2020 年 05 月,是指有效期到 2020 年 5 月 31 日为止,6 月 1 日就不要用了。也有的药厂生产的药品有效期标示为年月日,如有效期至 2020 年 10 月 21 日,则表示 2020 年 10 月 22 日药品就不要再用了。

但是,经常在网上看到一些疑问:按照《药品说明书和标签管理规定》(2006 年国家食品药品监督管理局令第 24 号)第二十三条——"有效期若标注到日,应当为起算日期对应年月日的前一天,若标注到月,应当为起算月份对应年月的前一月。"与上面的解释有差异。从字面上理解这种质疑似乎有根据。但是,只要认真学习文件,不难理解,"有效期若标注到日,应当为起算日期对应年月日的前一天(即药品是 2020 年 10 月 22 日到期,药品标签标注效期是 2020 年 10 月 21 日);若标注到月,应当为起算月份对应年月的前一个月(即药品是 2020 年 6 月到期,药品标签标注效期是 2020 年 5 月)。"也就是说,不能将药品生产企业对药品效期标准化规定理解为药品使用效期。

另外,药品的有效期是有条件限制的,这里指的条件就是药品的标签及说明书中所指明的贮存条件。每种药品的有效期是指在特定的贮存条件下能保存的时间,如果保管不当,一旦贮存条件发生了改变,药品的有效期也就发生了变化。例如规定在冰箱中保存的药品若在常温下保存了,即使在有效期内,也可能引起药品变质失效。

需注意的是,一旦药品拆开了盒子或打开了瓶盖等开始使用时,这类药品就应及时使用,不再适于长期保存了,因为这时的条件已不再符合制定有效期时的条件。例如滴眼液一旦开启之后,最好在一个月内用完。

13. 什么是耐药性、药物的依赖性和耐受性?

(1)耐药性:又称抗药性。譬如,有些人长期应用抗菌药物后,由于病原体通过各种方式使药物作用减弱,如产生使药物失去作用的酶,改变细胞膜通透性阻滞药物进入,改变靶结构或改变原有代谢过程等。这些方法都能使病原体对药物产生抵抗性能,亦即抗药性。对产生抗药性后的病原体使用抗菌药物往往导致治疗失败。在剂量不足或不恰当地长时间使用某一种药物时更易产生细菌耐药。因此,抗菌药物应在医生或药师指导下合理使用。

(2)药物的依赖性:某些药物被人们反复应用后,使用者对这些药物产生一种强烈的继续使用的欲望,以便从中获得满足或避免断药引起的不舒适。药物的这种特性称为药物依赖性。药物依赖性可分为两种:①生理依赖性。它是由反复用药,使身体形成一种适应状态,用药者渴求不定期使用某种药物,以得到欣快感。中断用药后产生严重的戒断反应,造成躯体方面的损害,使人非常痛苦,甚至有生命威胁。能产生生理依赖性的药物有吗啡、可待因、哌替啶等。②精神依赖性,也称生理依赖性。为了追求欣快感而定期连续地使用某种药物,中断用药后引起严重的戒断反应,但用药者有追求用药的强烈欲望,产生强迫的用药行为,也称"觅药行为"。某些催眠药多产生精神依赖性。药物依赖性过去称为成瘾性,它可使人丧失意志,削弱劳动能力,行为堕落,甚至走上犯罪道路,危害社会。

(3)药物的耐受性:是指某些人连续服用某种药物后,身体对该药物的敏感性(反应性)降低,需要增加用量,甚至接近中毒量才能产生原有的治疗作用,这种现象叫药物耐受性。就像长期喝酒的人对酒的耐受性较大一样。反复应用某药逐渐产生的耐受性叫做后天获得耐受性。对于这种耐受性只要经过足够的停药时间,其耐受性便可消失。为了防止耐药性产生,避免长期使用一种药物,可采取间歇用药或同类药物中其他药物交替使用。有时,个别患者对从来没用过的药物也能耐受很大的药量,这种先天耐药性可长期保留。

14. 如何换算输液滴速?

输液滴数与体积之间的关系,需要考虑输液性质(黏度大的,滴速慢,但水滴大),输液管口径大小(口径大的水滴大),压力因素等。一般来说,普通输液器 1ml15 滴,压力包装输液器 1ml30 滴,小儿专用输液器 1ml60 滴。输液滴速换算举例如下:

(1) 已知每分钟滴数,计算每小时输入量。

每小时输入量(ml)= 每分钟滴数 ×60(min)/ 每毫升相当滴数(15 滴)。

例:每分钟滴数为 54 滴,计算每小时输入量。

解:每小时输入量(ml)=54×60/15=216(ml)

(2) 已知输入总量与计划使用时间,计算每分钟滴数。

每分钟滴数 = 输液总量 × 每毫升相当滴数(15 滴)/ 输液时间

例:日输入总量 2000ml,需 10 小时输完,求每分钟滴数。

解:每分钟滴数 =2000×15/(10×60)=30000/600=50(滴)

15. 胶囊能拆开服用吗?

胶囊剂(通常指的是硬胶囊)是否可以拆开服,不是绝对的。

可分以下几种情况：

（1）普通胶囊剂。做成胶囊主要是为了分剂量或便于服用，拆开后无特殊异味，这类胶囊一般可以拆开服用，如诺氟沙星胶囊、头孢氨苄胶囊、云南白药胶囊、活菌制剂胶囊等（如嗜酸性乳杆菌胶囊）。2 岁以下儿童，应尽量选用散剂，如无散剂，可将胶囊内成分倒入液体中混合服用。胶囊拆开服用注意避免服药时造成呛咳。

（2）缓释胶囊剂。主要目的是缓慢释放延长药效，对这类胶囊剂，如整粒服用不便，可打开胶囊倒出小丸服用，但不可咀嚼或研碎服用。如氨溴索缓释胶囊、布洛芬缓释胶囊、罗红霉素缓释胶囊等。

（3）肠溶胶囊剂。肠溶剂型包括肠溶片剂和肠溶胶囊剂等，这类制剂一般须整粒吞服。如奥美拉唑胶囊，不可咀嚼，也不可倾出小颗粒服用。

（4）对食管和胃肠有刺激作用的药物胶囊。如盐酸米诺环素胶囊，该药对食管黏膜有刺激作用，可引起食管溃疡，故不宜拆开胶囊服用。

16. 哪些片剂不能掰开服用？

口服药固体剂型分多种，有素片、包衣片（糖衣片，薄膜衣片、肠溶衣片）、含片、舌下片、咀嚼片、分散片、泡腾片、缓释片、控释片等，有的可掰开服用，有的则不能掰开。不能掰开服用的有以下几种。

（1）肠溶片：因为它们的包衣材料及囊材中含特殊成分，在 pH 较低的胃液中不能崩解，而在碱性肠液中能溶解和释放出药物，主要用于阿司匹林等对胃肠道刺激较大的及在酸性环境中不稳定的药物，可有效降低胃肠道不良反应，增强疗效。去掉胶囊外壳后就失去了此作用，因此肠溶片和肠溶胶囊不能掰开服用。

（2）缓释、控释片：这些药品外壳含有缓释或控释材料，能延缓药物的释放。缓释、控释片可分为溶蚀性骨架片、不溶性骨架片、水凝胶骨架片等，如格列吡嗪控释片（瑞怡宁）由药物核心及包裹其外的半透膜组成，包裹片剂的膜对水具有渗透性，但对药物或渗透赋形剂不具有渗透性，当来自胃肠道的水进入片剂表面激光打出的有定量释放作用的小孔，渗透压增加，药物通过膜上的激光小孔释放药物。如果掰开，缓、控释作用即被破坏。因此，缓释、控释片一般不能掰开服用。但有些特殊工艺制成的缓释、控释制剂是可以掰开服用的（有的在片剂上留有刻痕供掰开服用）。如美托洛尔缓释片（倍他乐克缓释片）、单硝酸异山梨酯缓释片（依姆多、欣康）、丙戊酸钠缓释片（德巴金）、卡比多巴-左旋多巴控释片（息宁）、盐酸曲马多缓释片（奇曼丁）等。能不能掰开服用可参见药品说明书或咨询药师。

（3）掰开后可引起不良反应的某些片剂也不能掰开服用。如苯丙哌林、普诺地嗪等可引起口腔麻木；普罗帕酮掰开后服用可引起口干、唇舌麻木；阿仑膦酸钠可导致口腔溃疡；米诺环素可引起食管溃疡；丙戊酸钠刺激口腔和胃黏膜；红霉素类抗生素有口舌疼痛、食欲减退、胃绞痛、恶心呕吐及腹泻等不良反应；氯化钾对胃肠道有较强刺激性；胰酶片掰开服用易被胃酸分解而失效，且可引起口腔溃疡。

17. "妇炎洁"是药品吗？

从"妇炎洁"的名称和其处方组成——苦参、百部、蛇床子、黄柏等中药来看，与同是妇科洗剂的药品——"洁尔阴"非常相似，且两者的实际效果也不会有太大差别。因此，一般民众将其视为药品，是很自然的事。对"妇炎洁"的质疑，问题不在药品的本身，而是在于药品的"姓氏"。如果"妇炎洁"同"洁尔阴"一样注册为药准字号，也就是一个地地道道的药品。但是，它注册的是消证字号,也就是归类于消毒剂。因此,从药品管理角度来说,"妇炎洁"不是药品。

18. 为什么有些药品会以"非药品"面目出现?

现在市场上有一种现象,本来是药品却以"非药品"面孔出现,譬如妇科千金洗液,主要成分:苦参、蛇床子、黄柏、百部、薄荷脑等,功效:抑菌、止痒、消除异味等,注册为"卫消"字。烧伤药膏,主要成分:磺胺嘧啶银,作用:用于烧伤,注册为"卫消证字"。产生这种现象有两个原因:

(1)归类模糊:当前药品、医疗器械、消毒剂和食品没有非常明确的区分概念,也没有甄别这些品种的完整标准,一般遵循的是谁审批则谁主管,这样使一些介于药品、医疗器械、消毒剂和食品之间模糊概念的产品会以不同的注册身份上市。

(2)注册标准不同:"非药品"注册相对于药品注册要容易一些,药品注册前需要有一个前置审核,包括药品生产条件、厂房、设备、人员、原料进货、生产管理、质量检验和售后服务等,十分严格。而食、消、械等不需要前置审批,只要企业能够提供相应部门出具的有关鉴定证书,就可以在相关部门申请批准生产,在工商部门办理营销批准手续,即可上市销售。

19. 市场上同名药品与保健品有何区别?

一位患者到诊所就医,医生诊查后开具的处方中有健胃消食片,但诊所内没有,就让患者去附近一药店购买。患者买药后,回诊所请医生查看,药店销售的健胃消食片标签上标示的是"卫健字",不是药品。这种同名的药品和保健品有什么区别吗?两者当然有区别:①药品的生产及其配方的组成,药厂生产能力和技术条件都要经过国家有关部门严格审查并通过临床试验研究后,经过药品监督管理部门审批后,方可投入市场。保健品审批标准和过程要简单很多。②两者生产过程的质量控制不同。药品必须在制药厂生产,空气的清洁度、无菌的标准、原料的质量、生产工艺、质量控制、包装等必须符合国家药品监督管理部门质量控制要求,目前,要求药品生产全程都要达到 GMP 标准(药品生产质量规范);而保健品其生产过程的标准要比药品的生产标准低很多。③药品有严格的适应证、用法用量、不良反应及注意事项等说明,执行的是《中华人民共和国药典》或地方药品标准。但是保健品,不以治疗为目的,不需要经过临床验证,执行的是行业或企业标准。两者无论是临床疗效,还是安全性都有明显区别。

20. 如何从药品批准文号区分药品和非药品?

药品批准文号是药品的合法标志。《药品管理法》规定:生产药品"须经国务院药品监督管理部门批准,并发给药品批准文号"。药品批准文号形式为:

"国药准(试)字 +1 位拼音字母 +8 位阿拉伯数字"。

其中"准"字代表国家批准正式生产的药品,"试"字代表国家批准试生产的药品。字母共分 7 个,分别代表药品的不同类别:H—化学药品、Z—中药、S—生物制品、B—保健药品、T—体外化学诊断试剂、F—药用辅料、J—进口分包装药品。8 位数字的 1、2 位是药品批准文号的来源:10 代表卫生行政管理部门批准的药品,19 和 20 为国家药品监督管理部门批准的药品,11 代表北京,12 天津,13 河北,14 山西,15 内蒙古,21 辽宁,22 吉林,23 黑龙江,31 上海,32 江苏,33 浙江,34 安徽,35 福建,36 江西,37 山东,41 河南,42 湖北,43 湖南,44 广东,45 广西,46 海南,50 重庆,51 四川,52 贵州,53 云南,54 西藏,61 陕西,62 甘肃,63 青海,64 宁夏,65 新疆。第 3、4 位数字为批准该药的年份的后两位数字;第 5、6、7、8 位数是当年顺序号。

举例:某药批准文号是国药准字 H19003451,它的含义是"H"化学药品,是国家药品监督管理部门(19)于 2000 年(00)批准生产的,顺序号是 3451。读懂药品批准文号的标示,我们就可以区分药品和非药品。

21.“碘伏”与聚维酮碘溶液是一回事吗?

聚维酮碘溶液(也称聚乙烯吡咯烷酮碘)与碘伏(也称碘附),从化学组成来看就是同一物质。聚维酮碘是单质碘与聚乙烯吡咯烷酮的不定型结合物。其中的聚乙烯吡咯烷酮作为载体,不仅有助于增强碘的溶解度,而且为持续释放碘提供一个贮存库。临床使用时 80%~90% 的结合碘可解离出游离碘,发挥杀菌作用,临床上多用于皮肤和黏膜消毒。一般医用碘伏常见的浓度是 1%,用于皮肤的消毒治疗可直接涂擦;稀释两倍可用于口腔炎漱口;2% 的碘伏用于外科手术中手和其他部位皮肤的消毒;0.5% 的碘伏多用于阴道炎冲洗治疗。市售碘伏溶液与聚维酮碘溶液的区别在于:市售的碘伏消毒水使用说明中有效碘含量为 4.5~5.5g/L(也许还有其他含量),取平均值 5g/L,1L=1000ml,那么就是含有效碘 0.005g/ml。用于妇科洗剂药品名为 5% 聚维酮碘溶液,有效碘为 0.05g/ml(5% 是质量分数,1ml 溶剂按近似水质量算是 1g)。后者有效碘含量是前者的十倍,可能是生产厂家为了方便大家根据不同需要选用,就从药名上直观地加以区别了。

22. 什么是处方药和非处方药?

国家对药品实行分类管理。按照国家药品监督管理部门规定,药品流通终端需要将药品分为处方药和非处方药管理。

（1）处方药是指需经过医生处方才能从药房或药店购买并要在医生监控或指导下使用的药物。一般包括：①刚上市的新药：对其活性、副作用还要进一步观察；②可产生依赖性的某些药物：如吗啡类镇痛药及某些催眠安定药物等；③药物本身毒性较大：如抗癌药物等；④某些疾病必须由医生和实验室进行确诊，使用药物需医生处方，并在医生指导下使用，如心血管疾病药物和抗菌药等。

（2）非处方药是指那些消费者不需要持有医生处方就可直接从药房或药店购买的药物。简称为OTC，这些药大都属于：感冒、发热、咳嗽类药；消化系统疾病用药；头痛用药；关节疾病用药；鼻炎等过敏症用药；营养素补充剂，如维生素；某些中药补剂等。

事实上，很多药品既有处方药身份，又有非处方药身份。例如，氢化可的松作为非处方药时只是用于治疗皮肤过敏的外用软膏剂，而用于急性炎症、风湿性心肌炎、类风湿关节炎以及支气管哮喘等其他疾病的氢化可的松制剂（如片剂和注射剂）则必须凭医师处方才能出售和使用，而且使用过程需要医药专业人员进行监护。处方药和非处方药不是药品本质的属性，而是依管理上的需要而界定的。无论是处方药还是非处方药都是经过国家批准的，其安全性和有效性是有保障的。其中非处方药主要用于治疗各种消费者容易自我诊断、自我治疗的常见轻微疾病。

23. 什么是超常处方？如何点评？

按照原卫生部颁发的《医院处方点评管理规范（试行）》第19条：有下列情况之一的，应当判定为超常处方：①无适应证用药的；②无正当理由开具高价药的；③无正当理由超说明书用药的；④无正当理由为同一患者同时开具2种以上药理作用相同

药物的。在实际点评时,应该注意如下点评要点:

（1）无适应证用药点评要点:无适应证用药,通常是患者疾病无用药指征或无用药需求,而开具处方使用药物的现象。

（2）无正当理由开具高价药点评要点:"无正当理由"可理解为缺乏最新的治疗指南推荐、缺乏相应的药物治疗学基础及循证医学证据等情况;"高价药品"是使用药品的价格相对基本医疗用药而言价格昂贵的药品,特别是药物经济学评价中效益／风险比值低的药品。

（3）无正当理由超说明书用药点评要点:"无正当理由"可理解为缺乏最新的治疗指南推荐、缺乏相应的药物治疗学基础及循证医学证据等情况而超过说明书规定适应证、给药方法或剂量开具药品。

（4）无正当理由为同一患者同时开具 2 种以上药理作用相同药物点评要点:"无正当理由"可理解为缺乏最新的治疗指南推荐、缺乏相应的药物治疗学基础及循证医学证据等情况。为同一患者同时开具 2 种以上药理作用相同的药物,应该包括:同一处方开具 2 种以上药理作用相同（包括功能主治相似或相近的中成药）的药物,如非甾体抗炎,同类抗菌药物等;同一医生分不同处方为患者开具 2 种以上药理作用相同（包括功能主治相似或相近的中成药）的药物。

24. 什么是中药单方、验方、秘方、偏方、锦方?

单方:单味药物组成的方子。

验方:临床验证确实有效的方子或者不是方剂书上记载的而是个人的经验方。原来是指在古典药书上找不到出处的中药方。

秘方:密不传人的方子,一般都是家传的,可以是单方、验方。

偏方:偏方来源于民间,多选用天然的东西和药材组成的方子。偏方与一般中药方子的区别还在于偏方不一定遵从中医辨证论治,也没有经过科学的论证,存在一定的争议。

锦方:是指好的、珍贵的方子。"锦"是写在绸缎上,形容珍贵,目前不常用。

25. 中药免煎颗粒与中药饮片有哪些区别?

中药免煎颗粒是在中药饮片的基础上,通过有效成分提取精制而成的,是中药汤剂剂型改革的产物,具有功效成分含量高,服用量少,服用、携带方便等优点。它在提高药材利用率,利于工业化生产,便于储存、携带等方面优势明显。但是,目前临床对中药免煎颗粒的研究还远远不够,对其质量控制和药用功效仍存在很多争议。譬如,中药方剂在煎煮制作成汤剂时,选用的是中药饮片,制作方法有很多具体要求。如用水量、大火或文火、煎煮时间、先下或后下、烊化、冲服、包煎等,且中药组合在一起煎煮,其中还包括一系列化学反应过程,能起到减毒增效的作用。如《金匮要略》大半夏汤(半夏、人参、白蜜)的煎服法中说明,需以水十杯左右和蜜,用勺扬二百四十遍,用此蜜水煮药,取二杯半,温服一杯,其余的一杯半分成两次服。以上煎煮方法都不是免煎颗粒冲服能替代的。因此,研究人员应更深入地研究中药有效成分提取、辅料的选择、质量控制、剂型选择等,以探索中药免煎颗粒的最佳制备工艺以达到较好的临床疗效,才能促进免煎颗粒的快速发展,才能满足患者对多元化的、高效方便的中药剂型的迫切需求,从而使中药免煎颗粒和中药饮片发挥各自优势,共同为临床用药服务。

26. 如何正确认识中药注射剂?

由于中药注射剂改善了传统中药起效迟、作用慢、生物利用度低的缺陷,可以用于一些急危重症的治疗,有相对于其他中药剂型治疗上的优势,所以中药注射剂被认为是中药现代化发展的方向。然而,随着中药注射剂应用的日益广泛,中药注射剂引起的不良反应和不良事件也有所增多。所以,原卫生部、原国家食品药品监督管理局、国家中医药管理局联合下发了《关于进一步加强中药注射剂生产和临床使用管理的通知》,其目的是保障医疗安全和患者用药安全。

目前,中药注射剂由于工艺技术条件、药材质量和制剂质量标准控制水平的制约,导致不同厂家、不同批次中药注射剂的不良反应存在差异性,另外,中药注射剂中致敏物质的不确定性,致使中药注射剂的不良反应存在不可预知性,确实有一定安全隐患。因此,国家药品监督管理部门已规定对中药注射剂进行上市后再评价。这一工作不是简单地淘汰或废除中药注射剂,而是要提高其质量标准,将安全风险控制在合理范围内,让中药更好地服务于人民。药品不良反应是药品本身的一种属性,经过严格审批的药品,在检验合格、正常用法用量情况下,仍会在一部分人身上引起不良反应,包括有些原来不知道的严重的不良反应。世界上不存在没有不良反应的药品,中药注射剂自然也不例外。

27. 选用中药注射剂应注意什么?

(1)选用中药注射剂不能离开中医诊疗的基本原则——辨证论治。虽然中药注射剂不可能像中药方剂一样可随证加减,但每种中药注射剂都有其功能主治,绝不可滥用。譬如,某高血压患者,表现出常见的头晕肢麻、心烦易怒、失眠等症状外,并伴有舌质红、苔腻稍黄、脉弦滑。这些症状从中医辨证讲,属于痰热蕴结及肝阳上亢的证候。治疗原则应是清热化痰、平肝潜阳,宜选用清开灵注射液,而不宜选用血栓通注射液。因血栓通注射液具有活血祛瘀的作用,而不具有清热化痰、平肝潜阳之功效。只有对疾病做出正确的中医辨证,才能正确选用中药注射剂。

(2)切忌望文生义,用西医病名盲目套用中药注射剂。避免降低疗效,或增加不良反应。

(3)一些特殊生理人群(如老人、儿童、孕妇、哺乳期妇女等)和特殊病理患者(如肝肾功能不全者、心功能不全者等)尽量不要首选中药注射剂。

28. 中药注射剂使用时应该注意哪些问题?

任何药物的正确使用方法都是为了提高药效,降低不良反应。使用中药注射剂时必须注意以下几点:

(1)合理选择给药途径:选用中药治疗疾病时,应该遵循能口服给药的不选用肌内注射,能肌内注射的不选用静脉注射或静脉滴注给药的原则。我们更不能将供肌内注射的改作静脉注射或静脉滴注。

(2)合理选择溶媒:中药注射剂所含成分复杂,应根据其理化性质选择不同的溶媒。粉针剂应当用注射用水充分溶解再扩溶。如果溶媒选择不当,由于药物溶解得不充分也会引起不良反应。譬如,临床常见用 0.9% 的氯化钠注射液作为参麦注射液的溶媒,理由是参麦注射液大多是用于老年心血管病患者,这些患者中又大多有高血脂、高血糖等疾病,不宜用 5% 或 10% 的葡萄糖注射液作溶媒。但是,参麦注射液的 pH 为 4~6.5,与 0.9% 的氯化钠注射液配伍后可能会产生不溶性微粒,增加不良反应的发生机会。一般应用 5% 或 10% 的葡萄糖注射液溶解后静脉滴注,即使考虑患者有糖尿病史,也可以通过皮下注射适量胰岛素抵抗。又如灯盏细辛注射液在酸性条件下,其酚酸类成分可能游离析出,故必须用 0.9% 氯化钠注射液作为溶媒稀释,而不能用偏酸性的葡萄糖注射液。因此使用中药注射剂时,必须注意按照药品说明书选择适宜的溶媒稀释。

（3）不要混合配伍用药：中药注射液成分复杂，与其他药品一起配伍时，会产生溶液的 pH 改变、不溶性微粒增加、渗透压改变、絮状物或沉淀出现、颜色改变等一系列变化，极易导致不良反应。为保障用药安全，中药注射剂不宜与其他药物在同一容器中混合使用。对需要静脉滴注多组液体的患者，应注意多组输液的给药顺序，静脉滴注中药注射液后，应用少量溶媒冲洗输液器，或在输液组与组间使用中性液体间隔后续滴，避免药物相互作用。

（4）注意使用剂量和滴速：中药注射剂的使用有其安全范围，不能随意加大剂量或加快滴速。有研究表明，临床给药过程中药品浓度过大或给药速度过快，均可能导致头晕、疼痛、刺激性皮炎等不良反应的发生。一般中药注射剂滴速为 40~60 滴 /min。

（5）严格配制操作：配制中药注射剂时，须认真执行查对制度和操作规程。配药前认真检查药物的外观质量，且即配即用，如发现溶液混浊、沉淀、变色、漏气、瓶口松动、外标签模糊等应避免使用。

（6）注意特殊人群用药：对老人、儿童、肝肾功能异常患者等特殊人群和初次使用中药注射剂的患者应慎重使用，并加强监测。尤其是对首次用药者，开始滴速宜慢，并密切观察有无瘙痒、皮疹、头晕、恶心、呕吐等不良反应。一旦出现反应，立即停药，并采取有效救治措施。

29. 哪些中西药不能同服？

这个问题不能一概而论。正确的中西药结合能起到事半功倍的作用，而中西药联用不当，轻则降低疗效，重则导致医源性疾病。是否可以联用，一是认真阅读药品说明书，二是咨询药师

或医师,不能盲目联用。现将一些常见的中西药联用不当的情况举例如下:

(1)含金属离子的中药与某些抗生素不能同用。石膏、珍珠母、磁石等中药含金属离子以及含有此类药物的中成药不能与卡那霉素、新霉素等联合应用,否则会在胃肠道形成不溶性盐类和络合物而失效。如必须联用,其相隔时间以 3~4 小时为宜。

又如含钙的中药与氨基糖苷类抗生素不能同用。庆大霉素、妥布霉素、奈替米星等氨基糖苷类抗生素能与钙离子结合,若与含钙中药联用,会增加氨基糖苷类药物的神经毒性。含钙中药有龙骨、牡蛎、海螵蛸、鹿角、枸杞等。

(2)含有机酸的中药与碳酸氢钠(小苏打)不能同用。确切地说,是含有机酸的中药如乌梅、五味子、金樱子、山茱萸等,以及由它们参与配伍制成的中成药,不能与磺胺药和小苏打同服。因为服磺胺药需同时服用小苏打碱化尿液,以防止磺胺药代谢产物在尿中析出沉淀形成尿道结石,而有机酸可以对抗小苏打碱化尿液的作用,从而增加磺胺药对肾脏的毒性。

(3)茵陈与氯霉素不能同用。茵陈是胆囊炎、胆管炎、胆石症及肝病患者的常用中药,但它对氯霉素的抗菌效应有拮抗作用,可降低甚至抵消氯霉素的疗效。因此,这两者不要同用。

(4)含鞣质的中药与酶类西药不能同用。胃蛋白酶、胰酶、淀粉酶等酶类西药可以促进消化液的分泌,加强胃肠道活动,增进食欲。地榆、石榴皮、五倍子、老鹳草及其制剂中的鞣质,可与酶类药物的酰胺键或肽键结合,形成牢固的氢键络合物,使酶降低疗效或失效。

(5)含砷的中药与酶类西药不能同用。硫黄、雄黄及其制剂中的砷,可以与酶的氨基酸分子结构上的酸性基形成不溶性沉淀,从而抑制酶的活性,降低酶的生物利用度,减低疗效。

(6)大黄及煅炭类中药与酶类西药不能同用。大黄、血余炭、荷叶炭、地榆炭、煅蛤壳、煅瓦楞子等,能吸附酶类,削弱其促进消化的作用。

（7）甘草、鹿茸与降血糖西药不能同用。甘草的分子结构与糖皮质激素相似,因而有类似的作用,鹿茸也有同样作用。糖皮质激素可增加肝糖原,升高血糖,与甲苯磺丁脲、苯乙双胍（降糖灵）等降血糖药物在药理作用上是相对抗的。所以,合用甘草、鹿茸,会降低这些降血糖药物的疗效。

30."新药"和"老药"如何选?

关于"新药"和"老药"的问题,经常有人咨询。现从以下几个方面讨论:

（1）什么是老药? 什么是新药? 从药品管理的角度来看,没有老药和新药的概念。如果硬要给一个概念,老药一般是指那些长期使用,大众对其了解和使用程度广泛的一类药品,价格相对于同类新药便宜。新药,笼统地讲就是指近期才上市销售和使用的药品。按照《中华人民共和国药品管理法实施条例》中规定,"是指未曾在中国境内上市销售的药品"。包括:①新的药理成分制剂;②制剂中加入新的辅料或赋形剂;③为了药品质量稳定可控、提高药品使用依从性、降低药品不良反应采用了新工艺、改变给药途径和剂型等新的药品制剂;④增加药品新的适应证等。对于一般民众而言,对新药的认识往往只关注药品外观改变、价格和上市销售使用的时间。

（2）常常有人问:新药比老药好吗? 这个问题要分开说。首先,我们应该明白对药品的"好"与"坏"评价标准是什么。一个药品能达到安全、有效、价廉的要求,就是"好"药,与药品的"新"与"老"没有对应关系。随着现代医学技术的发展和对疾病的不断深入了解,为了提高药品的安全性和有效性,会不断地产生一些新药。这样的新药比老药好。譬如:

硝苯地平片 VS 硝苯地平缓释片——前者是抗高血压老药,

但是由于其具有药效时间短、血压波动大、剂量控制不好、易造成直立性低血压等缺陷，后来通过改进片剂辅料和制剂工艺，生产出新的硝苯地平缓释片（还有控释片），这种新制剂具有 24 小时平稳降血压的特点，且一天只服一次药，提高了药品的安全性和有效性。

藿香正气丸 VS 藿香正气滴丸——治疗胃肠型感冒的老药藿香正气丸，与后来改进的藿香正气水、藿香正气滴丸功效一样。不过藿香正气水是酊剂，与丸剂比较起效快；但因其含有 40%~50% 乙醇（酒精），不易入口，尤其对酒精过敏的人不宜服用；藿香正气滴丸属于新剂型，起效也较快，不含酒精成分，容易吞服，适用人群更广泛。

复方丹参片 VS 复方丹参滴丸——两者都是用于预防和治疗冠心病的药，原药材组成相同，都是丹参、三七和冰片。复方丹参片是采用生药直接磨粉、压片而成的，复方丹参滴丸则是在复方丹参片处方的基础上利用现代科学技术精制而成的新型滴丸。复方丹参片只能口服，经消化道吸收，药效作用缓慢，对心绞痛急性发作无效，只能作为冠心病的常规预防用药。而复方丹参滴丸既可口服，也可舌下含服，不仅作为冠心病的常规用药，也可作为缓解冠心病的急救药。两者价格相差很大，对于经济条件好的或用于随身携带防止心绞痛急性发作的，可以选择滴丸。如果作为预防冠心病长期用药，选用复方丹参片即可。

31. 为什么说有些新药选用需谨慎？

医药科技和一般的实用科技是不一样的。医药发展既需要科学技术理论支撑，更需要实践验证。我们应该知道，所有的新药，尽管上市前有过临床试验，但这些试验研究有局限性：一是前期的药物试验样本量不大；二是试验对象都是健康人群或治疗目标人群；三是试验观察时间有限等。因此，在选用新药时，需要权衡利弊。譬如：

二甲双胍 VS 罗格列酮（文迪雅）——二甲双胍可以减轻胰岛素抵抗，增加外周组织对葡萄糖的摄取和利用，有效降低血糖，还可降低体重、血压及血脂，安全性较好，价格便宜，是超重或肥胖 2 型糖尿病患者首选的老药。近几年上市的罗格列酮，属于胰岛素增敏剂，同类的还有吡格列酮。这类药的主要作用是改善人体对胰岛素的敏感性而降糖。但是，上市几年就引起争议：因其价格高，起效较慢，可导致水钠潴留，引起水肿及体重稍增，增加心衰风险，导致骨质疏松等。糖尿病治疗用药须因人而异，遵从个体化选药，不要追求新药。

双氯芬酸钠 VS 罗非昔布（万络）——双氯芬酸钠是强效抗炎镇痛药。解热、镇痛、抗炎效应强于吲哚美辛、萘普生等。临床用于各种中等度疼痛、类风湿关节炎、粘连性脊椎炎、非炎性关节痛、椎关节炎等引起的疼痛，各种神经痛、手术及创伤后疼痛，以及各种疼痛所致发热等，但有胃肠不良反应。于是一个与传统非甾体抗炎药物（NSAIDs）相比，能减少对胃肠道副作用的新药，罗非昔布（万络）上市，尤其是在易发生胃肠溃疡人群中使用有较好反应，曾一度推广用于治疗风湿性关节疼痛替代传统非甾体抗炎药。但是，在广泛使用后，发现其有增加患者中风和心脏病的风险，现已经退市。双氯芬酸钠虽然有胃肠不良反应，通过改革药品剂型，做成肠溶片、栓剂，胃肠不良反应大大改善，目前仍然广泛用于临床。对于这些在用药安全方面存在不确定性的新药，就不能说比老药"好"，选用时须谨慎。

32. 转化糖注射液比葡萄糖注射液好吗?

葡萄糖注射液与转化糖注射液，两者都可作为静脉用药的稀释剂和液体能量的补充剂，而后者价格是前者的约 10 倍，商家宣传说转化糖注射液含有一半葡萄糖和一半果糖。与葡萄糖相比,果糖的代谢不依赖胰岛素调控,更适合胰岛素缺乏的糖尿病患者。但是问题在于:一是转化糖是葡萄糖与果糖的混合液,其中还有一半葡萄糖成分,对胰岛素仍有依赖,难以完全体现果糖的代谢特点。二是如果要用于糖尿病患者的能量和体液补充,直接使用果糖注射液即可。三是果糖并非十全十美,果糖是脂肪酸合成的有效前体,长期使用易引发高脂血症,儿童使用还可能引起乳酸酸中毒。因此,转化糖注射液如果只是替代葡萄糖注射液给糖尿病患者用于药物稀释,完全没有必要。类似的还有新药转化糖电解质注射液,钾钠镁钙葡萄糖注射液等,这些所谓"新药"与"老药"复方乳酸钠葡萄糖注射液的比较,就是将配方中葡萄糖改为转化糖,或者改一个名称,价格就翻几倍。从性价比上讲,这些穿"马甲"的新药真的不一定比老药好。药品的经济属性就是商品,其价格并不与药品是否安全、有效呈对应关系,而是与其研究开发、生产、广告宣传、销售等各个环节的总体成本有关。因此,选用药品时,既不要循着新药就是贵药,贵药就是好药的思路走,更不要跟着广告走。无论是新药还是老药,安全、有效、价廉就是好药。

33. 如何确定用药的间隔时间?

服药次数和时间间隔须因药、因人、因病而异,采取 qXh 这种过于程式化的用药形式是不可取的。为了维持恒定的有效血药浓度进而达到满意的治疗效果,合理的给药间隔时间,并不是采取 qXh 形式就能解决得了的。对于特殊人群(如老人、儿童)和特殊病例(如肝肾功能障碍等),除了注意用药间隔,还应该考虑给药剂量。因为这些人群和患者的药动学参数有别于一般正常人。所以,无论是医师还是药师,建立合理用药的理念是关键,而不可仅仅依靠一种程式化的形式来规范行为。譬如:近年研究发现,人体内胆固醇的合成有昼夜节律性,在午夜至清晨之间合成最旺盛。故调节血脂药洛伐他汀、普伐他汀、辛伐他汀等他汀类药物,采用每日睡前顿服代替每日 3 次服药,效果更佳。还有些药物是不需要匀速给药的,如多潘立酮,是一种促胃动力药,夜晚人们不进食,没必要增加胃动力,只需要在白天每次餐前 15 分钟给药,无须按每 8 小时给药 1 次。苦味健胃药,如姜酊、龙胆酊、复方大黄酊等,饭前服药可较好地起到增进食欲和促进胃液分泌的作用。抗酸及治疗胃炎的药物如氢氧化铝、三硅酸镁、胶铋剂、胃膜素等,也宜饭前空腹服用,这些药物饭前服用易与胃壁接触,形成保护膜,防止有害物质对胃黏膜的伤害。胃肠解痉药和止吐药在饭前服用,也可使作用部位的药物浓度较高,从而增强疗效。

34. 药物分布相半衰期和消除相半衰期有何区别?

药物分布相半衰期和消除相半衰期是药动学概念,描述的是一些药物在体内吸收、分布、代谢、排泄的过程。有些药物的消除是二室模型(双指数型)——表示药物在体内组织器官中的分布速率不同,药物首先进入分布容积较小的中央室(分布相),然后较缓慢地进入分布容积较大的周边室(消除相)。例如维拉帕米静脉注射后 2 分钟(1~5 分钟)开始发挥抗心律失常作用,2~5 分钟达最大作用,作用持续约 2 小时。血流动力学作用 3~5 分钟开始,持续 10~20 分钟,如果是口服药分布相的速率会更慢一些。维拉帕米静脉注射后代谢迅速,大部分在肝脏代谢。消除呈双指数型,分为早期快速分布相(半衰期约为 4 分钟)和终末缓慢消除相(半衰期为 2~5 小时)。老年患者和肝功能不全患者可能由于生理和病理因素使药物消除速率减慢,血浆清除率降低,生物半衰期延长。

又如:抗癌药 L-NDDP(脂质体顺二新癸酸反右旋环己二胺铂)从患者血中的消除与剂量相关。在较低剂量($200mg/m^2$

和 250mg/m²）时先表现一个相对快速的初始分布相,然后是缓慢的消除相,符合二室模型;随着剂量的增高（312.5mg/m² 和 390mg/m²）,初始分布相时间越来越长,并且药物消除逐渐趋向呈单相,符合一个单室模型,但此时半衰期与较低剂量时的相仿。对此的解释是,初始分布相与脂质体被肝、脾、骨髓的快速摄取有关,随着剂量的增加,网状内皮系统摄取达到饱和,药物遂主要分布于静脉室内,缓慢地从血中被消除。

因此,药物分布相和消除相半衰期的临床意义:①确定药物负荷量与维持量;②确定间歇用药与冲击疗法的剂量和用药间隔时间;③根据药物特性和患者生理状况确定个体化给药方案。

35. 药物半衰期与生物半衰期有何区别?

药物半衰期是药物从体内消除一半所需的时间,也是药物浓度下降一半所需的时间。药物的生物半衰期是指药物在体内分布达到平衡状态后血中药物浓度下降一半所需的时间,是药动学概念,一般还可以分为吸收相半衰期、分布相半衰期和消除相半衰期。消除相半衰期是指药物进入消除相后药物浓度下降到消除相开始时浓度的一半所需的时间,通常用 $t_{1/2}$ 来表示。由于 $t_{1/2}$（消除相半衰期）与药物在体内的浓度直接相关,而维持有效的药物浓度是维持药效的保障,因此药物的消除相半衰期在合理用药中非常重要。

36. 药物的消除相半衰期的临床意义何在?

通过药物的消除相半衰期（$t_{1/2}$）可预测药物在体内的变化过程。其指导合理用药的临床意义在于:

（1）确定给药方案。临床上的用药剂量、间隔时间、给药途径等都是参照药品的 $t_{1/2}$ 来确定的。另外,单次用药或长期用药停药后 5 个 $t_{1/2}$，药物在体内的浓度已消除 95%，也就是说此时患者体内的药物浓度已基本消除，譬如哺乳期妇女因疾病不得不使用一些哺乳期禁用的药物，疾病治愈后，停药 5 个半衰期，即可恢复哺乳。

超快速消除类（$t_{1/2} \leqslant 1$ 小时）药物很短的时间即可完全清除，不易在体内蓄积，可多次应用。如用药不当，亦可使血中药物浓度偏低而达不到治疗效果。如时间依赖性抗菌药青霉素，需要采用 6~8h/ 次的滴注方法，就是通过其生物半衰期和抗菌后效应确定的。

（2）调整给药方案。对长期用药的患者来说，一般连续用药达 7 个消除相半衰期，血药浓度可达 99% 稳态。也就是说此时患者体内的药物浓度已基本达到一个稳定状态。这时监测血药浓度，最具有价值，可以依据血药浓度监测结果给患者调整一个比较理想的用药方案。如某患者服氨茶碱 0.1g，1 次 /8h，共 3 日后测得茶碱血浓度为 6μg/ml，患者肝、肾功能稳定，用药方案不做调整的话，即可改用药方案为氨茶碱 0.2g，1 次 /8h。若患者病情严重、多脏器衰竭，药物品种用得较多，其中不乏有药物相互作用的可能性，最好在用药 2~3 个 $t_{1/2}$ 时即监测血药浓度，如此时血药浓度已达治疗范围，说明患者 $t_{1/2}$ 较长，用药量偏大，需立即减量应用，否则稳态时会造成药物中毒。等到药物达稳态时复测一次血药浓度，同时测肝、肾功能，这样可使医药工作者心中有数。如患者病情不稳定，特别是肝、肾、心脏等功能变化较大，患者药物半衰期往往处在动态变化之中，需随时监测血药浓度。C_0（初始血药浓度），C_p（经过时间 t 后的血药浓度）。用 $K=-\left[\ln\left(C_p/C_0\right)\right]/t$ 公式（t 为两点间隔时间），计算出 $t_{1/2}=0.693/K$，用此时的 $t_{1/2}$ 判断用药方案可达到良好的效果。消除相半衰期是个体化用药方案的一个重要参考因素，灵活掌握消除相半衰期，可使用药更合理，不仅可提高治疗效果，最大限度地减少药物的不良反应，还可提高患者的生活质量。

37. 影响药物消除相半衰期的因素有哪些？

（1）生理因素：影响 $t_{1/2}$ 的主要生理因素为年龄，随着年龄的增长 $t_{1/2}$ 会明显延长，随着用药时间的延长，老年人对低浓度有一定耐受性，但对过高的浓度又比较敏感，易出现中毒，也就是治疗窗变窄。影响 $t_{1/2}$ 的因素还有种族差异，不同种族的人群其药物代谢酶活性不同，$t_{1/2}$ 亦不同，就是同一种族，药物代谢酶也分快代谢与慢代谢（如异烟肼的 N-乙酰化酶的快代谢型和慢代谢型），慢代谢比快代谢 $t_{1/2}$ 延长数倍或更多，就必须引起重视，且其有家族遗传性。

（2）病理因素：以肝脏代谢为主的药物，在肝脏衰竭时 $t_{1/2}$ 明显延长；以肾排泄为主的药物，在肾衰竭时 $t_{1/2}$ 明显延长；心衰可导致全身脏器淤血，使药物的 $t_{1/2}$ 明显延长。

（3）药物相互作用的影响：药物的相互作用亦可引起 $t_{1/2}$ 延长或缩短。

38. 漏服药物有何影响？

正确使用药物须根据治病的需要和药品的性质，选择适宜的给药途径、给药间隔和剂量，使机体和机体特定部位的药物能达到有效浓度，并维持一定的时间，以获得满意的治疗效果。不同的药物具有不同的剂量和用药间隔时间。如有的药物一日三次或一日四次服用，而缓释、控释制剂一日服用一次即可。严格按每种药物的特定要求服药，才能真正地发挥药物的治疗作用。如抗菌药漏服了或拉长了服药间隔，会使血药浓度在一定时间内低于有效的抑菌或杀菌浓度，这不仅会影响疗效，还可加速细菌产生耐药性。降压药漏服了，会使已经控制平稳的血压再度升高，这对疾病的治疗和预后是非常不利的。所以，一定要严格按药品说明书中规定的用法用量服药,不能漏服。

39. 漏服药物后如何补服?

漏服药物的延迟时间如果是在两次用药时间间隔一半以内的,应当按量补服,下次服药按原间隔时间。如漏服药物的延迟时间已超过用药间隔时间的一半以上,则不必补服药物,下次服药务必请按原间隔时间用药。如果发现漏服后立即补服了药物,那么下次服药时可以依次顺延服药时间。发生漏服药物后,切不可在下次服药时加倍剂量服用,以免引起严重的不良反应。例如:降血糖药加倍服用,会引起低血糖;抗凝药华法林加倍服用会导致出血。华法林一天只能服用一次,每天固定时间服药,饭前饭后均可。如果忘记服药,4 小时内可及时补服,超过 4 小时请勿补服,第二天继续正常用药,不能因为忘记服药而在第二天加倍服药。

40. 什么叫抗生素、抗细菌药、抗真菌药、抗微生物药、抗感染药及抗菌药?

(1)抗生素:特指来源于微生物代谢产物及其化学半合成衍生物,在低浓度下能选择性抑制或杀灭其他微生物,并可供临床应用的一大类药物,如青霉素类、头孢菌素类。

(2)抗细菌药:是指在体内外对细菌(包括支原体、衣原体、立克次体、狭义细菌、放线菌、螺旋体)有杀灭或抑制作用的药物,包括抗生素和氟喹诺酮类、磺胺类、呋喃类、硝基咪唑类、噁唑烷酮类等人工合成的化学抗菌药物,不含外用消毒剂。

(3)抗真菌药:是指在体内外能抑制或杀灭真菌的药物。有抗生素和合成药两大类。①抗生素类:主要有灰黄霉素、制霉菌素和两性霉素 B 等;②合成药:主要有咪唑类药物(如克霉唑、益康唑、咪康唑等)、氟胞嘧啶、丙烯胺衍生物。

（4）抗微生物药：是能抑制或杀灭病原微生物，用于治疗微生物所致感染的药物，包括抗细菌药、抗真菌药、抗病毒药及抗原虫药等。

（5）抗感染药：是指能用于治疗所有病原体所致感染性疾病的药物，包括抗细菌药（含抗结核药）、抗真菌药、抗病毒药和抗寄生虫药（包括原虫与蠕虫）等。

（6）抗菌药：在国内，一般把抗细菌药与抗真菌药统称为抗菌药。

41. 应用抗菌药需要注意哪些问题？

这个题目很大，具体可以参照《抗菌药物临床应用指导原则》。简明扼要地说，抗菌药物的应用必须注意：

（1）临床应用原则：应有效地控制感染，争取最佳疗效；预防和减少抗菌药物的不良反应；注意合适的剂量和疗程，避免产生耐药菌株；密切注意药物对人体内正常菌群的影响；根据微生物的药敏实验，调整经验用药，选择有针对性的药物，确定给药途径，防止浪费。

（2）合理选择和使用：应用抗菌药物时，需要根据患者所感染的微生物种类、患者的机体状态以及药物的抗菌作用、抗菌谱、选择性和对机体的影响等方面进行全面的考虑后，选择最佳的抗菌药物和制定最佳治疗方案。如果忽略了任何一方面而不合理地应用抗菌药物，除了会发生不良反应影响患者健康外，还会产生细菌独特的耐药性，它的危害性就更大了，不但会影响用药者的治疗效果，还会造成严重的社会影响，一旦产生了耐药菌株，对其感染的治疗就会变得十分困难。

（3）关注不良反应：①肝脏损害。通常抗菌药物吸收后在肝脏代谢，故肝脏易受抗菌药物损害。②肾脏损害。通常药物经肠道吸收,吸收后均以原型或代谢物经肾脏排泄,故肾脏最易受到药物损害。有报道显示 25% 的急、慢性肾功能衰竭是由药物引起的。③神经系统损害。中枢神经系统、周围神经系统病变以及神经肌肉传导阻滞等。氨基糖苷类对听力的损害已引起重视,我国每年新增聋哑儿 3 万名左右,50% 与药物有关,其中华裔氨基糖苷类药物引起损害者高达 83%。④血液系统损害。各类抗菌药物在长期和大量应用时都可以影响血细胞的生成,致血细胞减少,包括白细胞及粒细胞减少、血小板减少及全血细胞减少即再生障碍性贫血。⑤消化道反应。⑥二重感染或菌群失调。⑦过敏反应。此反应最严重且最常见,为抗原和抗体相互作用而致。

42. 滥用抗菌药有何危害?

滥用抗菌药危害确实很大,这不仅仅是我们国家的事,世界卫生组织也提出了"抵御抗菌药滥用"口号。抗菌药滥用轻则局限为个人,重则泛滥危害社会,贻误子孙! 在此,仅列举以下 4 个方面的危害:

(1)诱发细菌耐药:病原微生物为抵抗药物,在不断地变异,耐药菌株也随之产生。目前,几乎没有一种抗生素不存在耐药现象。人类研发一款抗菌药的平均周期是 10 年,而细菌对药物产生耐药性平均只需 2 年,研发进度远远赶不上细菌的变异速度,这就是产生超级细菌的主要原因之一。今天不遏制抗菌药滥用,明日就可能无药可用。

(2)损害人体器官:抗菌药在杀菌同时,也会造成人体损害。如喹诺酮类可致年幼动物软骨损害,使承重骨关节出现水泡,少数患者出现关节痛和炎症。此外,四环素、利福平、红霉素均可引起肝损害;氯霉素服用后难以灭活,可引起致儿童心血管衰竭的"灰婴综合征",严重者可致死。

（3）导致二重感染：在正常情况下，人体的口腔、呼吸道、肠道都有细菌寄生，寄生菌群在互相拮抗下维持着平衡状态。如果长期应用广谱抗菌药，敏感菌群会被杀灭，而不敏感菌群则乘机繁殖，未被抑制的细菌、真菌及外来菌也可乘虚而入，诱发又一次的感染。

（4）浪费医药资源：抗菌药的生产有天然、半合成、合成3种方法，其中前两种都需粮食作培养基；化学合成生产对环境污染严重。同时新的抗生素价格昂贵，滥用造成资源浪费和治疗费用居高不下。

43. 何为合理使用抗菌药？

合理使用抗菌药物的原则是"安全、有效、经济、适当"，应注意以下几个方面。

（1）使用抗菌药物应遵医嘱用药，不能自购自用。

（2）对住院患者应尽早并尽可能地分离患者标本上的病原体，确定后做药物敏感实验。尽快由经验治疗转为目的治疗。

（3）熟悉抗生素的抗菌活性、抗菌谱和药品不良反应，合理选用抗菌药。

（4）注意给药方法的合理性，依据药动学和药效学（PK/PD）调整给药方案。如给药途径、剂型选择、给药剂量、给药间隔等。例如青霉素的血浆半衰期极短，仅为30分钟，根据其药效维持的时间和抗菌后效应确定给药间隔，最有效的给药方法为每隔6小时给药1次。

（5）注意特殊人群如新生儿、老年人、妊娠及哺乳期妇女、肝肾功能不正常者、营养不良者、免疫功能低下者的选用药物品种、剂量、疗程的特殊性。

（6）预防手术感染宜在术前2小时开始用药，一是使血浆药物浓度达到峰值的时间与细菌感染的机遇相逢，二是避免多次使用诱发细菌产生耐药性。尽量不在皮肤与黏膜上长期局部使用抗菌药。

44. 抗菌药物分级管理原则是什么？

为合理使用抗菌药物,根据各种抗菌药物的作用特点、疗效和安全性、细菌耐药性、药品价格等因素,将抗菌药物分为非限制使用级、限制使用级与特殊使用级三级,结合各级各类医院实际情况进行分级管理。抗菌药物分级原则:

(1)非限制使用级:经临床长期应用证明安全、有效,价格相对较低的抗菌药物。

(2)限制使用级:鉴于此类药物的抗菌特点、安全性和对细菌耐药性的影响,需对药物临床适应证或适用人群加以限制,价格相对非限制使用级略高。

(3)特殊使用级:是指某些用于治疗高度耐药菌感染的药物,一旦细菌对其出现耐药,后果严重,需严格掌握其适应证者,以及新上市的抗菌药物,后者的疗效或安全性方面的临床资料尚不多或并不优于现用药物;药品价格相对较高。

45. 临床应怎样掌握和使用不同分级管理类抗菌药？

临床医务人员应当认真学习并严格执行抗菌药物临床应用相关管理制度,首先要严格掌握使用抗菌药物预防感染的指征。预防感染、治疗轻度或者局部感染应当首选非限制使用级抗菌药物;严重感染、免疫功能低下合并感染或者病原菌只对限制使用级抗菌药物敏感时,方可选用限制使用级抗菌药物。临床应用特殊使用级抗菌药物应当严格掌握用药指征,经抗菌药物管理工作组指定的专业技术人员会诊同意后,由具有相应处方权医师开具处方。因抢救生命垂危的患者等紧急情况,医

师可以越级使用抗菌药物。越级使用抗菌药物应当详细记录
用药指征,并应当于 24 小时内补办越级使用抗菌药物的必要
手续。

46. 特殊使用级抗菌药物的管理有什么规定?

根据《抗菌药物临床应用管理办法》,对特殊使用级抗菌药
物有以下管理规定。

(1)制定医疗机构抗菌药物分级管理目录,特殊使用级抗
菌药物品种目录应当单独制定,定期调整,严格管理。

(2)严格控制特殊使用级抗菌药物使用。

(3)特殊使用级抗菌药物不得在门诊使用。

(4)明确医师权限:具有高级专业技术职务任职资格的医
师,可授予特殊使用级抗菌药物处方权。

(5)制定特殊使用级抗菌药物的使用流程。

(6)随时监控特殊使用级抗菌药物使用率、使用强度:

$$特殊使用级抗菌药物使用率 =$$
$$\frac{出院患者使用特殊使用级抗菌药物总例数}{同期总出院人数} \times 100\%$$

$$特殊使用级抗菌药物的 DDD 数 =$$
$$\frac{特殊使用级抗菌药物消耗量}{DDD 值} \times 100\%$$

$$特殊使用级抗菌药物使用强率 =$$
$$\frac{特殊使用级抗菌药物消耗量(累计 DDD 数)}{同期收治患者(人·天)数} \times 100\%$$

47. 如何实施抗菌药物处方(医嘱)的专项点评?

可以从以下几个步骤开展工作:

（1）建立和实施抗菌药物专项点评的程序：确定责任人，组成多学科的专家小组，对于医院抗菌药物专项点评过程进行监督和指导。要有实施计划，在一个年度中，列出哪些抗菌药物或者临床应用状况需要进行专项点评。

（2）确定专项点评的目标以及范围：范围可以很广泛，也可以侧重于某一个具体的问题。如：调查汇总数据分析所显示的用于清洁手术预防用量大和 / 或治疗用量大、价格昂贵的抗菌药品；抗菌药物敏感性报告所提示的抗菌药物选择的错误；患者记录表，严重 ADR 报告所提示的某种特定抗菌药品的不合理使用（适应证、给药途径、剂量、使用方法）等。

（3）建立评价标准：包括正确使用抗菌药物的各个方面（如是否做到有样必采，更改或继续使用是否有很好的临床分析，是否考虑患者的生理、病理因素，是否进行炎症指标的动态观察，是否考虑 PK/PD 参数要求等），应当在医疗机构的抗菌药物治疗指南或现有国家或地方的指南、其他相关文献，或公认的国际及地方专家的建议基础上建立规范或标准。其可信度以及被接受的程度取决于标准是否来源于可信的循证医学资料及已经经过处方者的讨论，并取得共识。

（4）收集数据：数据采集可以是回顾的方式，通过患者的病历或其他记录收集数据，或采用前瞻的方式，在药品准备或调配过程中进行。回顾性的数据收集方式更加迅捷，并且最好远离患者服务区域和各种干扰。而前瞻性的方式好处在于评估者可以在药品配置的过程中随时干预，以避免药品剂量、适应证、相互作用或其他错误，例如在某些药房所使用的计算机系统，电脑系统可以随时警告并提出改正的要求。这种系统同样可以为回顾性调查研究提供数据库。数据必须来自于医疗机构的患者记录表及处方记录的随机样本。通常由药学专业技术人员来选择，也可以由护士或者病历记录者选择。每个月组织对 25% 具有抗菌药处方权的医师所开具的处方、医嘱进行抽样点评，每名医师不少于 50 份处方、医嘱（如果基层医院医师处方、医嘱数量不足者按实际数量点评）。

（5）数据分析：收集到的数据按照评价标准制成表格，计算和总结符合每条标准要求的百分率。并向药事管理与药物治疗学委员会汇总报告。

（6）向医师反馈结果和制定持续改进措施：医院药事管理与药物治疗学委员会接到报告后应该对结果进行合理性、准确性评估；通过信件、专题学术讨论或讲座、时事通讯、面对面讨论等各种方式将评估结果反馈给处方者或调剂者或给患者用药者（护士）；实施纠正抗菌药物使用问题的干预措施，如在职教育、建立制定处方限制条件，修改处方目录和 / 或处方手册，修改临床治疗指南等。

（7）追踪监控：在抗菌药物临床应用专项点评过程中，后续措施是保证不合理使用问题得以适当解决的关键。如果没有对干预措施进行评价或者抗菌药物使用问题没有得到解决，专项点评就毫无意义。因此，抗菌药物专项点评工作需要定期进行（至少 1 年 1 次），对使用没有显著影响的专项点评，需要重新设计，以控制临床抗菌药物不合理使用现象。如果后续追踪做得好、做得持久，处方者、调剂者、给患者用药者在知道自己今后还会面临评价时，可能会在各方面改进其行为从而符合基本原则。

48. 对 β- 内酰胺类过敏的患者如何选择手术前预防感染用药？

由于 Ⅰ 类切口手术患者的预防感染用药，多数住院时间短，皮肤定植菌多为革兰球菌，应用克林霉素替代 β- 内酰胺类，还是可以的。不过值得注意的是，根据 2018 年 CHINET 细菌耐药监测结果，我国甲氧西林耐药葡萄球菌对克林霉素耐药率高,已经达到 62.1%。国外指南推荐 β- 内酰胺类过敏患者,且有甲氧西林耐药葡萄球菌风险的患者,预防用药可选用万古霉素。另外,磷霉素对葡萄球菌属尤其对甲氧西林敏感的葡萄球菌具有良好抗菌活性,国内一些单位也将磷霉素作为备选药物。

49. 病原学检测为阴性,就可以不用抗感染治疗吗?

不对。感染的诊断依据包括临床症状、体征、常规检查结果及病原学检查结果四个方面。仅有前两者属于疑诊,具有前三者属于临床诊断,四者都有才算确诊。由于各种技术原因,许多种部位感染的病原学检测阳性率不高,但并不等于不存在感染。因此,抗菌治疗模式分为经验治疗与目标治疗,有时临床疑诊和病原学检测阴性,还是应该给予经验抗菌治疗。如果病原学检测结果未出来,患者病情不容等待,也应该积极给予经验抗菌治疗。确诊以后,如果经验治疗有效,维持原治疗方案;如果经验治疗无效,方能根据药敏结果进行目标治疗。在临床实践中,接受经验治疗的患者远多于接受目标治疗的患者。

50. 抗菌药使用与病原学检测结果不一致,就是用药不合理吗?

否。医疗机构应该尽可能根据临床微生物标本检测结果合理选用抗菌药物,原国家卫生计生委专项整治方案中也明确规定:接受限制使用级抗菌药的住院患者送检率≥50%,接受特殊使用级抗菌药的住院患者送检率≥80%。但是必须指出,送检不一定全部有阳性结果,培养阳性也不一定是感染的病原菌,因为可能存在样本污染、定植细菌、感染真菌等情况。管理部门应该强调提高送检率,但不能硬性规定必须根据病原学结果使用抗菌药,更不能因为没有病原学结果而强制停用抗菌药,否则会耽误治疗和抢救患者。

51. 什么是时间依赖性抗菌药？

时间依赖性抗菌药物的浓度在一定范围内与杀菌活性有关，通常在药物浓度达到对细菌最小抑菌浓度（MIC）的 4~5 倍时，杀菌速率达饱和状态，药物浓度继续增高时，其杀菌活性及速率并无明显改变，但杀菌活性与药物浓度超过细菌 MIC 时间的长短有关，血或组织内药物浓度低于 MIC 值时，细菌可迅速重新生长繁殖。此类抗菌药通常无明显抗菌后效应（post antibiotic effect，PAE）。体内药物浓度超过 MIC 的时间，即 $\%T>MIC$ 是评价其临床和细菌学疗效重要的 PK/PD 参数。对于免疫功能正常的患者，β- 内酰胺类抗生素的 $\%T>MTC$ 至少在 40%~50% 时，才可能提供最优化的疗效和产生最低的细菌耐药性。β- 内酰胺类抗生素，包括青霉素类、头孢菌素类、碳青霉烯类、氨曲南等均属此类，此类药物通常应当每日多次给药。

注：$\%T>MIC$ 值 = 超过 MIC 的半衰期时间 + 药物的 PAE 时间 +40%~50% 的有效血药浓度时间。它是衡量时间依赖性抗生素杀菌活性的主要药动学参数。

52. 什么是浓度依赖性抗菌药？

浓度依赖性抗菌药物浓度愈高，杀菌活性愈强。此类药物通常具有较长的抗生素后效应（PAE），即抗生素或抗菌药作用于细菌一定时间停止接触后，其抑制细菌生长的作用仍可持续一段时间。其血药峰浓度（C_{max}）和 MIC 比值（C_{max}/MIC）以及药时曲线下面积 AUC 与 MIC 之比值（AUC/MIC），为评价该类药物临床、微生物疗效的重要 PK/PD 参数，对细菌清除和防止细菌产生耐药性也密切相关。属此类型者有氨基糖苷类、氟喹诺酮类、两性霉素 B、达托霉素等。用于治疗常见感染时,可每日 1 次给药。

53. 抗菌药为什么不宜局部应用?

抗菌药物的局部应用宜尽量避免,尤其是供全身使用的抗菌药物如青霉素、链霉素、庆大霉素及头孢菌素等均不主张局部应用。原因主要有以下几点:①局部应用抗生素易发生过敏反应,尤以青霉素类制剂多见。因青霉素粉末外敷导致过敏性休克而死亡的例子时有发生。常规肌内注射或静脉滴注青霉素都是在皮试后进行的,故过敏反应极少发生。外用就不同了,多半不经皮试使用,如有人用青霉素液洗眼,创面组织直接与青霉素接触,这就大大增加了致敏的可能性,在没有医生和抢救药物的情况下,更容易失去抢救的机会而导致患者死亡。②局部应用抗菌药物可诱发细菌产生耐药性,导致这些抗菌药物全身用药的临床价值明显下降。如利福平本来是治疗结核病的首选药物,在我国有不少医生用利福平给患者滴眼,结果造成其耐药性的明显升高。同时局部应用抗生素的效果不可靠。局部应用抗生素只能分布在体表部分,无法深入机体内杀灭有害菌,而且可以被体表组织的分泌物冲走,使效价降低,影响疗效。

54. 哪些特殊情况可以局部使用抗菌药物?

这个问题可以从下面几个方面回答。

(1)皮肤、黏膜等体表部位的一般感染或局部感染,常不必应用供全身使用的抗菌药物,应用局部使用的抗菌药物既经济又方便。

(2)局部使用抗菌药物只限于少数特殊情况,例如全身给药后在感染部位难以达到治疗浓度时可加用局部给药作为辅助治疗,此情况见于治疗中枢神经系统感染时某些药物可同时鞘内给药;包裹性厚壁脓肿脓腔内注入抗菌药物;眼科感染的局部用药等。某些皮肤表层及口腔、阴道等黏膜表面的感染可采用抗菌药物局部应用或外用,但应避免将主要供全身应用的品种作局部用药。

（3）专供局部使用的抗菌药物大多制成供局部使用的剂型,如磺胺嘧啶银乳膏、醋酸碘胺米隆乳膏、磺胺醋酰钠滴眼液、呋喃西林溶液等,可用于皮肤、创面、口腔、鼻腔、眼结膜、耳道、膀胱等部位的局部感染,这些药物抗菌作用强,但全身应用时大多有突出的毒副作用,因此仅作为局部用药。同时要求不能长时间、大面积外用抗菌药物,以免经皮肤吸收产生全身性毒性作用或诱发耐药菌株的出现。

55. 如何计算青霉素、头孢菌素类复方制剂（β- 内酰胺酶抑制剂）的 DDD 值?

ATC/DDD 目录中,凡 β- 内酰胺酶抑制剂（青霉素类、头孢菌素类）复合制剂,在计算 DDD 值时,其 DDD 只考虑 β- 内酰胺酶类药物的含量,不统计酶抑制剂的含量。例如:头孢哌酮复合静脉给药制剂如头孢哌酮 / 舒巴坦、头孢哌酮 / 他唑巴坦 DDD 值为 4g,仅指其中头孢哌酮的量。例如:某病房 1 月份使用头孢哌酮 / 舒巴坦 2g（1g 头孢哌酮 : 1g 舒巴坦）200 瓶。计算 DDD 数:（1g/ 瓶·200 瓶）/4g=50。

56. 腹泻时为什么不能随便应用抗菌药?

腹泻未必全是细菌感染所致,如腹部受凉引起肠蠕动加快;对乳品、鱼、虾及蟹等食物过敏引起肠的变态反应;外出旅行或迁居外地因生活环境的改变使肠道内正常菌群的生活环境发生变化，从而发生了"菌群失调症"而引起的畏食、呕吐、腹痛甚至腹泻不止等症状。诸如此类的腹泻并不是细菌感染所致。还有些腹泻，如婴幼儿秋冬季腹泻和夏季"流行性腹泻"系病毒感染引起，而霉菌性肠炎是由霉菌引起。既然病原不同，治疗方法就不应该完全相同，所以用抗菌药物应慎重。许多抗菌药物可引起不同程度的胃肠道不良反应，尤其是口服后如恶心、呕吐、腹泻，甚至影响肝脏、肾脏和造血功能，其中以广谱抗菌药物引起的胃肠道不良反应较为严重。因此腹泻不能随便应用抗菌药物，需要遵医嘱。

57. 抗菌药联合应用的条件是什么？

临床应尽量避免抗菌药物联合应用，尤其是单一药物可有效治疗的感染，不需联合用药，只有在下列情况时可考虑联合用药：

（1）病原菌尚未查明的严重感染，包括免疫缺陷者的严重感染。

（2）单一抗菌药物不能控制的需氧菌及厌氧菌混合感染，2种或 2 种以上病原菌感染。

（3）单一抗菌药物不能有效控制的感染性心内膜炎或败血症等重症感染。

（4）需长程治疗，但病原菌易对某些抗菌药物产生耐药性的感染，如结核病、隐球菌性脑膜炎等侵袭性真菌病。

（5）由于药物协同抗菌作用，联合用药时应将毒性大的抗菌药物剂量减少，如两性霉素 B 与 5- 氟胞嘧啶联合治疗隐球菌脑膜炎时，前者的剂量可适当减少，从而减少其毒性反应。

联合用药时宜选用具有协同或相加抗菌作用的药物联合，如青霉素类、头孢菌素类等 β- 内酰胺类与氨基糖苷类联合，两性霉素 B 与 5- 氟胞嘧啶联合。联合用药通常采用两种药物联合，3 种及 3 种以上药物联合仅适用于个别情况，如结核病的治疗。此外必须注意联合用药后药品不良反应的监测。

58. 左氧氟沙星的盐酸盐、乳酸盐、甲磺酸盐区别是什么？

（1）盐酸根用以形成稳定的化合物，人体的胃液中也存在着盐酸根离子，这种生理活性物质对人体是安全的。一般所说的乳酸是 L- 乳酸，由于 L- 乳酸的左旋特性，与人体的生理特性兼融，pH 中性的特点，可稳定、维持、促进形成肠道的健康环境，有助于肠道优势菌的正常生长，发挥其功能。而且 L- 乳酸在进入人体后，直接参与机体的正常乳酸循环。乳酸左氧氟沙星相对于盐酸左氧氟沙星具有吸收率高些、抗菌活性强些、对血管刺激小些的优点，不过乳酸盐生产成本较高，市场价格较高。

（2）关于左氧氟沙星的甲磺酸盐，有一定的历史追溯，第一点是由于专利原因，日本第一制药的盐酸左氧氟沙星行政保护到 2001 年 11 月 10 日才失效，北京双鹤药业股份有限公司在 1998 年前后以甲磺酸盐形式存在的左氧氟沙星上市；第二点，研究证实，左氧氟沙星甲磺酸盐的水溶性更大，是左氧氟沙星的 10~15 倍，对热的稳定也更好，更易做成注射剂型。左氧氟沙星的口服和注射两种给药途径的生物利用度毫无差别，盐酸左氧氟沙星在日本是没有注射剂的，只有到国内才推出注射剂，所以左氧氟沙星乳酸盐、甲磺酸盐都是出于以上两点考虑。

（3）从化学组成来讲这些左氧氟沙星化合物，只是成盐的方式不同，药理作用是一样的，在功效和治疗范围是一致的。

59. 头孢类抗菌药需要皮试吗？

由于医疗纠纷不断,目前一些医院为相对安全起见,相继采取了在使用头孢菌素类注射剂前做皮试的做法。在当前的医疗社会环境下,采取这些十分谨慎的做法是可以理解的,但是权威资料给出的用药建议并不推荐头孢类用前必须做过敏性试验,这是因为:

（1）与青霉素比较,青霉素的全身性一般过敏反应发生率约为 2%,荨麻疹发生率约为 4%,过敏性休克发生率约为（Ⅰ型变态反应）0.2%,死亡率约为 0.02%。头孢菌素类的全身性一般过敏反应发生率为 1.0%~2.8%,罕见过敏性休克 0.0001%~0.1%,与临床所用很多药物的过敏性反应率相近。头孢菌素类药物皮试预报率低:虽然头孢菌素与青霉素都是 β- 内酰胺类抗菌药,但是青霉素引起过敏反应的抗原决定簇早已明确,皮试准确率为 60%,有很好的临床预报价值;而头孢菌素过敏原决定簇的异质性很大,皮试预报率低,其皮试预报价值并未肯定。

（2）头孢菌素皮试方法尚未定型。头孢类药物过敏不但与 β- 内酰胺环有关,还与头孢菌素上的侧链有关。一般来讲头孢类的侧链较青霉素的侧链复杂,由于空间位阻,将 β- 内酰胺包裹在里面不易暴露出来,所以对青霉素过敏,对头孢类不一定过敏。又因侧链的不同,各种头孢菌素类药物之间也并非完全交叉过敏。到目前为止头孢类的皮试还没有标准的试验方法——皮试药物、浓度、观察时间、判断标准等;其对过敏反应的预测作用也未经循证医学研究证实——未经严格的临床试验充分评价其敏感性和特异性。

（3）过敏反应的发生与患者自身的过敏性体质密切相关。这是一种特异性反应,每个机体对同一药物的反应是不一样的，与机体的致敏状态、病理状态以及合并用药等诸多因素有关。另外，药品的过敏反应还与生产过程中混入的杂质蛋白及其聚合物的多少有关。不同品种、不同规格、不同生产厂家的头孢菌素类药物致敏性不能完全等同。因此，不能用一种头孢类药品（如头孢唑林）皮试结果替代其他头孢类药品的皮试预报。

60. 如何避免头孢菌素的过敏反应？

虽然说药典和药品说明书中没有强制要求头孢菌素类药物皮试，但根据头孢类药物的自身特点，以及使用中存在严重过敏反应的可能性，使用时还是应注意以下几点。

（1）严格按照细菌感染的适应证选用头孢菌素，能口服就不注射，能肌内注射就不静脉用药。

（2）除药品说明书规定做皮试外（如头孢美唑），临床应用头孢类药品前，应仔细询问患者是否为过敏体质，包括有无药物过敏史、食物过敏史以及过敏性疾病史等。若对青霉素或某些头孢类有过敏史的患者，原则上不宜选用头孢菌素类。

（3）如果是过敏性体质，但病情又需要选用头孢菌素类，用药前最好还是做过敏性试验。注意皮试液须用与注射时同一品种、同一生产厂家、同一批号的药品新鲜配制。皮试液的浓度可为 $300\sim500\mu g/ml$。因为头孢菌素类的致敏性弱于青霉素。皮试药量不宜太少，皮试方法及结果判断可参照青霉素的方法。若皮试反应阴性，则可在临床严密监护下使用。在皮试观察 15~20 分钟期间以及用药期间，应严密关注用药后的反应，并预先做好各种抢救准备工作。给药途径以静脉滴注为好，不要静脉推注。注射完毕应观察 30 分钟，随时询问患者有无异样感，如胸闷、瘙痒、面部发麻、发热等。嘱咐患者不要在家自行注射用药；用药期间不要随意走动离开注射室；用药尽量不要在没有抢救能力和设施的医务室注射。

（4）头孢菌素类药物须单独使用，不能与其他药物同瓶混用，避免药物配伍不当导致的用药反应；注意静脉滴注环境及用具清洁卫生；静脉滴注速度适中；药品贮存过程中尽量低温、避光、干燥、密封；药物配制后应在 2 小时内用完；尽量避免过敏反应的发生。

（5）一旦发生过敏性休克必须就地抢救，立即肌内注射肾上腺素 1mg。紧接着开辟静脉通道，静脉滴注肾上腺素，症状不缓解时可 30 分钟重复 1 次。若心脏停搏也可做心内注射。同时静脉滴注大剂量的肾上腺皮质激素；氢化可的松 400mg 或地塞米松 10mg，补足血容量；以多巴胺升压、强心、吸氧、人工呼吸，必要时做气管插管或切开；给予盐酸苯海拉明、盐酸异丙嗪抗组胺药等。

61. 青霉素和氨苄西林为什么不宜联用？

青霉素和氨苄西林不宜联用的原因大致有以下几点：

（1）两者发挥抗菌效应的作用点均在于细胞壁上青霉素结合蛋白（数量的有限性），联用时可相互竞争作用点而呈现拮抗作用，不利于发挥各自的抗菌作用。

（2）两者联用可加速灭活酶的诱导合成，两者存在交叉耐药现象，致病菌对其中一种耐药的同时，可能也对另一种耐药，加速了细菌耐药性的产生。

（3）对产生 β- 内酰胺酶的细菌来说，二者均无杀伤能力，联用也无益。

（4）两者在静脉滴注过程中均容易分解生成青霉烯酸与体内蛋白质结合成青霉噻唑蛋白，引发过敏反应，同瓶静脉滴注时，致敏物质生成增多，过敏反应发生概率进一步增高。

（5）两者联用无明显优越性，如果同时使用治疗剂量会增加费用,这也是不主张联合用药的原因。

62. 头孢菌素类和青霉素类联用合理吗?

　　判断抗菌药物联用是否合理,除病情需要外,应该考虑以下因素:一是作用机制是否相同;二是抗菌谱是否相同;三是作用靶点是否相同;四是不良反应是否增加。分析青霉素 + 第三代头孢菌素联用:

　　(1)两者同为 β- 内酰胺类药物,作用靶位一样,同时联用可相互竞争作用靶点而呈现拮抗作用,不利于发挥各自的抗菌作用。

　　(2)当然抗菌谱有差异,可以考虑联用,不过,如果是 G⁺ 球菌感染,选用青霉素即可;如果是 G⁺ 菌和 G⁻ 菌混合感染,选用第三代头孢菌素即可,没必要两者同时使用。即使需要联用,也应该选青霉素类联用氨基糖苷类或氨曲南。

　　(3)两者联用加速了细菌耐药性的产生,细菌对两者的高度耐药与两者经常联用不无关系,且两者存在部分交叉耐药现象。对产生 β- 内酰胺酶的细菌来说,二者均无杀伤能力,联用也无益。

　　(4)两者在静脉滴注过程中均可发生分解生成青霉烯酸与体内蛋白质结合成青霉噻唑蛋白,引发过敏反应,同瓶静脉滴注时,致敏物质生成增多,过敏反应发生概率进一步增高。因此,不建议青霉素联用头孢类抗菌药。

63. 头孢曲松钠与钙剂能间隔使用吗?

　　如果钙剂口服,且剂量不大,应该没有问题。如果两者需要同时静脉注射,最好换用其他抗菌药。国家药品不良反应监测中心发布的第十四期《药品不良反应信息通报》中指出:使用头孢曲松钠时停用一切含钙制剂,尤其是不能将头孢曲松钠溶于复方氯化钠、复方乳酸钠、葡萄糖酸钙等含钙溶液中,也不能在短时间内(48 小时内)使用含钙的药物。FDA 的建议是,对任何年龄段的患者都不得在 48 小时既使用头孢曲松又使用钙剂。

64. 为什么青霉素不能和利巴韦林混合滴注?

青霉素与利巴韦林注射液混合滴注不属于理化性或药理性配伍的禁忌,而是存在配制浓度矛盾和滴速矛盾。青霉素是 β-内酰胺类抗菌药,溶解后容易水解而导致效价降低,发生过敏反应的概率增高,静脉滴注时要求溶媒量少,滴速要快,以减少 β-内酰胺类水解。而利巴韦林在静脉滴注时要求速度要缓慢(配制浓度不超过 1mg/ml),否则有可能导致患者心脏损害,对呼吸道疾病的患者来说,有可能出现呼吸困难、胸痛等症状。因此,两药的滴注速度要求不一样,最好不要合在一起静脉滴注。当然,两药混合使用一旦发生输液反应,也不易判定是药物因素还是使用方法不当。因此,建议两药分开滴注。

65. 青霉素可以与地塞米松同瓶混合使用吗?

青霉素和地塞米松不要一起使用,原因有:①青霉素不可与含醇的药物合用,如氢化可的松、地塞米松等均以乙醇为溶媒,乙醇能加速 β-内酰胺环水解,而使青霉素降效。②在行抗感染治疗时,同时加用激素容易掩盖青霉素等抗菌药过敏的初期症状。③对不明原因的感染或抗生素尚未能有效控制的重症细菌性感染以及一般性传染病等亦禁用激素。④虽然糖皮质激素能抑制细菌或病毒感染时内源性致热原的释放,抑制体温中枢对致热原的反应,可使体温下降。但是,糖皮质激素抑制炎症反应,使机体抵抗力降低,故可致感染扩散。而且应用糖皮质激素后使体温下降、食欲精神好转,掩盖病情真相和青霉素的不良反应(ADR),常会耽误诊断和治疗。

66. 静脉输注抗菌药物有什么特定要求?

《抗菌药物临床应用管理办法》第二十九条规定:医疗机构应当制定并严格控制门诊患者静脉输注使用抗菌药物比例。村卫生室、诊所和社区卫生服务站使用抗菌药物开展静脉输注活动,必须具备静脉输液的专用场所、技术人员、抢救设备、管理流程等,还须县级卫生行政部门核准。只要具备上述条件,患者一旦发生抗菌药输液反应或过敏反应,都能及时得到处置和抢救,以确保患者健康和安全。

67. 什么是抗菌药物临床应用的专业化和常态化管理?

抗菌药物专项整治主要是针对不合理的用药,今后的管理要趋于精细化、专业化和常态化。开始可以用比例、指标来进行"总量"控制,但随着整治工作的深入,专业化和常态化的管理才能科学、合理、持续。常态化管理包括常规的监测、调查和干预,定期对相关专业人员进行抗菌药物临床应用知识和规范化管理培训和考核等。专业化要体现在医疗机构抗菌药物临床应用技术支撑体系的建立,多学科的抗菌药物管理工作小组参与本医疗机构抗菌药物临床应用管理工作,要进行抗菌药物使用评价,仅靠药学部门组织多学科专家进行处方点评还是不够的,应做一些更细致的工作,包括循证、调研,制定指南,建立新的评价体系等。

68. 围手术期首次预防用抗菌药物应该在病房还是手术室?

为保障围手术期首次预防用抗菌药物能在切开皮肤前 0.5~2 小时内给予,或在麻醉开始时给药,术前首次预防用药应在手术室内执行完成。其医嘱执行后,应清楚地标记在麻醉记录单上,或清楚地记录在护理工作记录单上(包括药品名称、单次剂量、途径、溶媒、用药起止时间等内容)。围手术期抗菌药物预防用药的所有内容都应清楚地记录在病历上,作为临床资料留存。

69. Ⅰ类切口手术预防使用抗菌药物的原则是什么?

正确的手术预防用药时机一般应在手术切开皮肤前 30 分钟 ~2 小时给予第一剂药物,或麻醉开始时首次给药,以保证抗菌药物有效浓度覆盖手术的全过程,过早给药无益。对于需要使用万古霉素或去甲万古霉素的手术患者,应在切开皮肤前 2 小时开始给予第一剂药物。择期手术,一般术前用药一次即可,总预防用药时间一般不超过 24 小时,个别情况可延长至 48 小时。鉴于最常用的 β- 内酰胺类抗菌药物(多为第一、二代头孢菌素)的血清半衰期一般不超过 1.5~2 小时(头孢曲松除外),如果手术持续 3 小时以上,或手术出血量大(>1500ml),手术中需要再给一个剂量,否则在其后的时间里将失去抗菌药物的有效覆盖。

70. 可以预防使用抗菌药的Ⅰ类切口手术有哪些?

根据《抗菌药物临床应用指导原则》,Ⅰ类切口手术野为人体无菌部位,也不涉及呼吸道、消化道、泌尿生殖道等人体与外界相通的器官。通常不需预防用抗菌药物,仅在下列情况时可考虑预防用药:

(1)手术范围大、组织损伤较大、出血量超过 1500ml、时间长、污染机会增加。

(2)手术涉及重要脏器,一旦发生感染将造成严重后果者,如头颅手术、心脏手术、眼内手术等。

(3)异物植入手术,如人工心瓣膜植入、永久性心脏起搏器放置、人工关节置换等。

(4)高龄或免疫缺陷者等高危人群。

71. 术后引流管未拔除或留置导尿管期间,是否需要使用抗菌药?

持续预防使用抗菌药物直至拔除引流管或留置导尿管的做法,未被循证医学资料证实有益,因此是不合理、不规范的。在此期间应根据国家要求加强护理,而不是使用抗菌药。

72. 为什么按药敏试验结果用药有时候疗效并不令人满意?

确实有这种情况,原因大概有:

(1)临床标本的采集规范性不强,病原学检查中的细菌是感染的病原菌或仅为定植菌、污染菌。

(2)药物在感染部位浓度可能由于给药剂量或药物分布原因不高,导致体外的抗菌药的药敏试验和体内的药物敏感性结果有可能不一致。

因此,在选用药物时,除了根据药敏试验结果外,还需要考虑药物在体内的分布,在感染部位浓度,患者的基础疾病、代谢状况等。

73. 为什么使用氟康唑需要首剂加倍？

　　"首剂加倍"指第一次服药时，用药量要加倍。为使药物迅速达到稳态血药浓度，通常医生第一次给予常用量的加倍量（又称负荷剂量），目的是在病菌繁殖初期，使药物在血液中的浓度迅速达到有效值，起到杀菌、抑菌作用。如果首剂不加倍，不能迅速达到有效浓度，会给病菌的快速繁殖留下时间，从而使病菌产生耐药性，延误疾病治疗。

　　通常使用口服氟康唑 400mg/d，首剂加倍就是 800mg/d。但是，要注意氟康唑的肝损害副作用，当肌酐清除率低于 25ml/min，剂量应降至 200mg/d，尤其老人用药必须注意。值得注意的是，"首剂加倍"只是一个用药原则，并不是对所有患者一律"首剂加倍"，应该全面考虑患者年龄、体重、肾功能等因素。关键不在于是不是一定要"首剂加倍"，而在于能否取得"首剂加倍"的效应。对于高龄或年幼者，氟康唑 0.2g，一日 1 次，往往也能达到"首剂加倍"的效果，如果你用 0.4g，可能是不必要的，且对机体造成更多的损害。

74. 头孢菌素与头霉素有哪些区别？如何选用？

　　（1）头孢菌素与头霉素的异同点。

　　1）化学结构和抗菌谱。头孢菌素和头霉素药品名称上都冠以"头孢"，是源于母核结构是 7- 氨基头孢烷酸（7-ACA），只是头霉素类在 C-7 位有一个甲氧基。两者均为繁殖期杀菌药，抗菌作用机制同于 β- 内酰胺类抗菌药，与细菌内膜上主要的青霉素结合蛋白（PBPs）结合，使细菌细胞壁合成过程中的交叉连接不能形成，菌体失去屏障而死亡。但不同品种对细菌产

生的 β- 内酰胺酶稳定性不同,与 PBPs 结合的亲和力也不同,因而品种之间抗菌谱与抗菌作用强弱也有区别。头霉素类抗菌活性大多与第二代头孢菌素相似,个别品种具有第三代头孢菌素特点,如头孢米诺。头霉素类对包括脆弱类杆菌在内的各种厌氧菌均有良好的抗菌活性,这是与头孢菌素最大不同点。目前临床常用的头霉素有:头孢西丁、头孢美唑、头孢替坦和头孢米诺等。

2)作用特点。头孢菌素根据其开发年代、抗菌谱、抗菌活性、对 β- 内酰胺酶的稳定性以及肾毒性的不同,目前分为四代:第一代头孢菌素能耐青霉素酶,但对 G^- 菌的 β- 内酰胺酶耐受性差,主要用于抗 G^+ 菌,对 G^- 菌作用差,肾毒性较多见;第二代头孢菌素抗菌谱较一代广,能耐青霉素酶,对 β- 内酰胺酶的耐受性较第一代为强,副作用较第一代为轻,主要用于 G^+ 菌感染和部分 G^- 菌感染;第三代头孢菌素抗菌谱广,抗菌作用强,对 β- 内酰胺酶更稳定,对 G^- 菌作用远较第一、二代头孢菌素为强,对 G^+ 作用稍弱于第一、二代头孢菌素,对铜绿假单胞菌有一定的抗菌活性,而且对第一、二代头孢菌素耐药的某些菌株仍然有效;第四代头孢菌素抗菌谱更广,对阴沟肠杆菌、产气肠杆菌、柠檬酸菌属等部分菌株作用优于第三代头孢菌素,对铜绿假单胞菌的作用与头孢他啶相仿,对革兰氏阳性球菌的作用较第三代头孢菌素略强。头霉素类相对于头孢菌素的抗菌作用有三个特点:①对革兰氏阳性菌的作用显著低于第一代头孢菌素,对革兰氏阴性菌作用优异。具体地讲,头霉素类对大肠埃希氏菌、流感嗜血杆菌、奇异变形杆菌、沙门菌属、志贺菌属、肺炎克雷伯菌、产气杆菌等革兰氏阴性杆菌,卡他莫拉菌、淋球菌、脑膜炎球菌等革兰氏阴性球菌和甲氧西林敏感的葡萄球菌、链球菌、白喉杆菌等革兰氏阳性菌均具有良好的抗菌作用。②头霉素类耐革兰氏阴性菌 β- 内酰胺酶的性能强,包括对部分超广谱 β- 内酰胺酶很稳定。其稳定性优于大多数头孢菌素,因此可用于产酶菌、耐药菌感染。③头霉素对包括脆弱类杆菌在内的各种厌氧菌有较强的作用,这是不同于头孢菌素类的最大特点,但是对铜绿假单胞菌不敏感。

(2)临床选用。头孢菌素临床使用往往被熟知,这里主要讨论头霉素的临床选用问题。根据头霉素类作用特点,头霉素类可用于:

1)敏感革兰氏阴性杆菌为主的各种感染。但是,对产ESBLs菌株所致的各种感染(如败血症、肾盂肾炎、肺炎、脑膜炎等),其疗效次于碳青霉烯类和β-内酰胺酶抑制剂的复合剂,可作为备选方案。

2)用于厌氧菌与需氧菌的混合感染,如腹腔感染、盆腔感染、口腔感染、肺脓肿等混合感染等。其单用比以往惯用的联合用药方案(如头孢菌素加甲硝唑、克林霉素等)更为安全,且可用于小儿、老人、孕妇等特殊人群。

3)用于有厌氧菌感染可能的手术预防用药,如胃肠道手术、经阴道子宫切除、经腹腔子宫切除或剖宫产等手术前的预防用药,且没必要联用甲硝唑或替硝唑等抗厌氧菌药作为术前用药。

(3)用药注意

1)头霉素类过敏反应发生率相对头孢菌素较低,这与头霉素类结构较为稳定,不易形成聚合物,是一种单价半抗原,只能与特异性抗体形成单价结合有关。这种单价结合,与青霉素类相比,不容易引起变态反应,但基于共同的β-内酰胺环,它们之间有交叉变态反应,有青霉素、头孢菌素过敏史者应慎用。

2)头孢菌素和头霉素多数主要经肾脏排泄,中度以上肾功能不全患者应根据肾功能适当调整剂量,不能与增加肾损害的药物联用。头孢西丁建议不用于 3 个月以下幼儿。

3)长期使用头孢哌酮等部分头孢菌素和头霉素可导致低凝血酶原血症或出血,临床常联用维生素 K 预防出血。

4）头孢菌素和头霉素类多数药物均可引起戒酒硫样反应，用药期间及治疗结束后 72 小时内应戒酒且避免摄入含酒精饮料。

5）头霉素可引起假模性小肠结肠炎，有胃肠道疾病病史的患者，特别是结肠炎患者应慎用。

75. 如何正确选用大环内酯类抗菌药？

从大环内酯类抗菌药的分类、特点、选用差异性讨论这个问题：

（1）大环内酯类抗菌药分类。按照大环内酯类药化学结构和研发顺序，分为：①第一代大环内酯类抗菌药。具体的有红霉素、依托红霉素等，还有交沙霉素、乙酰螺旋霉素。这些大环内酯类抗菌药相对于红霉素来说，在预防生成耐药菌作用有所改进，但是肝毒性依旧明显，容易引起中毒。②第二代大环内酯类抗菌药。这类抗菌药目前临床应用最多，主要有克拉霉素、罗红霉素、阿奇霉素等，具有和红霉素相同的作用特点，但是增强了抗菌活性，扩大了抗菌谱，并且口服容易吸收，对酸稳定，且副作用较少。③第三代大环内酯类抗菌药，是在红霉素第 3 位碳上引入了酮基，得到 14 元环大环内酯类衍生物，比如常见的泰利霉素，主要用于治疗耐红霉素类的肺炎链球菌引起的感染，耐药性小。

（2）常用大环内酯类抗菌药特点

1）红霉素。广泛应用于呼吸道、皮肤、软组织等感染、β- 内酰胺类抗生素过敏患者的替代药物；由于其抗菌谱相对较窄，易产生耐药性，生物利用度较低，应用剂量较大，不良反应多见，限制了其在临床的应用。

2）克拉霉素。吸收快速、完全，其组织穿透性极好，有很高的细胞内浓度。相对红霉素而言增强了抗菌活性，扩大了抗菌谱，口服易吸收，对酸稳定，$t_{1/2}$ 延长，不良反应减少，同时还具有良好的 PAE。克拉霉素对细胞内嗜肺军团病菌有很强活性；对幽门螺杆菌有较好的抗菌活性；实验证明其在体外及体内对鸟分枝杆菌、龟分枝杆菌、海鱼分枝杆菌及麻风杆菌也有抗菌活性。

3）阿奇霉素。吸收完全，血清和组织半衰期长（24~96 小时）。因结构中有质子化的叔氨基存在，对组织有较高亲合力。在白细胞、巨噬细胞及成纤维细胞内浓度较高，且组织中浓度比血中浓度高 10~100 倍。肝肾疾病患者无须调整剂量。阿奇霉素不同于克拉霉素，对肝脏 CYP 无影响。阿奇霉素对 G^- 杆菌特别是流感嗜血杆菌及肠杆菌有更强的抗菌活性。对沙眼衣原体、嗜肺军团病菌及鸟分枝杆菌细胞内复合物（MAC）活性与克拉霉素相似。阿奇霉素与红霉素及克拉霉素不同，对沙门氏菌、志贺菌及大肠埃希氏菌有抗菌活性。

4）罗红霉素。有较强的渗透性，提高了药动学的特性。在血清及组织中能产生持续长时间的高浓度，总血浆浓度高于其他大环内酯类药物，能够穿透并能进入吞噬细胞内，对治疗衣原体、军团菌等细胞内感染有效。其抗菌谱与红霉素相似，除可用于革兰氏阳性菌、部分革兰氏阴性菌及厌氧菌引起的感染外，还可用于军团菌、肺炎支原体、沙眼衣原体、解脲支原体引起的感染。

（3）临床选用的差异性

1）治疗社会获得性肺炎（CAP）。中华医学会 CAP 诊断和治疗指南建议，对门诊青壮年、无基础疾病者可单用大环内酯类药物；对门诊老年人或有基础疾病的患者建议大环内酯类药物与 β- 内酰胺类抗生素或与 β- 内酰胺类 /β- 内酰胺酶抑制剂或与喹诺酮类联合应用。阿奇霉素治疗社会获得性肺炎有效，短程（500mg/d，3 天）治疗的疗效与克拉霉素（250mg，每天 2 次，10 天）相同。但是需要注意的是阿奇霉素血药浓度较低，如果怀疑为肺炎链球菌肺炎，则应使用克拉霉素。

2）治疗链球菌性咽炎。对 β- 内酰胺类药物过敏患者,选择红霉素具有最佳成本效益比。对红霉素副作用不耐受的患者,克拉霉素或阿奇霉素可作为替代药物。

3）治疗鼻窦炎。成年人急性细菌性鼻窦炎通常由肺炎链球菌、流感嗜血杆菌及厌氧菌感染所致。有试验证实,克拉霉素、阿奇霉素治疗急性鼻窦炎与阿莫西林等效。

4）治疗急性中耳炎。中耳炎最常见的病原体为肺炎链球菌、流感嗜血杆菌及卡他莫拉菌。近年来这些细菌的 β- 内酰胺酶产酶株的数量快速增加,促使临床大夫使用大环内酯类药物替代阿莫西林,阿奇霉素及克拉霉素均适于治疗急性中耳炎。

5）治疗幽门螺杆菌感染。克拉霉素对幽门螺杆菌有很好的体外抗菌活性,但克拉霉素单用治疗的细菌清除率较低,给予一种质子泵抑制剂或一种胶体铋加克拉霉素、阿莫西林、甲硝唑(或替硝唑)3 种抗生素中的两种组成三联疗法。早期治疗以清除幽门螺杆菌,具有很好成本效益,值得推荐。

6）治疗小儿支原体、衣原体肺炎。大环内酯类药物是治疗肺炎支原体、衣原体、军团菌最有效的药物,轻症可以口服,重症可以静脉给药。现在临床一般给予阿奇霉素 10mg/（kg·d）,疗程 7~10 天,待临床症状、体征改善后,改用阿奇霉素口服,连用 3 天即可。

7）治疗泌尿生殖系统感染。单纯性、复杂性尿路感染,细菌性前列腺炎,宫颈炎等常见的泌尿生殖系统感染,支原体是主要病原菌之一。研究表明,阿奇霉素联用多西环素治疗解脲支原体生殖道感染,效果比多西环素单用好。另有报道以阿奇霉素治疗女性生殖道支原体感染,14 天可获得理想的效果。

8）治疗铜绿假单胞菌生物膜（BF）相关感染。大环内酯类抗生素可抑制 BF 的主要成分多糖蛋白复合物的合成酶,阻止多糖蛋白复合物形成,破坏 BF 结构,促进其他抗菌药物的渗透,起到协同抗菌作用。有研究表明,红霉素、阿奇霉素可增强抗铜绿假单胞菌药物对生物膜的渗透性,对抗铜绿假单胞菌药物杀灭生物膜内细菌有增效作用。

76. 何谓阿奇霉素的"特洛伊木马现象"?

"特洛伊木马"是古希腊传说,希腊军队远征特洛伊,围攻 9 年不下,到第 10 年,希腊将领奥德修斯献了一计,把一批勇士埋伏在一匹巨大的木马腹内,放在城外后,佯作退兵。特洛伊人以为敌兵已退,就把木马作为战利品搬入城中。到了夜间,埋伏在木马中的勇士跳出木马,打开了城门,希腊将士一拥而上,攻下了特洛伊。后来"特洛伊木马"比喻潜伏在内部暗中进行破坏活动的敌人。人体使用阿奇霉素后,体内吞噬细胞能摄取高浓度阿奇霉素,并转运至感染部位,在感染靶组织释放药物,从而产生了抗菌药与吞噬细胞的协同杀菌作用,并极大提高了感染部位的药物浓度。该效应也称"特洛伊木马现象"。高组织浓度以及吞噬细胞在感染组织持续释放药物等特性,使得阿奇霉素在药动学上有别于其他传统抗菌药,从而在有效保证抗菌疗效的同时,缩短抗菌药暴露时间。

77. 替硝唑相比甲硝唑有哪些优点?

替硝唑对厌氧球菌、脆弱类杆菌及梭杆菌属的作用较甲硝唑为强;口服吸收率高,同样剂量口服后,其血药浓度较甲硝唑明显为高,且持续时间更长;在脑脊液中的浓度也比甲硝唑高;经肾排泄的药物量低于甲硝唑,在肾功能不全者,药物半衰期延长不明显。替硝唑不良反应明显少于甲硝唑,所以特别适用于经甲硝唑治疗效果不显著或因不良反应难以接受甲硝唑治疗的患者。

78. 化学合成的磷霉素药理及作用有何特点?

磷霉素抑制细菌细胞壁的早期合成,是细胞壁合成的阻断剂。其分子结构与磷酸稀醇丙酮酸相似,相互竞争同一转移酶,使细菌细胞壁的合成受到阻抑而导致其死亡。磷霉素为广谱抗生素,对大多数革兰阳性菌和阴性菌都具有杀灭作用。特别是对铜绿假单胞菌、大肠埃希氏菌、变形杆菌、沙雷菌,及耐甲氧西林的葡萄球菌均有一定的抗菌活性,但作用不强,与其他抗菌药物合用常可获得协同作用。细菌对磷霉素与其他抗菌药物之间较少交叉耐药。组织分布广泛,以肾组织中浓度最高,与血浆蛋白不结合;可透过血胎盘屏障和血脑屏障,毒性小,使用安全,不良反应以轻度胃肠道反应为多见,偶有皮疹、嗜酸粒细胞增多。口服用药主要用于敏感菌所致的各系统轻中度感染,可用于肝功能不全、肾功能不全者感染,但需减量及观察不良反应。严重感染时,需大剂量静脉给药,最好与其他抗菌药物联用。

79. 为什么头孢呋辛口服剂量小于注射用药剂量?

相关意见归纳如下,供参考:

(1)用药剂量的确定是根据药品临床试验结果确定的。口服的头孢呋辛为头孢呋辛醋氧乙酯,注射用头孢呋辛为头孢呋辛钠,前者脂溶性好,口服吸收好。后者水溶性好,利于制成注射剂。两者的分子式不一样,分子质量也不同,不能简单地用质量对比。

(2)头孢呋辛是时间依赖性抗菌药,其发挥有效抗菌作用,取决于其浓度 >MIC 的作用时间,口服用药的药动学特征符合这个要求即可。注射用药特点是峰值浓度高,但代谢也快。口服给药峰值浓度不高,但体内维持 >MIC 的作用时间长。因此没必要怀疑药品说明书关于用药剂量的正确性。

(3)口服药物经过首关效应,不一定都是消除。有些口服药物在胃肠道吸收后经肝门静脉到肝脏,部分被代谢灭活,使进入体循环的有效药量减少,药效降低。但是,有些前体药物是需要经过消化道水解等作用后才表现出药理活性的。头孢呋辛(醋氧乙)酯片脂溶性强,口服吸收良好,吸收后迅速在肠黏膜和门脉循环中被非特异性酯酶水解为头孢呋辛,分布至全身细胞外液。

(4)用药剂量除了考虑药物的量效关系,还须考虑不良反应。口服的头孢呋辛常见腹泻、恶心和呕吐等胃肠不良反应,所以不宜大剂量口服。因此,口服头孢呋辛的剂量应该是权衡疗效与不良反应的平衡点。

(5)注射与口服用药希望达到的预期效果不同。另一方面,注射用药一般用于重度感染时,药效强,起效快,口服用药一般都用于感染症状较轻或注射用药后的序贯治疗,口服剂量能达到杀菌浓度即可。

80. 儿童能使用喹诺酮类抗菌药吗?

(1)我国药品监督管理部门发出限制氟喹诺酮类使用安全警告,临床应该引起高度重视。

(2)动物实验中喹诺酮类药物的软骨毒性与实验动物的种类及药物剂量有关,剂量越大,发生率越高,而动物实验的剂量均远高于儿童常规用量,通常达 $100mg/(kg \cdot d)$,甚至 $500mg/(kg \cdot d)$,一般情况下用量达 $25mg/(kg \cdot d)$ 以上时,幼年动物才见关节病发生。而我国喹诺酮类用药剂量较小,临床上报不良反应发生率较西方国家低,但这不能作为用药依据。

(3)目前国内外对喹诺酮类药物在儿科中应用的安全性研

究不充分,缺乏喹诺酮类儿童临床使用的大样本资料。由于药物对骨软骨发育的不良影响是远期反应,而不是即用即现的不良反应,现在也缺乏这类远期随访资料。由于伦理学原因,儿童用药很难开展大型临床研究。因此,在缺乏用药安全证据的情况下,临床用药应本着安全至上的原则,中华医学会中华儿科杂志编辑委员会和中华医学会儿科学分会呼吸学组制定的《急性呼吸道感染抗生素合理使用指南(试行)》中并不推荐使用氟喹诺酮类抗菌药物(但也没有明确禁用)。

(4)医学是应用科学,很多医学禁区也是在医疗实践中被突破的。对于某些特殊情况下,喹诺酮类用于儿童也不能"一棍子打死",比如说,在细菌(包括衣原体、支原体)感染时,如伤寒发热、志贺菌性痢疾和肠杆菌脑膜炎等,其他抗菌药治疗无效,且药敏试验只对喹诺酮类药物敏感时,遵循"抢救生命第一原则",可以考虑适时选用。在此基础上还应遵循几个原则:①选用药品说明书没有儿童禁用字样药品,如莫西沙星,说明书中关于儿童用药是"莫西沙星对儿童和青少年的疗效和安全性尚未确定",以避免用药纠纷。②"知情同意的原则",履行告知患儿家长义务,在征得家长同意的前提下,可以谨慎使用。③严格掌握用药剂量,不同的氟喹诺酮药稍有差异,一般为 10~20mg/(kg·d),疗程则依据病种、病情而异,一般不超过 2 周。

81. 反复发作的尿路感染如何处理与用药?

反复发作的尿路感染指半年内有 3 次以上发作者。慢性及反复发作的尿路感染可导致肾损害。首先应认真查找原因,如有尿路梗阻如结石、肾下垂、尿道口息肉等应予解除,防治尿液返流。经治疗无效的 3、4 级膀胱输尿管返流,应外科矫正。对慢性基础疾病如糖尿病、肝脏病及其他肾脏病要进行治疗。伴有慢性盆腔炎、阑尾炎、便秘、腹泻、与尿路感染反复发作有关的压疮等也应作相应的处理。早期积极应用有效的抗菌物治疗,必须建立在明确病原菌的基础上,可反复做中段尿培养,必要时停用抗菌药数天或在发病间隔期内作尿培养,药敏结果可为选用抗菌药物提供重要依据。对肾盂肾炎应选择血药浓度高的药物,而下尿路感染则应选择尿浓度高的药物;如治疗数天症状仍不见好转或菌尿持续存在,多表明细菌对该药可能耐药,或属 L 型细菌感染,应及早调整用药,必要时可联合用药,一般抗生素疗程较长,以 4 周或更长时间为宜。应在尿路刺激症消失,且多次尿常规恢复正常,2~3 次尿培养转阴后方可考虑停药。或在急性症状控制后,采用低剂量药物抑菌疗法,参考药敏结果与治疗经验,常用 SMZ、呋喃坦啶,或氟喹诺酮类抗菌药每晚睡前排尿后服用 1 次,疗程可持续 3~6 个月。对反复多次感染而无法采用手术纠正尿路梗阻者或肾实质已有不同损害者,疗程可延长至 1~2 年。为防止耐药菌株产生,可采用联合用药或轮替用药,即每种方案用 2~3 周后轮换使用,以提高疗效。此外,与房事有关的发作,需在房事后临睡前排尽尿后再服用 1 剂抗菌药预防复发。绝经期妇女反复发作的尿路感染与其雌激素水平过低、尿路黏膜萎缩有关,可适当补充雌激素。

82. 英文简写"b.i.d."等于"q12h."吗?抗菌药给药频率有何区别?

抗菌药的每日给药频次 b.i.d. 或给药间隔 q12h.,是取决于其半衰期、抗菌后效应(PAE)等因素。临床医嘱中的 q12h. 并不等于 b.i.d.,b.i.d. 强调的是给药频次,一日两次。而 q12h. 更强调的是给药间隔,要严格间隔 12 小时才能达到更好的抗菌效果。一般 b.i.d. 多采用上午 8 时,下午 4 时给药,q12h. 多采用上午 8 时,晚上 8 时给药。对于 β- 内酰胺类等时间依赖型抗菌药物,为达到较好的抗菌作用,根据 PK/PD 理论,可以通过①增加药物的剂量(当血药浓度 <MIC 时);②缩短给药间隔或者增加给药频率;③延长点滴时间或者持续给药的方法,来实现更好的抗菌效果,避免耐药菌的产生。

此类抗菌药物只有当血药浓度 >MIC 的时间占给药间隔时间的比例超过 40% 时,才能达到良好的细菌清除率。因此,临床上应用此类抗菌药物时应每日多次给药,以达到较好的疗效。那么半衰期($t_{1/2}$)是否会影响时间依赖型抗菌药物的作用时间?这些药物之间又有什么区别呢?

(1)青霉素类药物的半衰期为 30 分钟,对多数敏感菌的有效血药浓度可维持 5 个小时。因此,对于青霉素这种半衰期很短的时间依赖型抗菌药物,应该通过每天分 3~4 次给药,或者连续滴注,才能使血药浓度超过 MIC 时间达到最长。

(2)头孢唑林、头孢他啶、氨曲南等药物的 $t_{1/2}$ 多在 1~2 小时,因此,每日给药 2~3 次,即可使大部分给药间隔时间中的药物浓度高于 MIC。①头孢唑林临床上多每 6~12 小时给药 0.5~1g,根据病情可增加至一日 6g。②头孢他啶静脉注射用于中度感染时,一次 1g,一日 2~3 次;重度感染可至 2g,一日 2~3 次。③氨曲南临床上一次 0.5~1g,每 8~12 小时 1 次;对于中度感染可一次 1~2g,每 8~12 小时一次。

(3)头孢丙烯、头孢哌酮钠的药物半衰期 >2 小时,每日给药 1~2 次就可使血药浓度高于 MZC 的时间达 12 小时到 24 小时,达到杀菌疗效。

(4)头孢曲松半衰期为 8~12 小时,是头孢菌素中半衰期最长的药物,因此每日只需给药 1 次,一次 1~2g,就能够使得 24 小时抑菌浓度都大于 MIC。

(5)亚胺培南、美罗培南等碳青霉烯类的半衰期虽然很短,但是由于其对繁殖期和静止期细菌均有强大杀菌活性,又显示较长的 PAE,临床应用该类药物可适当延长药物给药的间隔,多采取每日 2~3 次给药方案。

83. 头孢曲松哺乳期能用吗?

头孢曲松说明书中关于哺乳期用药的表述:"孕妇和哺乳期妇女应用头孢菌素类虽尚未见发生问题的报告,其应用仍须权衡利弊"。所以,患者才有如此顾虑。头孢类为广谱半合成 β-内酰胺类抗菌药,一般还是比较安全的。虽然大多数头孢类抗菌药可排泄到乳汁中,但是头孢曲松在母体用药 2g 时,乳汁中不到 5%,因此,头孢曲松可以在哺乳期使用。只是应该注意患有高胆红素血症的新生儿(尤其是早产儿)的母亲在使用头孢曲松期间,应该停止哺乳,因为头孢曲松可将胆红素从血清白蛋白上置换下来,导致或加重黄疸。

84. 藿香正气水为何不能与头孢类药物同服?

藿香正气水原剂型是酒剂,辅料中含有乙醇,与头孢合用会出现双硫仑样反应(戒酒硫样反应)。大多数头孢类抗菌药物在化学结构上共同的特点,在其母核 7- 氨基头孢烷酸(7-ACA)环的 3 位上存在与双硫仑分子类似的甲硫四氮唑(硫代甲基四唑)取代基,其与辅酶 I 竞争乙醛脱氢酶的活性中心,可阻止乙醛继续氧化,导致乙醛蓄积,从而引起双硫仑样反应。患者会出现面部潮红、头痛、眩晕、腹痛、胃痛、恶心、呕吐、心悸、气急、心率加速、嗜睡、幻觉等一些症状,严重者可导致死亡。因此,临床用药必须谨慎。不过,经现代工艺改良后市场上已经有了无乙醇成分的水剂,如藿香正气口服液。使用前请仔细阅读说明书,请在医师、药师指导下用药。

另外,导致双硫仑样反应的药物也不仅仅是头孢类抗菌药。还有,硝基咪唑类药物如甲硝唑(灭滴灵)、替硝唑、奥硝唑、塞克硝唑。其他抗菌药如呋喃唑酮（痢特灵）、氯霉素、灰黄霉素、磺胺类（磺胺甲噁唑）等。

85. 使用头孢类抗菌药后多长时间不能饮酒？

据相关文献报道，头孢类抗生素致双硫仑样反应与饮酒可达 99% 的密切相关。由于个体差异存在，每个人对药物和酒精的消除时间不同，很难准确地给出一个安全的间隔时间。但是，饮酒时间与用药时间的间隔越长，双硫仑样反应的发生率就越低，这是肯定的。由于乙醛脱氢酶被抑制后常需 4~5 天后才能恢复。为安全起见，如果患者在用药前 7 天有饮酒史，应禁用该类药物；对应用头孢类抗菌药的患者，应当嘱其在停药后禁酒时间不能少于 7 天。为防止双硫仑样反应，对所有应用头孢类抗菌药物的患者应常规询问是否有药物过敏史、酒精过敏史和近期饮酒史，尽量避免因饮酒和服药导致的双硫仑样反应。

86. 出现双硫仑样反应如何处置？

（1）一旦出现双硫仑样反应，应及时停药和停用含乙醇制品，轻者可自行缓解，较重者需吸氧及对症治疗。

（2）洗胃，排除胃内乙醇，减少乙醇吸收，静注不含乙醇的糖皮质激素（如注射用甲泼尼龙）或肌内注射纳洛酮等对症处理。静脉输注葡萄糖液、维生素 C 等进行护肝治疗，促进乙醇代谢和排泄。心绞痛患者需改善冠脉循环，血压下降者可应用升压药，数小时内可缓解。

（3）边抢救边询问病史，立即使患者取平卧位、吸氧、测生命体征并记录。

（4）对休克的患者迅速建立静脉通路，快速补充晶体液，必要时给予多巴胺等升压药，积极治疗以缩短低血压期。

（5）对原有心脑血管疾病患者同时给予心电监护,严密观察心律的变化。

（6）对确诊为双硫仑样反应的患者也应作心电图、血常规、电解质检查,以排除多种疾病共存而延误治疗。

87. 注射用夫西地酸钠的溶媒可以选择 5% 葡萄糖注射液吗?

临床使用夫西地酸钠是需要用专配的缓冲溶液溶解后,再将溶解后的溶液转移至 0.9% 氯化钠注射液或 5% 葡萄糖注射液中。关键就是这个专配的缓冲溶液,而这个溶液(pH>7.0)是保证整个夫西地酸钠溶液溶解在 0.9% 氯化钠注射液或 5% 葡萄糖注射液不析出的关键,但因为 5% 葡萄糖注射液 pH 过低,因此仍然容易析出而出现乳状现象。同时夫西地酸钠不能过快滴注,又不能肌内注射、推注(浓度过大不适宜),因此只能选择溶解在较大体积的稀释液中进行滴注,而常见的稀释剂(俗称大输液)多为氯化钠注射液与葡萄糖注射液,因此说明书针对这两种注射剂进行配制与用法说明是合适的。

88. 为什么头孢哌酮不宜与强利尿剂联用?

头孢哌酮钠(还有头孢拉定等)可使维生素 K 生成减少和消耗增加,长期大剂量用药可导致维生素 K 缺乏和低凝血酶原血症,可引起血尿、消化道出血等。如果再与强利尿剂联合用药会加重血尿症状。

89. 磷霉素和万古霉素联用合理吗?

这种配伍用药是合理的。磷霉素是干扰细菌细胞壁合成的第一步,使细菌细胞壁完整性被破坏,有利于其他抗菌药物随之进入菌体内,通过不同的作用机制而杀灭细菌。万古霉素是作用于细菌细胞壁形成中期,两者不存在竞争抑制的问题。不过联合用药时应恪守"时间差攻击疗法"的原则,先用磷霉素,1小时后再用万古霉素,此时杀菌效果最强,抗生素后效应(PAE)也最长。使用剂量可以比单独使用剂量小(根据患者肝肾功能和感染程度调整)。联用磷霉素独特之处在于:磷霉素对多种革兰氏阳性和革兰氏阴性菌均较敏感。最突出的特点是不存在严重副作用;与其他抗菌药物无交叉耐药性,其本身也不易产生高度耐药性;与 β- 内酰胺、氨基糖苷类抗生素以及喹诺酮类药物之间有协同作用。

90. 活菌制剂与抗菌药联用有何争议?

活菌制剂与抗菌药联用确实存在争议,主要原因是:

(1)抗菌药对活菌制剂中的补充菌群有杀灭或者抑制作用。即使间隔服药,根据药动学原理,这种影响也会存在。

(2)这种用药方法可传递耐药性和诱导耐药性的产生。有些活菌制剂能与抗菌药同时应用,因为这类活菌制剂具有耐药性,而这种耐药性的遗传物质有可能从活菌制剂转移到人体共生菌或病原菌。研究发现酵母肠球菌有耐多种抗生素(包括万古霉素)的质粒,有人提出耐万古霉素肠球菌增多与人服用活菌制剂有关。用活菌制剂防治腹泻的并发症之一,是能诱导厌氧菌产生 β- 内酰胺酶;四株枯草杆菌联合体能诱导头孢菌素和大环内酯类的耐药性。

(3)活菌制剂中补充的致病性菌群有可能引起患者感染。存在免疫功能低下和肠道功能损伤的患者,补充大量的致病性活菌(如肠球菌)反而可能引起患者感染。

(4)针对因使用抗菌药而引起肠道菌群紊乱的患者,如果临床观察有必要使用活菌制剂,建议先使用抗菌药,后使用活菌制剂,即采取"先治后调"的策略。如果需要同时使用抗菌药物和活菌制剂,则可以考虑选择抗菌药不影响其活性的酵母类微生物;或者对活菌制剂所含菌群无作用的抗菌药。对有严重微生态失调表现的患者,原则上需要停用抗菌药,给予微生态疗法,以扶持恢复微生态平衡。同时,应注意含活菌制剂不宜与收敛吸附剂,如鞣酸、铋剂、药用碳、氢氧化铝及碱性药物同服,以免吸附或杀灭活菌。

91. 喹诺酮类药治疗尿道感染时,需要碱化尿液吗?

这是一个典型的治疗矛盾的例子,如果是泌尿道感染,在服用喹诺酮类药的同时,加服碳酸氢钠可减少喹诺酮类药物排泄,提高喹诺酮类在泌尿道的浓度。但是,这种配伍用药,会因喹诺酮类药物在碱性尿液中溶解度降低,结晶析出,引起结晶尿、血尿,严重者可导致急性肾功能衰竭。故患者在服药期间应多饮水,稀释尿液,每日进水量应在 1200ml 以上,避免与有尿碱化作用的药物(如碳酸氢钠、碳酸钙、制酸药、枸橼酸盐)同时使用。如果尿路感染使用磺胺类药物,因磺胺类药物在酸性条件下容易在泌尿系统形成结晶,可以加服碳酸氢钠以碱化尿液,减少磺胺类在泌尿系统的结石生成。

92. 什么叫"处方瀑布"?

"处方瀑布"主要是说由于一些不合理用药,导致医生处方泛滥的现象。"处方瀑布"现象有两种情况,一是一些患者急于使疾病好转,要求医生开新药、贵重药、进口药或者"补药",致使"大处方"盛行。二是一些患多种疾病的患者使用第一种药物后出现了不良反应,医生可能没有意识到这是药物导致的,会认为这是病症在继续发展的表现,于是,就给患者使用了第二种药物。当第二种药物又出现不良反应时,临床又给予第三种药物治疗……如此叠加,势必导致患者使用的药物越来越多。这种"处方瀑布"现象,就像推倒多米诺骨牌一样,引发一系列连锁反应。所以,现在提倡处方审核,用药整合,就是为了遏制"处方瀑布"现象。

93. 为什么 OTC 目录中不含去痛片?

去痛片每片含氨基比林 150mg、非那西丁 150mg、咖啡因 50mg、苯巴比妥 15mg,是含有氨基比林的复方制剂。氨基比林易引起粒细胞减少、骨髓抑制,并能形成亚硝胺致癌物质。如果长期大量服用,患者容易感染,可出现高热、头痛、咽痛、极度疲乏及器官衰竭,口腔、咽颊、直肠都可发生溃疡,甚至坏死。感染可迅速扩散至全身各部,并容易发生败血症和脓毒血症,病势凶险,如不及时治疗,患者有可能死亡,故本品不能过量长期服用,需要在医师和药师指导下用药。因此,OTC 目录中没有此药。

94. 服用抗感冒非处方药时要注意哪些问题?

(1)要注意只选择一种,不应同时服用作用相同的另一种,以避免重复用药,产生严重的不良反应。

(2)应用含有伪麻黄碱的抗感冒药时,老年人、心脏病、高血压、糖尿病、甲亢、肺气肿、青光眼、前列腺肥大等患者须谨慎使用,孕妇及哺乳期妇女也要慎用。

(3)服用含有解热镇痛药的抗感冒药时应禁止饮酒。

(4)肝、肾功能不良患者慎用抗感冒药。

(5)凡驾驶机动车、船或其他机械操作及高空作业者在工作期间均应禁用含马来酸氯苯那敏(扑尔敏)或苯海拉明的抗感冒药,前列腺肥大者应慎用。

（6）含有氢溴酸右美沙芬的抗感冒药,妊娠前三个月的妇女禁用。

（7）本类药物均为对症治疗的药物,故服用 3~7 天后,症状不缓解者建议去医院诊治。

（8）如正在服用其他药品,特别是处方药的,应向医生询问清楚,以便注意药物合用时是否有不良相互作用产生。

95. 进补维生素真的有用吗?

维生素是人体必需的六大营养要素（糖、脂肪、蛋白质、盐类、维生素和水）之一,是参与人体生物代谢过程的不可缺少的辅酶或辅酶的组成部分。大多数维生素必需从食物中获取,仅少量可以在体内合成或由肠道细菌产生。公认的维生素有十几种,维生素按其理化性质可分为脂溶性和水溶性两大类,常用的水溶性维生素有维生素 B_1、维生素 B_2、维生素 B_6、维生素 B_{12}、烟酸、烟酰胺、维生素 C、泛酸、叶酸、生物素等。这些维生素在食物烹调过程中易被破坏,机体吸收后不能贮存,一旦体内达到饱和,多余部分自尿中排出,过多摄入几乎无效。脂溶性维生素有维生素 A、维生素 D、维生素 E、维生素 K 等,不溶于水,在食物中常与脂类共存,其吸收与脂类有关。维生素通常都可以通过食物获取,只是在由于不合理的饮食及烹饪习惯,或患有某些疾病的情况下,饮食里维生素流失或吸收减少,才可能引起"维生素缺乏症"。这时候才需要适当补充一些维生素。

96. 哪些人需要补充维生素?

下列情况需要补充适量维生素。

（1）食物来源不足或食物中的维生素含量过少,如食谱不合理、偏食、畏食或老年人吞咽困难,长期食欲缺乏等。

（2）吸收障碍或慢性消耗性疾病,如肝脏疾患、胃大部切除术后、胃酸分泌不足或胃酸缺乏。胃肠功能紊乱、肠疹、慢性腹泻等。

（3）长期食用烹调方法不当的食物,维生素流失,如淘米过度,煮粥加碱,长期过量食用油炸煎炒食品等。

（4）精神紧张、工作压力大的人易患维生素缺乏症,因为紧张的神经活动会增加机体对维生素 A、维生素 B、维生素 C 的需求。

（5）机体处于特殊状态时,如生长发育期的儿童、孕产妇、哺乳期妇女以及某些特殊工种的工人。某些慢性消耗性疾病,如结核病患者长期服用异烟肼,易出现维生素 B_6 缺乏。慢性便秘患者,久服液体石蜡时,可引起脂溶性维生素缺乏等。

由于维生素缺乏引起的疾病和身体不适,应根据缺什么补什么的原则及时给予相应的补充。如脚气病给予维生素 B_1;糙皮病给予烟酰胺;维生素 C 缺乏症给予维生素 C;夜盲症给予维生素 A;佝偻病给予维生素 D 等。

97. 怎样补充维生素?

服用维生素应该掌握以下原则:

（1）进补维生素要均衡:根据生物学家的营养"板桶学说",人体的各种营养成分都必须以维持机体正常功能为标准存在,人体对各种维生素的需要量因年龄、生理、职业、患病等因素而有差异,补充维生素要因人而异,而不应该把维生素视为营养品不加限制地使用。

（2）维生素的服用剂量要有所控制,过量服用维生素也会产生一些副作用。如大量服用维生素 E 会导致恶心、头痛、疲劳、眩晕等;大剂量使用维生素 C,可在体内部分转变为草酸,显著增加尿中草酸盐或尿酸盐的排泄而形成肾结石;维生素 A 长期大量服用会引起中毒,导致食欲缺乏、皮肤发痒、毛发干枯、脱发等。

(3)注意改善日常生活中食谱不合理、偏食等现象,尽可能地从食物中摄取天然维生素。天然维生素一般多食不会给人体带来副作用;而人工合成的维生素多为药物制剂,含量及纯度较高,常作为防病、治病的药物应用,需在医生和药师的指导下使用,一般不可滥用,否则会影响人体健康,甚至会因维生素过量或蓄积所产生的毒副作用而造成不良后果。这是因为天然食品中的维生素是以化合物方式存在的,人体能按需取用。以叶酸为例:从牛肝中人体只能吸收 10% 的叶酸,而人造叶酸人体则可加倍吸收。

(4)不要轻信广告,是药三分毒,营养元素也不例外,所以当我们把维生素片送入口中之前,一定要先了解自己的身体缺什么,该补什么,补多少,以及一些用药的禁忌。

此外,在服用维生素时还应注意最好不要空腹服用,因维生素的分子小、吸收快,空腹时其血药浓度升高很快,很容易经过肾脏排出,造成体内维生素流失。补充维生素,也不能三天打鱼、两天晒网,也不能将其作为食品长期服用,而应按照医生的要求制订好补充方案,定期服用。

98. 为什么补充维生素不能过量?

维生素是人体不可缺少的东西,但这并不代表人体内所含的维生素越多越好,举例说明:

维生素 A:美国医界研究指出孕妇如果服用大量的维生素 A,会增加新生儿唇腭裂、先天性心脏病及中枢神经系统异常等的发生概率。正常人每日建议摄取剂量约 2000 国际单位,孕妇要达到 3000 国际单位。如果每日摄取量超过 1 万单位,胎儿出现缺陷的概率就持续上升。摄取量 2 万单位以上,胎儿出现缺陷率就会增加四倍。最可怕的是维生素 A 和维生素 D 会储藏于身体脂肪中,因此受孕前摄取过量也有可能导致日后的胎儿缺陷。

维生素 D:每日建议摄取量约 400 单位,维生素 D 从天然食物、营养加强的食品,以及阳光紫外线照射中都可以摄取到,所以怀孕时并不需要特别刻意增加摄取。如果摄取过量有可能导致母体和胎儿的高钙血症,摄取量超过 4000 单位就会造成新生儿生长迟滞、脸形怪异和主动脉瓣闭锁等问题。如果同时还使用制酸剂,可能会造成更大危险。

维生素 E:每日建议摄取量 10~20 单位,这种维生素在食物中普遍存在,所以很少出现不足的问题。一些学者曾经建议用维生素 E 来治疗或预防心脏血管疾病、血栓栓塞、不孕症或防止老化,目前并无明确的医学证据显示维生素 E 过量会对孕妇或胎儿产生不良影响。

维生素 C:服用维生素 C 可以治疗或预防感冒的说法,虽然受到医学界质疑,但是却被普通大众接受。建议每日摄取维生素 C 30~60mg,维生素 C 不足会导致维生素 C 缺乏症,但过量后会影响母体维生素 B_{12} 的吸收与代谢,以及胎儿的氧化效果,所以怀孕期间不建议使用大量的维生素 C。

维生素 B_6:可产生药物依赖,每天服用维生素 B_6 200mg 即产生药物依赖,每天服用 2~6g,几个月后可出现步态不稳、手足麻木不灵活。

一般来说,健康人群注意日常生活的饮食营养均衡,每日保证足够量的蔬菜、水果、肉、蛋等营养物质摄入,可以不必额外补充维生素。

附:各种维生素的来源

维生素 A 主要来自鱼肝油、肝脏、蛋类、乳类、肉类以及可转化成维生素 A 的黄绿色植物,如胡萝卜、番茄。

维生素 D 来自鱼肝油、鱼类的肝脏或脂肪组织,如蛋黄、乳汁、奶油、猪肝、鱼等。

维生素 B_1 来自酵母、猪肉(瘦)、米糠、杨梅、花生等。

维生素 B_2 来自酵母、动物肝脏、动物肾脏、肉类、乳类。

维生素 B_6 来自酵母、动物肝脏、麦胚、全麦面包及麦片。

维生素 C 来自新鲜蔬菜和水果,如橘子、橙子、番茄、菠菜、枣等。

维生素 E 来自大豆油、麦胚油、棉籽油、花生油,蔬菜和水果含量极少。

99. 维生素 B_{12} 和甲钴胺是同一药物吗?

维生素 B_{12} 与甲钴胺是既有联系,又有区别的两个药物。可以从以下几个方面来认识。

(1)化学结构:维生素 B_{12} 是指具有钴啉环结构的维生素 B 族化学物质的总称。首先发现的氰钴胺是人体赖以生存的维生素,而且是水溶性的,当时按维生素命名排序已经到 11 个,所以就把氰钴胺叫作维生素 B_{12}。随着科学技术的发展,又发现类似氰钴胺化学结构的这类物质不是唯一的,而是有四种:其化学结构以四个吡咯环周围以桥接的方式相连,中心络合一个 6 价的钴离子,组合成一个钴啉环平面;钴离子的 α 位与 5,6- 二甲基苯并咪唑上的一个氮原子相连,另一个氮原子又和钴啉环的侧链相连;钴的 β 位上连接不同的功能团就叫不同的钴胺素,如果与氰根相连就叫氰钴胺,如果与甲基相连就叫甲钴胺,如果与羟基相连就叫羟钴胺,如果与腺苷基相连就叫腺苷钴胺。甲钴胺、腺苷钴胺、羟钴胺和氰钴胺的前两种能够直接参与人体内的多种生化反应,所以被称作辅酶维生素 B_{12};后两种要想参与生命活动必须先在细胞中转化成前两种形式才能发挥作用。目前,临床作为治疗药物的主要是维生素 B_{12} 和甲钴胺。

（2）药理作用:虽然维生素 B_{12} 和甲钴胺都是作为辅酶参与人体内的生化反应。其主要作用为促进甲基转移;促进红细胞的发育和成熟,使机体造血功能处于正常状态,预防恶性贫血;维护神经系统健康;以辅酶的形式存在,可以增加叶酸的利用率,促进碳水化合物、脂肪和蛋白质的代谢。但是维生素 B_{12} 服用后并不能直接被人体利用。维生素 B_{12} 进入血液循环后,需要经过"甲基化"才能吸收发挥作用。这个甲基化维生素 B_{12} 就是甲钴胺,又称为内源性的辅酶 B_{12}。也就是说维生素 B_{12} 要变为甲钴胺后才能对人体有用。与维生素 B_{12} 相比,甲钴胺对神经组织具有良好的传递性,可促进核酸 - 蛋白 - 脂肪代谢,修复受损的神经组织,在临床上对由糖尿病引起的神经障碍、多发性神经炎等周围神经病,尤其对麻木、疼痛和麻痹有明显的疗效。

（3）临床适应证差异:维生素 B_{12} 说明书规定的适应证有巨幼细胞贫血,神经炎的辅助治疗。甲钴胺说明书规定的适应证有用于周围神经病变和因缺乏维生素 B_{12} 引起的巨幼细胞贫血。不过,在治疗周围神经病变方面,甲钴胺临床应用疗效、安全性方面均优于维生素 B_{12}。《糖尿病周围神经病变诊断和治疗共识》（2013 版）推荐补充 B 族维生素可改善糖尿病神经病变（证据等级 B 级）,针对糖尿病神经性病变推荐甲钴胺作为辅助治疗。口服甲钴胺与肌内注射维生素 B_{12} 在治疗因缺乏维生素 B_{12} 引起的巨幼细胞贫血中疗效相似。因此,治疗周围神经病变,甲钴胺效果优于维生素 B_{12},不推荐维生素 B_{12} 替代甲钴胺。如果因缺乏维生素 B_{12} 引起的巨幼细胞贫血,两者效果相当,可以相互替代使用。

100. 儿童的医学定义年龄段是如何划分的?

"儿童",联合国《儿童权利公约》和中国的《未成年人保护法》等法律的规定是 0~18 岁,这是根据法律责任划分的。医学界划分是将 0~14 岁定义为儿童,一般到医院 14 岁以下需要看儿科,现在一些医院也将儿科范围延伸至 18 岁,为的是开展一些青春期疾病的诊疗,另外一些可能发生严重不良反应的药品使用限制年龄,也是将 18 岁划为儿童年龄。高等医药院校教材《儿科学》里把儿童年龄分为七个时期:

(1)胎儿期:从精子和卵子结合、新生命的开始直到小儿出生统称胎儿期。临床上也常按胎儿发育情况将这一阶段划分胚胎期和胎儿期。

(2)新生儿期:指自出生后脐带结扎起到刚满 28 天为止这一时期。新生儿其实是人类生活的开始阶段,适应外界环境能力较差,发病率和病死率高,尤其第一周新生儿为最高。

(3)婴儿期:从出生到满一周岁以前为婴儿期,这阶段小儿以乳汁为主要食品,故又称为乳儿期。这是小儿出生后生长发育第一个最为迅速的时期,对营养素和能量的需求量相对较高,但是消化吸收功能不完善,因此消化紊乱和营养紊乱性疾病多见。基础免疫程序在这个年龄阶段完成。

(4)幼儿期:1 周岁以后到满 3 周岁之前称为幼儿期。由于活动范围增大,对各种危险的识别能力不足,故应注意防止意外创伤和中毒。

(5)学龄前期:3 周岁后到 6~7 岁入学前为学龄前期,是性格形成的关键时期,可塑性较大,应注意早期教育、培养良好的生活习惯。

(6)学龄期:从 6~7 岁到 12~13 岁进入青春期成为学龄期。此期各器官形成(除生殖器官外)接近成人,智能发育更加成熟,是学习的重要时期。

(7)青春期:从第二性征出现到生殖功能基本发育成熟、身高停止增长的时期为青春期。女孩一般从 11~12 岁到 17~18 岁,男孩从 13~14 岁开始到 18~20 岁,是人生第二个体格生长高峰。

此时期是学习文化和科学知识、树立正确的人生观的重要时期,针对性进行青春期卫生保健,将有利于青少年的身心健康。

101. 儿童用药有哪些特点?

儿童用药有 3 大特点:

(1)儿童用药吸收多:一是由于婴幼儿的胃酸偏少,胃酶活性较低,胃排空迟缓,肠蠕动不规则,特殊转运能力弱,某些易受胃酸、胃酶和肠道酸碱度影响的口服药物,儿童的吸收量较成人多。二是由于儿童的皮肤娇嫩,血管丰富,药物容易透皮吸收,皮肤破损时吸收量就更多了。如有用硼酸溶液湿敷治疗尿布皮炎,发生患儿中毒死亡的报道。故皮肤用药,儿童的吸收量也较成人多。

(2)儿童用药血药浓度高:儿童尤其是新生儿细胞外液较多,这样就影响了某些按脂/水分配系数在体内分布的药物(如磺胺、青霉素、头孢菌素、呋塞米等)在体内的分布,可使血中药物浓度增高。另外,婴幼儿体内血清蛋白量不仅比成人少,而且与药物的结合力也较弱,因而造成血中游离药物浓度增高。

(3)代谢排泄能力弱:药物的代谢和排泄有赖于肝脏和肾脏功能是否健全。婴幼儿肝、肾发育尚不完善,所以对药物的清除和排泄较慢。如新生儿用磺胺类药物可使血胆红素浓度增高,加之代谢能力较低易出现核黄疸症。又如新生儿肝脏功能不健全,服用氯霉素后可引起"灰婴综合征"。故儿童禁用氯霉素和磺胺药物。

102. 儿童用药需要注意哪些问题? 不能选用哪些成人药?

儿童用药需要注意儿童的特殊生理、用药剂量、给药途径、药动学、药效学以及药品不良反应等。儿童不宜选用的药物举例如下：

（1）解热镇痛药：阿司匹林或含阿司匹林的制剂，易导致儿童瑞夷（Reye's）综合征（一种常见的急性脑部疾病，病死率高达 50%）。阿司匹林对婴幼儿的听神经也有损害。抗感冒药双氯芬酸钠（感冒通的主要成分之一），儿童服用易引起血尿；尼美舒利因有过敏反应，凝血功能障碍，白细胞减少，肝、肾功能损害等安全性问题不宜作为 12 岁以下儿童治疗感冒的常用药，对乙酰氨基酚也是目前应用最广的解热镇痛药，其疗效好，口服吸收迅速、完全，但应注意使用剂量不宜大。

（2）止泻药：复方苯乙哌啶，适用于急、慢性功能性腹泻和慢性肠炎的治疗。该药每片含盐酸地芬诺酯 2.5mg、硫酸阿托品 0.025mg，其中地芬诺酯对肠道作用类似吗啡，可直接作用于肠平滑肌。由于国内外不断有应用该药致小儿中毒甚至致死的报道（死亡病例集中于 <2 岁的婴幼儿），又因该药小儿用药剂量至今尚无统一标准，因此 2 岁以下婴幼儿禁用，2 岁以上小儿应慎重使用（严格控制用药剂量）。洛哌丁胺，适用于各种病因引起的急、慢性腹泻的治疗。但其作用较地芬诺酯强而迅速，用于低龄儿童易致药物不良反应，如影响中枢神经系统等，加之曾有新生儿用药致死的报道，故国内外均限制其用于低龄儿，如我国易蒙停使用说明书中就规定：5 岁以下儿童禁用。药用炭，能吸附导致腹泻及腹部不适的多种有毒与无毒刺激物，减轻对肠壁的刺激，减少肠蠕动，从而起到止泻作用。但由于该药吸附作用强烈且无选择性，对消化酶如胃蛋白酶、胰酶的生长活性均有影响，长期应用可致小儿营养不良，所以禁止 3 岁以下小儿长期应用。

（3）驱虫药：肠道寄生虫有多种，如蛔虫、蛲虫等。驱虫药也有很多种，有的对多种寄生虫有效，有的仅对少数寄生虫有效。用药前，查清体内有无寄生虫，有哪种寄生虫，很有必要。

常用的驱虫药有阿苯达唑、哌嗪、噻嘧啶、左旋咪唑、甲苯咪唑、苦楝皮、乌梅、使君子等。这些药都有一定毒性和副作用，如阿苯达唑、枸橼酸哌嗪虽然毒性低，但常服或过量都可引起头晕、头痛、呕吐及肝功损害，故药品说明书规定 2 岁以下儿童禁用。苦楝皮苦寒败胃，过量还可引起中毒死亡，5 岁以下儿童禁用。

（4）抗过敏药：西替利嗪，6 岁以下儿童禁用或不宜使用。盐酸苯海拉明、茶苯海明、盐酸地芬尼多等，6 个月以下婴幼儿禁用。

（5）抗酸药：H_2 受体拮抗剂如西咪替丁、雷尼替丁、法莫替丁等连续使用对小儿的肝、肾功能，造血系统和内分泌系统有一定损害，故儿童不宜使用。

（6）抗菌药：四环素类药物可引起牙釉质发育不良、牙齿着色变黄和骨生长抑制，所以 8 岁以下儿童禁用。四环素类药物有：四环素、土霉素、多西环素、米诺环素、胍甲环素、地美环素、美他环素等。喹诺酮类药物可引起幼年狗及其他哺乳动物的骨关节，特别是负重骨关节软骨组织的损伤，虽说目前还没有儿童试验数据，但规定 18 岁以下未成年人禁用。这类药物很多，常用的有诺氟沙星、环丙沙星、氧氟沙星、左氧氟沙星等。氨基糖苷类如链霉素、庆大霉素、小诺霉素、阿米卡星、西索米星等，连续使用易造成小儿听神经和肾功能损害，6 岁以下儿童禁用。还有磺胺类、呋喃妥因、呋喃唑酮、氯霉素、新生霉素等可使新生儿出现溶血、灰婴综合征、高胆红素血症，故新生儿禁用。按药品说明书规定：头孢克肟，6 个月以下婴幼儿不宜使用；替硝唑注射液，12 岁以下儿童禁用；奥硝唑注射液，3 岁以下儿童不宜使用。

（7）糖皮质激素类：这类药物会遮盖炎症症状，还可引起内分泌功能紊乱，一般情况下应尽量避免使用肾上腺皮质激素，如可的松、泼尼松、地塞米松等。除非重症感染等病情需要，否则不能随意使用。雄激素如甲睾酮、丙酸睾酮等长期应用会使骨骼闭合过早,影响小儿生长发育,尤其是正在患水痘的小儿更要禁用。

（8）止咳药水:"复方磷酸可待因口服溶液"等止咳药水,2016 年国家食品药品监督管理总局发布《关于修订含可待因药品说明书的公告》(2016 年第 199 号),禁止 12 岁以下儿童使用。

103. 如何计算儿童用药剂量?

儿童用药剂量有几种计算方法。

（1）简易快速计算法。此法适用于药品说明书未规定小儿剂量,或忘记按千克体重计算的剂量。公式如下:

1 岁以内剂量:成人剂量 ×0.01×（月龄 +3）。

1 岁以上剂量:成人剂量 ×0.05×（年龄 +2）。

例:成人服痢特灵每次 100mg（即 1 片）,8 岁儿童 1 次该服多少? 按上式计算:100（mg）×0.05×（8+2）=50（mg）,即 8 岁儿童服痢特灵剂量每次为 50mg（即半片）。

（2）根据小儿体重计算。多数药物已算出每千克体重,每天或每次的用量,因此根据小儿体重决定用药剂量的方法,目前应用相当广泛。对于已测知体重的小儿,可按实际测得的体重（kg）计算用药量。公式如下:

小儿剂量 = 每千克每天（或每次）用药量 × 体重（kg）。

（3）未测量体重估算剂量。小儿剂量 = 成人剂量 × 儿童体重 /50（即成人平均体重）。对没有测知体重的小儿可按下列公式推算:

婴儿 6 个月前体重（kg）= 月龄 ×0.6+3。

7~12 个月体重（kg）= 月龄 ×0.5+3。

一周岁以上体重（kg）= 年龄 ×2+7。

（4）根据体表面积计算。近年来，国外推荐药物按小儿体表面积计算，既适于儿童，也适用于成人，科学性较强。其计算方法如下：

1）体重在 30kg 以下者，其体表面积计算公式为：体重（kg）× 0.035+0.1= 体表面积（m^2）。

2）体重在 30kg 以上者，在前公式基础上每增加体重 5kg，体表面积增加 $0.1m^2$。比如 30kg 体重者，体表面积为 $1.15m^2$，35kg 体重者为 $1.25m^2$，40kg 体重者为 $1.35m^2$。

（5）根据成人剂量折算。这种计算方法只要知道成人剂量就可以按年龄比例推算出小儿剂量，所以简便易行，但每个小儿的个体生长发育不同，虽是同一年龄，但体重各有差异，这种方法比较粗糙。小儿年龄相当于成人用量的比例：

出生~1 个月 1/18~1/14；1~6 个月 1/14~1/7；6 个月 ~1 岁 1/7~1/5；1~2 岁 1/5~1/4；2~4 岁 1/4~1/3；4~6 岁 1/3~2/5；6~9 岁 2/5~1/2；9~14 岁 1/2~2/3；14~18 岁 2/3~3/4。

以上是儿童用药剂量计算方法，供参考。

104. 儿童到底该不该用"营养品"补身体？

孩子健康聪慧，是每一位家长的愿望。儿童处于生长发育阶段，确实需要补充足够的营养元素。但是，如何给孩子合理"进补"，则需要厘清几个问题。

（1）健康的孩子不是"补"出来的，是靠合理的膳食、均衡的营养、适度的运动和充足的睡眠养出来的。只要坚持日常的膳食平衡、多样，儿童的基本营养是能保证的，没有必要刻意地补充。

（2）孩子生长中有时检测出一些指标不正常，可以反映出一个阶段的喂养问题。"缺什么，补什么"这句话本身不错，但家长有时也要考虑缺的原因是什么，以及以后该如何预防。只有当儿童由于疾病、畏食或挑食等原因，导致机体营养不平衡时，才需要补充一些必要的营养元素。

105. 儿童选用"补品"应该注意哪些问题？

儿童处于生长发育的重要阶段，其身体结构、生理、病理方面与成人有明显的不同，许多脏器（如心、肝、肾）、神经系统的功能发育尚不完全，对许多药物都极敏感。且小儿肠管相对较长，消化道面积相对较大，对药物吸收率高；而肾小球滤过率低，药物排泄功能差。因此，儿童补充营养元素，特别是 OTC 药品，必须遵循儿童生理状态，切忌"滥补"。

（1）根据小儿特点，选对给药途径。一般来说，口服给药较安全。皮下给药可损伤周围组织，故不适用于新生儿。年龄大点儿的婴幼儿循环较好，可肌内注射。婴幼儿静脉给药一定要按规定速度滴注，切不可过急过快，不要反复使用同一血管，以防引起血栓静脉炎。婴幼儿皮肤角质层薄，药物易透皮吸收，甚至引起中毒，因此外用给药时间不要太长。

（2）严格把握剂量，注意间隔时间。有些家长在给孩子服用 OTC 药时总是"估算"，用药时间和剂量随意性比较强。药品的剂量都是经过大量的试验验证，有严格的要求，用量过少达不到效果，用量过大则会增加毒副作用，尤其是肝肾功能尚未发育成熟的儿童，极易受到损害。药品剂量应随儿童发育程度及病情不同而不同。近年来，肥胖儿童比例增加，血药浓度测定发现，按传统的体质量计算剂量，往往血药浓度过高，故肥胖儿童的个体化给药需要咨询药师。另外，要注意给药间隔时间，切不可用药过频。尤其在疗效不好或怀疑过量时，家长应及时咨询医生或药师。

（3）关注一药多名，防止重复用药。许多保健食品、OTC 药品是一种成分有多个商品名。一般消费者往往跟着广告买药，只认商品名,不注意分辨药物成分,重复给药常会造成某种化学成分超量而引起药品不良反应的发生。

(4)补多了都有害。一些保健食品或药品确实对机体某些方面有促进作用,但人体只有处在各类物质均衡的状态中才能保持健康,强化单一方面的功能,势必打破机体的平衡,反而对健康不利。举例如下:

1)钙:是儿童骨骼发育的"建筑材料"。但补钙过量会导致身体浮肿、多汗、畏食、恶心、便秘、消化不良等。儿童补钙过量还可能抑制大脑发育,影响生长。血钙浓度过高时,过多的钙如果沉积在眼角膜周边将影响视力,沉积在心脏瓣膜将影响心脏功能,沉积在血管壁上将加重血管硬化等。

2)锌:具有保护细胞和组织完整性,调节炎症细胞之功能。但是过量使用,则可损害巨噬细胞的能力,增加脓疱病的发生概率。

3)维生素 A 和维生素 D:是脂溶性维生素,用量过大可能造成体内蓄积而中毒。维生素 A、维生素 D 过量,儿童会出现畏食、发热、烦躁、哭闹、肝脏肿大及肾脏损害等症状。

4)花粉:没有确凿的证据表明花粉对任何疾病有益,反而有导致过敏的可能。

5)人参:包括人参蜂乳、人参蜂王浆、人参精、人参茶等人参制品。儿童服用人参,易致不良反应有①加重原有病症。小孩脾胃弱,服用人参后,常可致上腹胀闷、苔腻、食欲减退、腹泻或便秘等。②人参中毒。有报道,一儿童在服用了 1 次人参精后,便出现血压升高、烦躁不安等症状。③内分泌失调。经常滥补人参,会造成机体内分泌功能紊乱,出现性早熟、免疫力降低等。④其他症状。擅自服用药性温热的补药,可出现鼻出血、齿龈出血、口渴、便秘等症。

6)蜂胶:一些实验表明蜂胶具有抗菌、抗病毒、抗肿瘤等作用,但其是否确有保健作用仍有待证实。服用蜂胶易引起皮炎和其他过敏症状。

7）蛋白粉：其营养价值不会高于奶粉等蛋白质制品。尤其对婴幼儿来说，过多地食用富含蛋白质的食物，会加速骨骼异常生长。目前，因摄入过多高蛋白质饮食而引起身体生长过快的儿童，在医院接诊的儿童病例中，占了将近三分之一。蛋白质过多，不但促使孩子过快生长，还容易导致蛋白质代谢物在体内堆积过多，造成免疫力下降，对大脑、心脏也都有影响，容易患多动症等。

8）赖氨酸：可增加人体对蛋白质的利用率，对幼儿的生长发育有促进作用。为此，近几年来世界范围内的赖氨酸产量直线上升。但大量摄入赖氨酸后，可能会出现食欲减退、体重不增、生长停滞、生殖力降低、抗病力差，体内还会因赖氨酸酶的活性增加而出现负氮平衡。

106. 儿童如何选用抗感冒药？

尼美舒利和小儿氨酚烷胺颗粒的安全性被提出来，通过媒体报道，引起大家警觉，这是好事。尤其是儿童药品缺乏和用法不明确问题，很多药品说明书中有"儿童酌减""安全性尚未确定"等表述，给临床大夫用药或患者自行购药确实带来困惑和安全隐患。

但是，任何药品都存在两面性：既可治病，又有不良反应。儿童选用抗感冒药关键要注意两点：安全性和有效性。美国FDA 于 2008 年 1 月 18 日发布"公众健康忠告"：2 岁以下婴幼儿服用感冒咳嗽类非处方药物，包括减充血剂、祛痰剂、抗组胺药及止咳药等，可能会发生罕见的、严重的、潜在的致命性副作用，如死亡、痉挛、心率加快、意识水平下降等。FDA 强烈建议不要给 2 岁以下婴幼儿服用感冒咳嗽类非处方药。因此，2 岁以下儿童尽量不要使用非处方抗感冒药，所有儿童用药须在医师或药师指导下进行。

107. 小儿感冒用药有哪些注意事项?

　　小儿感冒用药,应注意以下几个方面的问题:
　　(1)不要急于退热。发热是身体的一种防御性反应,既有利于歼灭入侵的病菌,又有利于孩子的正常生长发育。但高热时(39℃以上)应在医生指导下退热。退热的最好办法是物理降温,如宽衣减衣散热、温水擦浴等。如物理方法不能使体温下降,可配合使用退热药。
　　(2)不要随便使用抗生素。感冒大多为病毒感染,抗生素对病毒无效。常用的抗病毒药有:三氮唑苷、板蓝根颗粒等。
　　(3)下列情况可考虑合用抗生素:服用抗病毒药物不能退热;预防 6 个月龄以下婴儿发生继发性细菌感染;血液检查白细胞数明显增高;经常患扁桃体炎;出现支气管炎和肺炎。无论用何种药物都要注意以下几个问题:剂量不得过大;服用时间不应过久;服药期间多喝开水,以利药物的吸收和排泄;3 岁以下小儿肝、肾还未发育成熟,不要口服或注射对乙酰氨基酚;如小儿或其家庭成员有解热药过敏史者,不要用退热药。

108. 吗啉胍可以用来预防儿童感冒吗?

　　(1)给儿童服用吗啉胍预防流感,并不合法。吗啉胍属处方药,需要在医生处方指导下用药。即使是为了预防流感,也需要在当地疾病预防控制中心医务人员指导下用药。况且国家颁布的《流行性感冒诊断标准与治疗指南》中,并没有推荐吗啉胍为流感预防用药。
　　(2)吗啉胍能抑制病毒的 DNA 聚合酶和 RNA 聚合酶,从而抑制病毒繁殖。在人胚肾细胞上,1% 浓度对 DNA 病毒(腺病毒,疱疹病毒)和 RNA 病毒(埃可病毒)有抑制作用,对病毒增殖周期各个阶段均有抑制作用,但对游离病毒颗粒无直接作用。临床用于流感、流行性腮腺炎、水痘、疱疹、滤泡性结膜炎等的防治等。有人说,国家药品监督管理部门 1999 年已经通知停用吗啉胍,这个消息并不准确。1999 年 12 月 11 日国家食品药品监督管理局只是公布对执行地方标准的吗啉胍片停用,并不包括国家批准的吗啉胍。因此,现有国药准字的吗啉胍片是合法药品。由于该药价廉,有些基层医疗机构仍在使用。因有报道,该药疗效难以评价,加之近年来一些新的抗病毒药陆续上市,大多数医疗机构很少选用吗啉胍。尤其是该药品说明书中,儿童用药项下表述为"尚不明确",为了用药安全性,临床医师一般不会用于儿童。

(3)为免家长担心药品不良反应对儿童产生的可能伤害,医务人员应该及时疏导,防止引发群体心因性事件。吗啉胍口服吸收较完全,可吸收给药量的 85%~90%,血浆药物浓度达峰时间为 1 小时,生物半衰期 4 小时,主要在肝内代谢,由尿液排出。服药后,经过 5 个半衰期(约 20 小时)后体内药物基本排除。不良反应有:引起出汗、食欲缺乏、低血糖等。如果服药剂量在说明书规定的范围内,连续服药时间 2~3 天,随着停药时间的延长,经过观察,一般不良反应症状会逐渐减轻或消失,家长不必太担心药品对小孩的后续副作用。建议将服药小孩集中体检观察,防止引发群体心因性事件。

109. 为什么儿童不能使用雷尼替丁?

雷尼替丁应该是 8 岁以下儿童的禁用药。雷尼替丁属于组胺 H_2 受体拮抗剂,有一个缺点是长期使用药物抑制胃酸分泌,导致高胃泌素血症,在停药后高胃泌素刺激胃酸分泌反弹,增加了胃溃疡复发的危险性。因为雷尼替丁是一种 H_2 受体拮抗剂，它有几个很严重的副作用,值得注意:①雷尼替丁能对抗雄性激素,导致男性乳房发育,对儿童的发育不利;②雷尼替丁若使用的时间过长,易导致精神疾病;③雷尼替丁对肝功能的影响较大,一般成人使用时间不能过两周。

110. 老年人用药应注意哪些问题?

随着年龄增长,老年人胃肠功能减弱,体内血液循环减弱,肝脏解毒能力降低,肾脏排泄功能减慢,机体功能在衰退。老年人的这些特殊生理特性,决定治疗用药时须注意:

(1)选用药物须慎重:有的老年人因患病年久,自认为"久病成良医",不经医生诊治就自行使用药物;有的采取一成不变的用药方式,却不知许多疾病是随着主、客观情况的变化而在不断变化中;有的迷信广告满天飞的所谓"新药",或偏信某个人推荐的"特效药"、秘方、偏方等,不根据自身的病情而滥用药。这样很容易延误已经变化了的病情,也易造成药品的不良反应。因此建议,就是"老毛病",也应隔一段时间到正规的医院或找专门的医生作出检查、诊断,以便安全准确用药。对老年人来说,应选用毒副作用小,又能针对病因的药物。除非按医生处方,自己不可乱用药。对以往用的产生过不良反应的某些药物,应向医生讲清楚,避免再用。

(2)用药种类不宜多:老年人用药的种类宜少不宜多,最多不要超过 5 种(中药汤剂除外)。因服用多种药物,会由于药物的相互作用而增加或降低药效。同时,老年人记忆力差,同时用多种药物,极易混淆导致错服。因此,建议在治疗中抓主要矛盾,能少用者尽量减少品种,把不良药物相互作用减少到最低限度。

（3）用药剂量个体化：一般来说，65 岁以上老人用药剂量按成人量减 10%，75 岁以上减 20%，85 岁以上减 30%。有肝、肾功能障碍者，其用药量更应慎重。再者，由于老年人个体差异（如身体状况，高、矮、胖、瘦等）大，所以用药上应尽量个体化计量，争取做到用最小的剂量达到最好的治疗效果。

（4）注意监测药品不良反应：老年人在用药过程中，要注意观察有无不良反应，如有异常，应及时停药。有些药对年轻人是"平安药"，对老年人来说有时就不平安。如降血脂的烟酸，大量长期服用可导致转氨酶升高或发生黄疸；注射维生素 B_1、维生素 B_{12} 可发生过敏性休克；服用阿司匹林，可导致胃出血或诱发哮喘等。

（5）掌握好用药方法：内服药片或胶囊时，至少应用半杯温开水（约 150ml）送服，水量过少药片易滞留在食管壁上，既刺激食管，又延误疗效，服药的姿势以站立最佳；如情况许可，亦应坐直身体，吞下药片后约 1 分钟再躺下。此外，有的药片不宜嚼碎或压碎，有的药片则需要嚼碎或打碎后服用，都必须按说明书使用，对一些控释片、缓释片以及肠溶片等均不应掰开后服用。

111. 什么是老年人个体化用药的"3S"原则？

老年人个体化用药"3S 原则"包括：

（1）简化原则（simple）：简化原则即老年人用药应少而精，尽量减少用药种类，合用药物最好不超过 5 种，可适当使用长效制剂，以减少用药次数，也可选择具有两种疗效的药物，如 β 受体拮抗剂或钙离子拮抗剂可治疗高血压和心绞痛。

（2）支持和关爱原则（support）：支持、关爱原则即对主要疾病积极治疗，针对次要疾病，通过精神、饮食或运动疗法等促进患者自身调节功能。同时鼓励亲友关心老年人精神状态，这些均能极大程度提高老年人疾病治疗的综合疗效。

（3）随访原则（survey）：随访原则即坚持定期复查，观察疗效和不良反应，及时调整用药方案，这是真正做到个体化用药的最后保证。

112. 服用泛昔洛韦，应停药多久后可继续哺乳？

泛昔洛韦是抗病毒活性物质喷昔洛韦的前体。泛昔洛韦在人十二指肠内稳定性好，在穿过小肠壁和肝脏过程中迅速转化为喷昔洛韦。在感染带状疱疹病毒的细胞中，病毒胸苷激酶将喷昔洛韦磷酸化成单磷酸喷昔洛韦，后者再由细胞激酶将其转化为三磷酸喷昔洛韦。体外试验研究显示，三磷酸喷昔洛韦通过与三磷酸鸟苷竞争，抑制 HSV-2 多聚酶的活性，从而选择性抑制疱疹病毒 DNA 的合成和复制。大鼠实验证实本品的母体喷昔洛韦在乳汁中的浓度高于血浆浓度，但是否经人乳分泌尚无定论，因此哺乳期妇女使用本品应停止哺乳。虽然喷昔洛韦血消除半衰期（$t_{1/2}$）为（2.3 ± 0.4）小时，但在短时间内总有些残留。由于本类药物的细胞毒性较大，因此建议服用本品后，最好停药 1 周后开始哺乳。

113. 妊娠期药物对胚胎和胎儿发育有哪些阶段性影响？

（1）受精前及受精时对生殖细胞有毒性，可致生殖细胞畸变或死亡，致不孕或流产。

（2）受精卵着床前期服药影响小，除非母体中毒导致早期流产。即常说的"全"或"无"。

（3）受精后 2~8 周为胚胎期，此期是器官形成期，药物如杀伤了胚胎,会导致流产;但如达不到此程度则可致畸。

(4)胚胎器官作为靶器官对不同药物的毒性反应也不相同。

(5)并非接受致畸因素的胚胎均能致畸,与胚胎遗传素质对药物的敏感性有关。

(6)妊娠9周后进入胎儿期,此时除中枢及生殖系统需进一步发育外,多数器官已经形成,药物的反应主要不是致畸而是毒性反应。

因此,美国 FDA 于 2014 年 12 月发布了关于供企业用的"人用药品和生物制品说明书妊娠、哺乳期和生殖潜能的内容和形式"的指导原则,简称妊娠及哺乳期标记规则(Pregnancy and Lactation Labeling Rule,PLLR),取代原来的 A、B、C、D、X 分级。

114. 妊娠期药物安全性是如何分级的?

在 PLLR 发布前妊娠期药物安全分级是借助 FDA 的相关分级,具体见表 1。

表 1　妊娠期药物安全分级

分级	定义及使用提示
A 级	在有对照组的早期妊娠妇女中未显示对胎儿有危险,可能对胎儿的伤害极小【可用】
B 级	在动物生殖实验中并未显示对胎儿的危险,但无孕妇的对照组,或对动物生殖实验显示有副作用(较不育为轻),但在早孕妇女的对照组中并不能肯定其不良反应【可适当使用】

续表

分级	定义及使用提示
C 级	在动物研究中证实对胎儿有不良反应(致畸或使胚胎致死或其他),但在孕妇中无对照组或在孕妇和动物研究中无可以利用的资料,药物仅在权衡对胎儿的利大于弊时给予【慎用,利大于弊时方用】
D 级	有致人类胎儿危险的肯定的证据,仅在对孕妇肯定有利时,方予应用(如生命垂危或疾病严重而无法应用较安全的药物或药物无效)【不得已时方用】
X 级	动物或人的研究中已证实可使胎儿异常,或基于人类的经验知其对胎儿有危险,对孕妇或孕妇及胎儿两者均有害,而且该药物对孕妇的应用危险明显大于其益处【禁用】

115. 什么是生殖毒性药?

药物的生殖毒性是指药物对生殖功能或能力的损害和对后代的有害影响。生殖毒性既可发生于妊娠期,也可发生于备孕期和哺乳期。分别介绍如下:

(1)妊娠期用药的安全等级。美国 FDA 根据药物对胎儿的危害性将其分为以下 5 级:A 级指在动物实验和临床观察研究中,未发现对胎儿有危害性的证据。B 级指在动物研究中未见到对胎儿的不良影响,但无临床验证资料。C 级指动物研究证明对胎儿有危害性(致畸或胚胎死亡等),但无临床研究证据。本类药物只有在权衡对孕妇的益处大于对胎儿的危害之后,方可考虑使用。D 级指有明确证据显示,药物对人类胎儿有危害性,但孕妇用药后疗效肯定(例如用该药物来挽救孕妇的生命),且无替代药物,权衡利弊后可考虑使用。X 级指对动物和人类的研究显示,药物对胎儿有危害,且孕妇应用这类药物无益,因此禁用于妊娠或可能妊娠的患者。这也是目前国内用以指导临床用药的参考依据,并要求制药企业应在药品说明书上按 A、B、C、D、X 5 个级别标明(目前我国药品说明书还没有达到这个要求)。

另外,美国 FDA 于 2014 年 12 月发布了供企业用的 PLLR,规定 2015 年 6 月 30 日后,对 2015 年 6 月 30 日或之后批准的药品,需要自 2015 年 6 月 30 日起 3~5 年内完成更新,取代原来的 A、B、C、D、X 分级。这个变化细化了证据数据的描述信息,增加了临床考虑因素,同时增加了对有生育可能的人群的考虑;从药的角度更多地转向了站在患者的角度考虑患者的综合获益,更有助于临床做出更有利于患者的正确决策。这种新的理论和知识需要我们临床医生和药师及时跟进。

(2)哺乳期用药安全等级:是由美国儿科学教授 Hale 提出的哺乳期药物危险分级系统。虽说哺乳"L"分级可以说是 Hale 教授的一家之言,也并未被官方采纳为标准分级方式,但其对哺乳期药物的分类方式在世界范围被广泛接受。"L"分级为:

L1 最安全。指哺乳期妇女服药后,没有观察到对婴儿的副作用会增加。在哺乳妇女的对照研究中,没有证实对婴儿有危险,或可能对喂哺婴儿的危害甚微。

L2 较安全。在有限数量的对哺乳期妇女用药研究中,没有证据显示其副作用增加,和 / 或哺乳期妇女使用该种药物有危险性的证据很少。

L3 中等安全。没有在哺乳期妇女进行对照研究,但喂哺婴儿出现不良反应的危害性可能存在;或者对照研究仅显示有很轻微的非致命性的副作用。本类药物只有在权衡对胎儿的利大于弊后方可应用。没有发表相关数据的新药自动划分至该等级,不管其安全与否。

L4 可能危险。有对喂哺婴儿或母乳制品的危害性的明确证据。但哺乳期妇女用药后的益处大于对婴儿的危害,例如母亲处在危及生命或严重疾病的情况下,而其他较安全的药物不能使用或无效。

L5禁忌。对哺乳期妇女的研究已证实对婴儿有明显的危害,或者该药物对婴儿产生明显危害的风险较高。在哺乳妇女应用这类药物显然是无益的。本类药物禁用于哺乳期妇女。

备孕期用药注意(包括男女双方):影响女性生殖细胞的药物有激素类药物、某些抗生素、止吐药、抗癌药、安眠药等,它们对生殖细胞会产生一定程度的影响。因此有长期服药史的女性一定要咨询医生,才能确定安全受孕时间。在计划怀孕期内需要自行服药的女性,一定要避免服用药物标识上有"孕妇禁服"字样的药物。影响男性精子质量的药物有:抗组胺药、抗癌药、咖啡因、吗啡、类固醇、利尿药等,不仅可导致新生儿出生缺陷,还可导致婴儿发育迟缓、行为异常等。

116. 妊娠期哮喘如何用药?

值得注意的是前面药物的生殖毒性分级,只是从药的角度出发,用于指导临床用药还须关注治疗与风险、利与弊的平衡以及同时关注母婴的风险。严重哮喘可导致先兆子痫、早产、产后出血等并发症,并会增加母亲的死亡率。因此,妊娠期哮喘的用药管理极其重要。

哮喘治疗药物分为:长期控制药物和按需使用药物。长期控制药物包括吸入皮质激素(ICS)、长效β受体激动剂(LABAs)、白三烯受体拮抗剂(LTRAs)、茶碱和奥马珠单抗,可维持治疗达到哮喘控制。按需使用药物包括短效β受体激动剂(SABAs),用于缓解急性症状,口服激素也被用于紧急情况或者严重持续哮喘控制用药。

(1)吸入激素:吸入皮质激素(ICS)是妊娠哮喘控制的主

要药物。研究证实,ICS 不会增加围生期风险(如子痫、早产、低出生体重、先天缺陷)。布地奈德可作为妊娠期间 ICS 治疗的首选,另外倍氯米松、氟替卡松别等 ICS 也同样安全。

(2)吸入 β 受体激动剂:吸入 β 受体激动剂为妊娠期间按需使用的药物,首选沙丁胺醇。吸入沙丁胺醇有两种方法:轻度或中毒哮喘使用 2~6 喷或雾化 20 分钟,哮喘严重持续急性加重时使用高剂量。一般在中量 ICS 无法控制哮喘症状时,医生可加用长效 β 受体激动剂(LABAs)作为哮喘控制药物。研究发现,LABAs 和 SABAs 有相同的药理作用和毒性,LABAs 与沙丁胺醇一样安全。可供使用的 LABAs 包括沙美特罗、福莫特罗。

(3)白三烯调节剂(如扎鲁司特和孟鲁司特):孟鲁司特的用法为 1 次 /d,用量根据年龄而定,成人一般是 10mg/d。

(4)口服糖皮质激素:部分严重哮喘患者必须使用口服激素控制哮喘症状,口服激素(如泼尼松 40~60mg/ 次或分两次使用,使用 3~10 天)过去常用于哮喘急性发作。

(5)奥马珠单抗:奥马珠单抗是治疗中重度持续性过敏性哮喘的药物。因动物实验已证实该药物的安全性,美国食品药品监督局将其定为 B 类药。

哮喘合并先兆早产的处置:妊娠期满 28 周以后,出现间隔 10 分钟一次的规律宫缩,伴宫颈管缩短,称为先兆早产。治疗主要是抑制子宫收缩及促进胎儿肺成熟。首选硫酸镁注射液抑制宫缩,其也可缓解哮喘症状,同时加用地塞米松注射液 6mg,i.m.,b.i.d.,2d,促进胎儿肺成熟,抑制哮喘症状加重。此时不选择泼尼松是因为其会被胎盘中的 11-β 脱氢酶分解,而地塞米松对此酶较稳定,进入胎儿体内量高于泼尼松,可以有效促进 II 型肺泡上皮细胞合成表面活性物质。

117. 哺乳期用药安全应该注意哪些问题?

哺乳期妇女服药后,药物会通过乳汁进入宝宝体内,对宝宝的身体造成损害。所以用药须特别谨慎,应在医师或药师的指导下,合理用药。生病需要用药时,应向医生说明自己正在喂奶,不可自己随意乱服药。具体应该注意:

(1)不应随意中断哺乳。除了少数药物在哺乳期禁用外,大多数药物在乳汁中的排泄量,很少超过哺乳期妇女用药的1%~2%,这个剂量不会损害宝宝的身体。对于服用安全的药,不应该中断哺乳。

(2)服药后调整哺乳时间。为了减少宝宝吸收药量,哺乳期妇女可在哺乳后马上服药,并尽可能推迟下次哺乳时间,至少要隔 4 小时,使乳汁中的药物浓度达到最低。如果是治疗必须服用的药,且可能经过乳汁对小孩健康不利,应暂时停止哺乳,待停药后间隔 5~6 个药物半衰期后,恢复哺乳。药物半衰期在药品说明书药动学项下有说明。

(3)不宜服用避孕药。避孕药中含有睾酮、黄体酮等,进入哺乳期妇女体内,会抑制泌乳素生成,使乳汁分泌量下降。而且,避孕药中的有效成分会随着乳汁进入宝宝体内,使男婴乳房变大及女婴阴道上皮增生。因此,哺乳期的妇女不宜采用药物避孕的方法。

(4)不可滥用中药。尤其是那些在说明书中有"药品不良反应不详""哺乳期用药安全不详"等字样的中成药,不要随意服用。另外,一些中药会进入乳汁中,使乳汁变黄,或有回奶作用,如大黄、炒麦芽、逍遥散、薄荷等。

118. 备孕期男性应该避免服用哪些药物？

一般来讲,在怀孕前的 3 个月和怀孕期,丈夫用药也一定要小心,最好停用一切药物,排除一切不安全因素。不过药物对男性生殖的影响,目前相关研究比较少。如果男性在孕前或孕早期,在不知情的情况下误服了药物,也不用太担心。因为男性的精子有上亿个,只有完整健康的精子才可以跑在前面去完成受孕,影响相对较小。如果孕期丈夫在服药的情况下与孕妻房事,偶尔情况下,只要没有流产征兆,也不要太紧张。但是孕期安全是第一位的,能避免一定要避免。现在已经公布的影响精子的药物,研究对象是精子而不是胎儿。具体见表 2。

表 2　影响精子的药物

影响因素	药物
间接抑制精子生成:抑制下垂体促性腺激素分泌,进而可抑制睾丸的生精功能	雌激素、孕激素及丙酸睾丸酮等药物
直接抑制睾丸生精功能	二氯二酰二胺等杀虫剂,二硝基吡咯类、硝基呋喃类、抗癌用的烷化剂,棉籽酚等
影响精子成熟	抗雄激素化合物甲基氯地孕酮醋酸酯以及氯代甘油类药物
影响射精	治疗高血压的呱乙啶、甲硫达嗪等药物均可使服药者射精量减少,甚至不射精。有些药物可以抑制射精反射,使之延迟射精,例如氯丙米嗪等
杀灭精子作用	表面活性剂、有机金属化合物(醋酸苯汞等)以及弱酸等,有直接杀灭精子的作用

119. 巴曲酶是止血药还是抗凝药?

巴曲酶是世界卫生组织(WHO)对毒蛇 bothrops atrox(枪蝰、大具窍蝮蛇、矛头蛇)蛇毒中所含的纤维蛋白原促凝蛋白酶所命名的通用名。经进一步研究发现 bothrops atrox 有 5 个亚种,有一种亚种 bothrops moojeni 蛇毒中所含的巴曲酶与来自 b.atrox 者在理化性质(分子量、电泳特性)、生化特点、作用等方面均不相同。由 b.atrox 蛇毒中分离到的巴曲酶具有促凝血特性,其商品(专利)名为立止血(Reptilase),而由 b.moojeni 蛇毒分离到的巴曲酶具有去纤维蛋白原作用。其商品(专利)名为 Defibrase,如日本东菱药厂生产的东菱精纯克栓酶。二者的作用及应用各异,而二者均曾简称为巴曲酶,欠妥且易混淆,宜注意。

立止血为止血药,其具有类凝血酶样作用及类凝血激酶样作用。其凝血酶样作用能促进出血部位(血管破损部位)的血小板聚集,释放一系列凝血因子,其中包括血小板因子 3(pf3),能促进纤维蛋白原降解生成纤维蛋白 I 单体,进而交联聚合成难溶性纤维蛋白,促进在出血部位的血栓形成和止血。其类凝血激酶样作用是由于释放的 pf3 引起,就像血液中的凝血激酶依靠 pf3 激活那样,凝血激酶被激活后,可加速凝血酶的生成,因而促进凝血过程。本品在完整无损的血管内无促进血小板聚集作用,它不激活血管内纤维蛋白稳定因子(因子XⅢ),因此,它促进生成的纤维蛋白 I 单体所形成的复合物,易在体内被降解而不致引起弥散性血管内凝血。本品能缩短出血时间,减少出血量,可用于治疗和防止多种原因的出血。

东菱克栓酶为抗凝血药,其能增强纤溶系统活性,改善流变学方面的诸因素,以及减少血栓形成基质等作用。使溶栓作用快速,缺血部位功能恢复,达到治疗和防止复发的效果。适用于急性缺血性脑血管病、突发性耳聋、伴有缺血性症状的慢性动脉闭塞症(闭塞性血栓性脉管炎、闭塞性动脉硬化症)、末梢循环障碍等的防治,疗效确切,见效快,疗程短。

120. 使用碘造影剂需要皮试吗?

碘造影剂(ICM)的过敏反应可分为类过敏反应与过敏反应。过敏反应是机体受过敏原物质刺激后产生的一种异常或病理性的免疫应答。类过敏反应,又称假性过敏反应,症状表现与过敏反应类似,但两者发生机制并不相同。类过敏反应无须提前致敏,首次接触即可通过非免疫途径发生过敏反应症状,诱发物不限于抗原或半抗原。临床上碘造影剂诱发的过敏反应发生率很低,约为 1:170 000,绝大多数为类过敏反应。过敏试验可以鉴别出过敏反应,但对类过敏反应无效,因此皮试假阴性概率高,大规模推广造影前进行皮试意义不大。对于 ICM 所致过敏样反应,可通过造影前对患者进行高危因素筛查、选择合适造影剂、预防用药和积极治疗等措施来减少不良反应发生风险。中华医学会放射学分会制定的《碘对比剂使用指南》(第 2 版)也明确指出,使用碘对比剂前"无须碘过敏试验,除非产品说明书注明特别要求",但建议签署知情同意书。

121. 碘造影剂使用时,应注意哪些问题?

综合药品说明书和文献资料的相关信息,鉴于皮试对造影剂引起的过敏反应预测的准确性极低,不推荐碘造影剂用前皮试,但应注意:

(1)用药前,应该根据患者需要权衡利弊。

(2)有过敏史、哮喘或对含碘造影剂有过不良反应的患者,需特别注意。对这些病例可考虑预防用药,如类固醇,H_1、H_2 受体拮抗剂等。过去有药物过敏史或对碘过敏者,对碘造影剂过敏可能性比一般患者高 2~3 倍。

（3）预先做好过敏反应处置预案，并应有足够的设备和适当的人员即时处理严重反应，这一点至关重要。

（4）应常备有完整急救用品的急诊手推车或等同供应品和设备，和能及时识别和处理各种不良反应或因进行操作引起的状况的专业人员。如果产生严重的反应，应立即停止操作，并给予适当的治疗。

（5）使用对比剂后的患者应至少观察 30 分钟，因为大多数的严重不良反应发生在这段时间。但仍有发生延迟反应的可能。

122. 硫酸镁到底有哪些作用？

硫酸镁不同给药途径，其药理作用不同，临床适应证也不同。具体有以下几个方面：

（1）硫酸镁注射用药。①可抑制中枢神经系统，松弛骨骼肌，具有镇静、抗痉挛以及减低颅内压等作用。常用于治疗惊厥、子痫、尿毒症、破伤风及高血压脑病等。多以 10% 硫酸镁 10ml 深部肌内注射或用 5% 葡萄糖稀释成 2%~2.5% 的溶液缓慢滴注。但应注意直接静脉注射或大剂量肌内注射硫酸镁很危险，一般 25% 硫酸镁每次最多用 15ml 即可。使用时应注意观察患者呼吸和血压情况，膝反射迟钝是镁离子足量的重要标志。②对心血管系统的作用。注射给药镁离子可直接扩张周围血管平滑肌，引起交感神经节传递障碍，从而血管扩张，血压下降。肌内注射一次 1g，10% 溶液，每次 10ml；静脉滴注，一次 1~2.5g，将 25% 溶液 10ml 用 5% 葡萄糖稀释成 1% 浓度缓慢注射。③硫酸镁通过抑制细胞对钙的摄取而使支气管平滑肌松弛，有助于危重哮喘时症状的缓解。药物剂量：25~40mg/（kg·d）（最大 2g/d），分 1~2 次，加入 10% 葡萄糖溶液 20ml 缓慢静脉滴注（20 分钟以上），酌情使用 1~3 天。④镁离子能直接抑制子宫平滑肌，可治疗早产。硫酸镁静脉注射与静脉滴注,首次 4g,用 25% 葡萄糖 20ml 溶解,5 分钟内缓慢注射,以后用 25% 硫酸镁 60ml,加于 5% 葡萄糖 1000ml 内静脉滴注,每小时 2g,直到宫缩停止后 2 小时。⑤镁具有许多与钾相类似的生理功能。由于镁缺乏的临床表现与缺钾相似,故缺镁往往易被忽视。在缺钾时经过补钾而症状仍无改善时,应首先考虑到缺镁的可能,这样才可使低镁血症得到及时纠正。因此,长期输液的患者,在补钾的同时要注意补镁。每日输液中加 1g 的硫酸镁,可防止低镁血症的发生。

(2)硫酸镁口服。①能刺激十二指肠黏膜,反射性地引起胆总管括约肌松弛、胆囊收缩,从而促进胆囊排空,有利胆之功效。硫酸镁口服可用于治疗胆囊炎、胆石症,每次 2~5g,溶解于 50~100ml 温水中口服,每日 3 次,饭前或餐间口服。②口服硫酸镁在肠道吸收很少,具有一定渗透压,使肠内水分不被肠壁吸收,肠内保有大量水分,能机械地刺激肠的蠕动而排便。因此硫酸镁可用于治疗便秘、肠内异常发酵;与驱虫剂并用,可使肠虫易于排出。可每次将 5~20g 硫酸镁溶于 100~400ml 温开水中,清晨一次口服。

(3)硫酸镁外敷。有消炎去肿的功效,临床上用 50% 硫酸镁溶液热敷患处可以局部消肿。

123. 甲硫氨酸维 B_1 和维生素 B_1 有什么区别?

两者区别有:

(1)组成不一样:注射用甲硫氨酸维 B_1 为复方制剂,其组分为:甲硫氨酸及维生素 B_1［其中注射用甲硫氨酸维 B_1 复方中以甲硫氨酸为主(400mg),维生素 B_1 仅 4mg］;维生素 B_1 为单一主药成分。

(2)剂型差异:注射用甲硫氨酸维 B_1 为粉针剂;维生素 B_1 为水针剂。

（3）用药途径不同：注射用甲硫氨酸维 B_1 可静脉用药，维生素 B_1 注射液只能肌内注射。这是因为甲硫氨酸的硫氨基与维生素 B_1 发生了络合结构变异，在体内大循环不释放维生素 B_1，而是将维生素 B_1 运送到组织后作用于组织，因此不会造成过敏症状。研究认为维生素 B_1 的过敏反应与其本身的类组胺作用、制剂杂质和溶媒有关。

（4）临床适应证不同。注射用甲硫氨酸维 B_1 用于改善肝脏功能，对肝脏疾病，如急慢性肝炎、肝硬化，尤其是对脂肪肝有较明显的疗效，能改善肝内胆汁淤积；可用于酒精、巴比妥类、磺胺类药物中毒时的辅助治疗。维生素 B_1 注射液适用于维生素 B_1 缺乏所致的脚气病或 Wernicke 脑病的治疗。亦可用于维生素 B_1 缺乏引起的周围神经炎、消化不良等的辅助治疗。

124. 肌内注射剂与静脉注射剂有哪些区别？

肌内注射剂与静脉注射剂有如下几点区别：

（1）容量不同：肌内注射一般是 1~5ml；静脉注射则剂量较大，注射为 10~50ml，静脉滴注还可以达到几千毫升。

（2）溶媒不同：一般静脉注射用的药物必须以水为溶剂，即使是乳剂也应是"水包油"型的。而肌内注射剂可以用注射用油做溶剂，也可配制成混悬剂。

（3）药动学上有差异：肌内注射起效不如静脉给药起效快。静脉注射后，药物直接进入人体血液循环，不经过肝脏，能较快达到有效血药浓度，发挥作用。但是，这样一来，被人体清除的速度也相对较快。

肌内注射后，药物是逐渐被吸收的，可能较长时间保持血液中的药物浓度，发挥作用时间就长。相对于静脉注射来说，肌内注射起效较慢，用药初始时间的血药浓度也较低。另外，相对而言，肌内注射的安全性要比静脉给药高。

（4）制剂标准不同：静脉给药的药品标准比肌内注射要高，因为如果静脉给药的药品所含杂质过多，会引起很多不良反应。所以，如果药厂想将肌内注射的药改成静脉给的药，就必须做很多的试验，如疼痛、刺激性反应、热原、不溶性微粒、稳定性等，且两者的制备工艺和添加的赋形剂也有区别。

虽然临床上有些注射剂既能肌内注射又能静脉注射，但是有一些注射剂只能肌内注射不能静脉注射，或者只能静脉注射不能肌内注射。

例如，不宜静脉推注的注射剂有：阿米卡星、庆大霉素、妥布霉素、奈替米星等氨基糖苷类药。像林可霉素、克林霉素如果直接静脉推注可以抑制呼吸；万古霉素静脉推注易导致肾损伤；乳糖红霉素静脉推注可导致室性心率不齐；氯霉素为非水溶媒，更应禁止静脉推注。

不宜肌内注射的注射剂有：氯霉素、四环素盐酸盐、红霉素乳糖酸盐、万古霉素、两性霉素 B、磷霉素、阿莫西林钠 / 克拉维酸钾、替卡西林钠 / 克拉维酸钾等。因为这些药物对肌肉组织有强烈的刺激，多采用静脉滴注。当然，还有一些一次用量大于 5ml 的注射剂也不宜肌内注射。

125. "双膦酸盐"与"双磷酸盐"是同一种药吗？

文献中"双膦酸盐"与"双磷酸盐"其实是一个东西。但是从字面上讲，磷是一种化学元素，膦是一种有机物，为磷化氢的氢原子被烃基取代而成的衍生物，如 PH_3（3 为下标），应该是有区别的。为什么存在这种混乱用字呢？20 世纪 80 年代，Fleisch 等发现存在于血浆和尿液中的焦亚磷酸有抑制异位钙化的作用。但焦磷酸盐口服无效，而注射给药又迅速被酶水解失活，后来研究发现，以 P-C-P 基团取代焦磷酸盐结构中的 P-O-P 基团就能改变焦磷酸盐的理化性质，增加其对水解酶的稳定性，改变其生物学性质及毒理作用。随后合成了一系列双膦酸盐类化合物。譬如，依替膦酸钠（一代）、氯膦酸钠、帕咪膦酸钠和替鲁膦酸钠等（二代）、阿仑膦酸钠、奈立膦酸钠（neridronate）、奥帕膦酸钠（olpadronate）、利塞膦酸钠、伊本膦酸钠等（三代）。这类物质均为有机物，所以为了与无机物磷酸盐的区别，就称之为膦酸盐。现在一些文献在用字上可能因为作者原因，原来的磷酸盐概念印象太深，一时没有更正过来。

126. 药品名称中的"甙"和"苷"有区别吗？

"甙"和"苷"是一类化合物的总称，又称配糖体，是糖或糖的衍生物如氨基糖、糖醛酸等与另一非糖物质通过糖的端基碳原子连接而成的化合物。"甙"和"苷"两种称呼，是源于 20 世纪国内不同化学专家对"aglycone（糖苷配基）"翻译时所致。glycoside（配糖体）的汉译名"苷"和"甙"是长期并存的同义词，化学、生物学、医药学等学科都形成了各自的习惯用法，统一起来比较困难。2000 年以前药学方面的著作、药典、论文等，"甙"和"苷"的称呼也是并存的。"苷"多用于天然药化，"甙"多用于生物化学。后来由于有人反复提出"苷"和"甙"是否有区别的问题，20 世纪 90 年代在一次专门的化学名称协调会上，北大化学系张滂院士说，"甙"是 1952 年我提出的，现在我愿意放弃。最终各学科专家正式推荐 glycoside（配糖体）通用"苷"。于是自 2000 年以后将"甙"统一改称作"苷"。随后，一些厂家根据《中华人民共和国药典》、著作等对药品名做了改动，也有些药厂没改，就导致了现在的两种药品名。那为什么将 glycoside 翻译成"甙"和"苷"呢？汉字是表意文字，统一名词术语的命名原则之一就是"以表意为主"，于是就产生了许多好认、好记、简洁、明了的化学名词。统计表明，同内容的著作，外文本与中文本的篇幅约是 10：7，这与汉字表意性和名词简洁性不无关系。类似的还有酚、蒽、萘、醌、酮等,这些简洁的命名,大家一看就知道这类化学物质的基本结构。既便于记忆,又利于书写。

小常识:

苷:是由糖或糖的衍生物,如氨基酸、糖醛酸等与另一非糖物质(苷元或配基,aglycone 或 genin)通过糖的半缩醛或半缩酮羟基与苷元脱水形成的一类化合物。根据苷中含有的单糖基的个数可将苷分为单糖苷、双糖苷、三糖苷等。根据苷在生物体内是原生的还是次生的可将苷分为原生苷和次生苷(从原生苷中脱掉一个以上单糖的苷称次生苷或次级苷)。苷元通常有酚类、蒽醌类、黄酮类等化合物。

127. 阿法骨化醇与骨化三醇是一个药吗?

阿法骨化醇与骨化三醇都是维生素 D_3 的衍生物,但是两个药是有区别的:

(1)阿法骨化醇的化学结构上 1 位和 3 位有羟基,而 25 位碳没有羟基,所以没有维生素 D_3 的生理学活性,需在肝脏羟化即成为具有活性的 1,25- 双羟代谢物后,在体内起调节钙、磷的平衡作用,并能增加钙和磷在肠道的吸收,降低血浆中甲状旁腺激素水平,以及改善骨质疏松。阿法骨化醇适用于骨质疏松症及各种原因造成的佝偻病,骨软化症,其口服易吸收,在肝脏迅速代谢为有生理活性的骨化三醇,然后作用于肠道、肾脏、副甲状腺和骨组织等,具有促进血钙值的正常化和骨病变的改善作用,对骨质疏松症产生的腰背等疼痛及骨病变,具有明显改善作用。适用于老年性骨质疏松症、甲状旁腺功能低下症和抗维生素 D 的佝偻病患者。其特点是作用缓慢、持久,较长期应用无耐受性。

(2)骨化三醇的化学结构 1 位、3 位和 25 位碳都有羟基,进入体内不用转化直接产生 1,25- 二羟基骨化醇,其抗佝偻病活性最强,缺点是用药过程中易产生高钙血症,口服剂量应根据患者的血钙浓度来决定。本品适用于血液透析患者的肾性营养不良,如患者血钙浓度正常或略低,口服 1 日 0.25μg。如 2~4 周内生化指标及病情无明显改变,则 1 日剂量可达到 0.5μg。每周应测两次血钙浓度,随时调整剂量。大多数血液透析患者用量在 1 日 0.5~1μg;用于甲状旁腺功能低下儿童 1~5 岁 1 日 0.25~0.75μg,6 岁以上和成人,1 日 0.5~2μg(用量须个体化)。

归纳起来,就是骨化三醇是已经活化的维生素 D,而阿法骨化醇还要经过肝脏活化,两者的临床适应证不同。骨化三醇药理作用更直接一些,但对血钙有影响,且价格较贵。

128. 抗凝与抗血小板凝集的区别是什么?

血液的凝聚是一个复杂的过程。血小板凝聚只是抗凝的第一步,只是产生一般的抗凝作用。真正发挥抗凝作用的是接下来的各种凝血因子、纤维蛋白等凝血物质,它们产生的抗凝作用才是更强的。所以,抗血小板聚集并不等于抗凝。抗血小板凝集主要是通过各种途径达到抑制血小板聚集等目的,常用的药物有阿司匹林、氯吡格雷等,能抑制血小板黏附、聚集和分泌,从而抑制血栓的发生和发展,主要用于非心源性脑梗死的预防和治疗。抗凝治疗是针对血液凝固过程进行的治疗。血液凝固过程是一个复杂的蛋白质水解活化连锁反应,正常人的血液中有以罗马数字编号的 12 个凝血因子,按一定顺序激活以及多种酶参与,最终使血液变成血凝块。抗凝治疗通过影响凝固过程中某些凝血因子,在一定程度上阻止血液凝固而达到防治血栓性疾病的目的,如华法林、肝素、阿加曲班等。

129. 呋塞米和托拉塞米的区别是什么?

(1)两者都是强效的袢利尿剂,都有利尿作用强烈、起效快的特点。但是托拉塞米作用更强，10mg 托拉塞米的利尿作用与 20~40mg 呋塞米相当。

（2）药动学方面，呋塞米作用于人体后 88% 以原型从肾脏排出，12% 经肝脏代谢，消除半衰期为 0.5~1 小时，作用持续时间为 2 小时。托拉塞米静脉注射 10 分钟内即可起效，产生较强的利尿效果，在 1 小时内血药浓度达到高峰，钠的排泄在 2.5~20mg 的范围内呈线性关系，药物消除半衰期为 3.8 小时，可持续作用 5~8 小时，托拉塞米主要是从肝脏代谢。

（3）呋塞米长期或大剂量应用时，常出现电解质紊乱，如低钾、低钠、低镁血症，引起乏力、腹胀、心律失常等，使用过程中需严密监测电解质，并纠正电解质紊乱；呋塞米还可引起高尿酸血症、高血糖症、血尿等，所以糖尿病、痛风症、严重肾功能衰竭者禁用；另外，呋塞米也不宜与氨基糖苷类抗生素合用，以免增加耳、肾毒性；在持续、长期给药的情况下，机体会对该药产生耐受性，即利尿抵抗较为常见。托拉塞米利尿时对钠排泄能力很强，但由于其内源性的抗醛固酮作用，即能抑制胞浆中醛固酮与其受体结合，因而托拉塞米的保钾能力较强，长期应用不会造成低钾血症，应用安全，这是呋塞米所不具备的特点；托拉塞米不仅对钾的排泄量明显少于呋塞米，对血清镁、血清钙的浓度亦无明显影响，而且对尿酸、葡萄糖和脂类无明显作用。

（4）有人问：托拉塞米说明书有"肾功能衰竭、无尿患者禁忌使用"，为什么呋塞米说明书上没有这个禁忌证？实际上，肾功能衰竭，袢利尿剂均无效，反而加重负担，两药都应该是禁用。

130. 炎症，除了感染，还包括哪些因素？

严格来说，炎症不是一种疾病，是一种体征，是由感染或非感染因素导致的，表现为局部红（局部充血）、肿（组织肿胀）、热（炎区温度升高）、痛（疼痛）及功能障碍（器官组织的功能下降），是机体对致炎因子产生的一种防御反应。

一提到有炎症,就想到要应用抗生素——这是绝大多数患者甚至部分医生常见的误区。事实上,应用抗生素治疗由感染因素导致的炎症是正确的。但除感染性因素以外,炎症可由许多非感染性因素造成,举例如下①物理性因素。高或低温度、放射线及紫外线。②化学因素。a. 外源性:强性酸碱及松节油、芥子气等。b. 内源性:坏死组织的分解产物或病理条件下体内堆积的代谢物,如肾功能不全时尿毒素不能排出体外,将形成严重的致炎物质。③机械因素。如挤压、冲击、切割伤等。④过敏反应。Ⅰ、Ⅱ、Ⅲ型的变态反应,以及其他自身免疫反应,均是炎性过程。⑤临床上组织增生、缺血与再灌注也可引起炎症。对于此类非感染性因素引起的炎症,应用抗感染治疗就不正确了。

131. "消炎"与"抗感染"有何不同?

(1)感染性炎症是由于致病微生物(病原体)感染机体导致的炎症。表现为入侵部位局部血流增加、毛细血管通透性增加、组织液等渗出、白细胞聚集增多等。应用抗感染药物能有效清除细菌、支原体、衣原体、立克次体、螺旋体、真菌等病原微生物引起的感染性炎症。

(2)非感染性炎症是由于抗原刺激、无创性外伤、自身免疫原因等非感染性因素导致的炎症,如过敏性鼻炎、退行性骨关节炎、类风湿关节炎等。治疗无菌性炎症应根据不同的致病原因采取治疗措施。如:四肢扭伤引起的局部红肿,主要是因肢体受到过度牵拉时,部分肌肉、血管、淋巴、末梢神经等被拉断,造成血液、淋巴液和组织液渗出形成水肿或血肿,肿胀的组织压迫神经产生胀痛。这种炎症初期应当做冷敷,禁止揉捏,以减少渗出。三天后,组织进入吸收期,改用热敷,用活血化瘀药,以促进血肿吸收。如果是因某些物质导致过敏引起的炎症反应,如过敏性鼻炎、接触性皮炎、药物性皮炎、湿疹等,这些疾病应给予抗过敏药物,如阿司咪唑、氯苯那敏或激素类等抗过敏药物。临床上常见的不需要抗感染治疗的炎症还有:①腱鞘炎,因长期、反复、持续力量稍大的生理性压迫、摩擦、姿态不正等造成组织的肥大和增生,累积迁延而成慢性损伤。治疗原则为限制致伤的动作,局部热敷,局部注射醋酸泼尼松龙激素等。②肝炎,常见的是甲型、乙型肝炎,都是由病毒感染引起。治疗原则以休息、营养为主,辅以保肝降酶药物,病毒复制活跃的还需抗病毒治疗。③类风湿关节炎,以小关节为主的慢性对称性病变。治疗上应予以肾上腺皮质激素及非甾体抗炎药如阿司匹林、丙酸衍生物、吡罗昔康等。④非感染性胃炎,因过度烟酒等刺激因素所致胃黏膜的炎性病变,分为急、慢性胃炎,治疗时应停用一切对胃有刺激的饮食或药物,多饮水,口服胃黏膜保护剂,保护胃黏膜,即可治愈。如此种种炎症都不需要抗感染治疗。

当然,在临床实践中,"消炎"与"抗感染"两种治疗方法有时也可相互补充。譬如治疗重症肺炎时,不仅要尽快杀灭和控制感染病原菌,也要注意机体的免疫功能的调节。在抗感染的同时,针对过度炎症介质反应,给予糖皮质激素和其他炎症因子抑制剂(如肿瘤坏死因子抑制剂等)。对于免疫功能低下或缺陷的患者,应尽早给予免疫球蛋白、胸腺肽、全血或新鲜血浆,通过改善机体免疫状态,支持重症肺炎的抗感染治疗。

132. 抢救时使用肾上腺素须注意什么?

肾上腺素是临床急救的必备药品之一。其药理作用是通过直接作用于肾上腺素能 α、β 受体,产生强烈、快速而短暂的兴奋 α 和 β 受体效应:①对心脏 β_1 受体的兴奋作用,可使心肌收缩力增强,心率加快,心肌耗氧量增加;②作用于骨骼肌 β_2 受体,可使血管扩张,降低周围血管阻力,从而降低舒张压;③兴奋 β_2

受体可松弛支气管平滑肌,扩张支气管,解除支气管痉挛;④兴奋 α 受体,可使皮肤、黏膜血管及内脏小血管收缩。

（1）抢救时两种给药方法

1）心脏停搏抢救:绝对缺氧（心脏停搏至心脏按压前）的时间长短是决定心肺复苏是否成功的关键。肾上腺素使用时间越早,效果越好。在发作数秒至 1~2 分钟内抢救并使用肾上腺素容易恢复。因此,心脏停搏患者应尽早施行心肺复苏术,并立即给予肾上腺素治疗。只要抢救及时、迅速、正确,有 80% 患者可望复苏成功。《中国心肺复苏指南（2016 年版）》指出:肾上腺素仍被认为是复苏的一线选择用药,可用于电击无效的心室颤动 / 无脉性室性心动过速、心脏静止或无脉性电活动。

2）过敏性休克抢救:对于所有出现系统性反应的患者,特别是有低血压、气管肿胀或明确呼吸困难的,都应早期肌内注射肾上腺素。在急性过敏反应期间,越早给药效果越好,注射部位在大腿 1/3 中部前外侧中央动脉处。

（2）抢救时两种给药剂量

1）心脏停搏抢救:肾上腺素 1mg 静脉推注,每 3~5 分钟重复 1 次。从周围静脉给药后注意使用生理盐水（20ml/ 次）冲管,以保证药物能够到达心脏。由于心内注射可增加发生冠脉损伤、心包填塞和气胸的危险,且会延误胸外按压和肺通气开始的时间,因此仅在开胸或其他给药方法失败或困难时才考虑使用。静脉用药强调要有持续心电监护,以防止出现高血压危象和室颤。

2）过敏性休克抢救:切忌应用心肺复苏的剂量来抢救过敏性休克。因为心肺复苏是针对骤停心律,而过敏反应是针对有灌注心律。由于肾上腺素皮下给药的吸收和达到最大血浆浓度所需时间长,且还因存在休克而明显延缓速度。所以,多通过肌内注射给药。若患者对第 1 剂给药无反应,而高级生命支持要 5~10 分钟后才能到达的前提下,此时应给予第 2 剂肾上腺素。

肾上腺素（0.1%）的使用剂量为肌内注射成人：0.5ml（mg）/ 次；12~18 岁：0.5ml（mg）/ 次；6~12 岁：0.3ml（mg）/ 次；6 个月 ~6 岁：0.15ml（mg）/ 次。

需要着重提醒的是：肾上腺素的肌内注射用药剂量一般为0.2~0.5mg/ 次，可用 1：1000（即 1mg/ml）制剂；静脉注射用药剂量为 0.05~0.1mg/ 次，且需要稀释至浓度为 1：10 000，即用10ml 注射器抽取 1ml 肾上腺素原液，加生理盐水 9ml 稀释后，共计 10ml。此外，在推注肾上腺素后，最好继续推注生理盐水20ml，这样有利于药物在血管内循环，快速达到心脏。

（3）用药注意

1）注意不良反应：治疗量，有时患者可见焦虑不安、面色苍白、失眠、恐惧、眩晕、头痛、呕吐、出汗、四肢发冷、震颤、无力、心悸、血压升高、尿潴留、支气管及肺水肿，短时的血乳酸或血糖水平升高等。大剂量，可兴奋中枢，引起激动、呕吐及肌强直，甚至惊厥等。当用量过大或皮下注射误入静脉时，可引起血压骤升、心律失常，严重者可发展为脑溢血、心室颤动。局部用药，可出现水肿、充血、炎症等。

2）注意特殊人群用药：禁用于患有器质性心脏病、高血压病、冠状动脉病、心源性哮喘、阻塞性心肌病、心律紊乱，尤其是室性心律紊乱、甲状腺功能亢进及糖尿病患者，以及脑组织挫伤、分娩患者。慎用人群为小儿、老年人、器质性脑损害患者及孕妇。

3）注意用药方法。注射时注意轮换部位，以避免引起组织坏死。而且长期、大量应用肾上腺素可致耐药性，但停药数天后，耐药性可消失。

如用于过敏性休克时，应补充血容量，以抵消血管渗透性增加所致的有效血容量不足；用于抢救时，必须监测血压、心律变化。

在心肺复苏过程中，一般情况下至少应每 3~5 分钟静脉注射 1mg 肾上腺素,且由于肾上腺素代谢很快,故需要频繁注射。如果患者尚未建立静脉通道,可经气管内给药,即将 1mg 剂量的肾上腺素溶于 10ml 的液体中滴入气管内。

4)注意药物相互作用:与 α 受体拮抗剂以及各种血管扩张药联用,可降低肾上腺素的升压作用。与全麻药合用,易产生心律失常,直至室颤。用于指、趾部局麻时,药液中不宜加用肾上腺素,以免肢端供血不足而坏死。与洋地黄、三环类抗抑郁药合用,可致心律失常。与麦角制剂合用,可致严重高血压和组织缺血。与利血平、胍乙啶合用,可致高血压和心动过速。与 β 受体拮抗剂合用,两者的 β 受体效应互相抵消,可出现血压异常升高、心动过缓和支气管收缩。与拟交感胺类药(如麻黄碱、异丙肾上腺素、去甲肾上腺素等)合用时,对心血管作用加剧。与硝酸酯类合用,肾上腺素的升压作用被抵消,硝酸酯类的抗心绞痛作用减弱。

133. 胸腺五肽、胸腺肽 α-1 与胸腺肽注射剂的区别是什么?

它们的区别有:

(1)胸腺五肽(TP-5):在对胸腺素类药物的研制中,科学家通过化学合成的方法制造出了胸腺生成素 Ⅱ(thymopoietin Ⅱ),并在此基础上进一步开发了胸腺五肽(由精氨酸、赖氨酸、天门冬氨酸、缬氨酸、酪氨酸 5 种氨基酸组成)。胸腺五肽与胸腺肽有着相同的生理功能和药效,其特点是药物纯度高、含量稳定(为激活 T 淋巴细胞的最佳剂量)、安全可靠,且不含有大分子蛋白质,其有效成分为动物胸腺提取物的 84~102 倍,TP-5 纯度高、质量稳定、疗效确切、安全可靠而受到广大医患的欢迎,使用前无须皮试。

(2)胸腺肽 α-1($T_{α1}$):是胸腺肽中的高端产品,该药物是由胸腺素组分 5(TF-5)中分离纯化出的一种小分子生物活性多肽，其含量约占 TF-5 的 0.6%，具有较高的免疫增强活性，同时还具有刺激血管内皮细胞迁移、促进血管生成和伤口愈合等作用，已用于乙型肝炎、丙型肝炎、恶性肿瘤以及免疫缺陷疾病等的临床治疗和研究。

（3）胸腺肽注射剂：是动物胸腺产生的一种蛋白质和多肽激素，在我国临床应用已有 20 多年的历史，但由于各种制剂的生产工艺、标准不同，产品质量及临床疗效也有较大的差异。普通胸腺肽属于生化制品，是健康小牛或猪等动物的胸腺组织提取物。该药是一种生物反应调节因子，能促进淋巴细胞成熟，调节和增强人体免疫机制，在临床上具有抗衰老、抗病毒复制、抗肿瘤细胞分化的作用。普通胸腺肽制剂报道出现过敏性休克、皮疹、发热、寒战、畏寒、胸闷、心悸、呼吸困难、头痛、发绀等多项不良反应，使用前需做皮内敏感试验，在皮试阴性时，仍需加强临床用药监护。国家药品不良反应监测中心对该类药品曾经进行过安全警示通报。

因此，胸腺五肽、胸腺肽 α-1 与一般的胸腺肽注射剂有着本质上的区别。

134. 什么是干扰素？

干扰素是 1957 年英国科学家发现的。他们把灭活的流感病毒作用于小鸡细胞，结果发现这些细胞产生了一种可溶性物质，这种物质能抑制流感病毒，并且能干扰其他病毒的繁殖，因此，他们将这种物质称为"干扰素"。干扰素是一种细胞因子，它是机体感染病毒时，宿主细胞通过抗病毒应答反应，而产生的一组结构类似、功能相近的低分子糖蛋白。英文名称为 interferon，简称 IFN。

135. 干扰素是如何分类的?

生物科学家们进一步研究发现,机体对入侵的异种核酸(包括病毒)都产生干扰素以进行防御。当机体细胞受到病毒感染时,机体细胞产生干扰素,干扰病毒复制,它是机体抗病毒感染的防御系统。根据干扰素蛋白质的氨基酸结构、抗原性和细胞来源,可将其分为:IFN-α、IFN-β、IFN-γ 三大类(IFN-ω 属于 IFN-α 家族,其结构和大小与其他 IFN-α 稍有差异,但抗原性有较大的不同)。现在公认 IFN-β 和 IFN-γ 只有一个亚型,而 IFN-α 有二十余个亚型。

由人体白细胞产生的干扰素为 IFN-α,又称人白细胞干扰素。由于其蛋白分子的变异和肽类氨基酸序列第 23 位和第 34 位的不同,又可分为:α-2a(23 位为赖氨酸,34 位为组氨酸)、α-2b(23 位为精氨酸,34 位为组氨酸)、α-2c(23 位和 34 位都为精氨酸)三种。α- 干扰素作用最强。其作用机制在于阻断病毒繁殖和复制,但不能进入宿主细胞直接杀灭病毒,而是与细胞膜接触并在细胞内产生一种特殊蛋白质即抗病毒蛋白(AVP),后者可抑制病毒 mRNA 信息的传递,从而阻止病毒在宿主细胞内繁殖。干扰素在病毒感染的细胞中还能诱导蛋白激酶及 $2',5'$- 寡腺苷合成酶($2'5'$-AS)的产生,然后 $2'5'$-AS 激活一个内源性核酸内切酶降解病毒 RNA,同时蛋白激酶能灭活核糖体合成所必需的酶,从而使蛋白合成减少,病毒生长受到阻抑。干扰素对 B 细胞的功能,在一定条件下起抑制或增进作用,如干扰素浓度高时明显抑制抗体反应,临床应用大剂量 IFN-α 治疗慢性病毒性肝炎,可使血清 IgG、IgM 异常升高者得到改善或恢复,其作用亦系干扰素抑制 B 细胞的作用,使浆细胞制造免疫球蛋白抗体过多现象得到缓解所致。干扰素对效应细胞的作用,可以增加组织相容抗原 - Ⅰ(HLA-1)的表达,这些抗原对杀伤性 T 细胞识别靶细胞时十分重要。

由人成纤维细胞产生的为 IFN-β，又称人成纤维细胞干扰素，其结构与 IFN-α 相似。干扰素 β-1a 是一个含 166 个氨基酸的重组糖蛋白，β-1b 是一个含 165 个氨基酸的重组蛋白，二者均有抗病毒和免疫调节作用。它们已被 FDA 批准用于多发性硬化症复发期与复发缓解患者，以减少临床发作频率，但其作用机制尚不清楚。

由特异性抗原刺激 T 淋巴细胞所产生的为 IFN-γ，有报道证实 IFN-γ 有增加白细胞介素 -2（IL-2）受体作用，而 IL-2 又可增加有丝分裂刺激淋巴细胞诱生 IFN-γ，故 IL-2 与 INF-γ 在功能上有密切联系和协调作用。

干扰素（IFN）最初是因其抗病毒活性而被应用的，它们还具有重要的免疫调节活性，干扰素与细胞表面的特异性受体结合后可引起一系列的细胞效应：诱导某些酶的合成、抑制细胞增殖、增强免疫活性，包括提高巨噬细胞的吞噬功能和加强 T 淋巴细胞的特异性毒性作用。重组干扰素 α-2b 是通过基因工程技术从大肠埃希氏菌获得的，属于天然存在的小蛋白分子家族，由病毒感染和其他诱因引起的反应性细胞分泌，它可用于许多肿瘤的治疗，也可用于传染性疾病、慢性乙型肝炎和尖锐湿疣的治疗。干扰素 γ-1b 是不同于其他干扰素的重组多肽，可激活吞噬细胞并在其中产生代谢物，对多种微生物具有毒性作用，用于降低慢性肉芽肿性疾病相关的感染频率和严重程度。

136. 治疗肝病时，如何使用干扰素？

（1）失代偿性肝硬化不能使用干扰素。一般患者进展到肝硬化阶段，肝内残存的"健康"肝细胞数量有限，可以理解成艰难地发挥肝脏的作用，维持着一个脆弱的平衡，到了失代偿期这种平衡已经很难坚持了。比如腹水、感染、出血、水电解质紊乱、肝性脑病等并发症相继出现。在这种情况下如果应用干扰素，一旦诱发免疫反应肝细胞受损，对于整个肝脏更是"雪上加霜"，非常容易进展到慢性重型肝炎阶段，此时除了肝移植外，其他如人工肝技术、内科药物、血浆蛋白等恐怕很难改变结局。所以此时如果 HBV-DNA 可以检测到，还是应用核苷酸类似物更为合适。

（2）剂量。多年以前刚开始使用干扰素时，剂量一般都比较小，每次 100 万单位。虽然患者副作用比较轻，但疗效却不好。现在，国内外的常规剂量是 300 万单位 / 次，隔日一次，疗效较前有了明显的提高。近年来开始有人应用更大剂量的干扰素，如 500 万 ~1000 万单位，疗效较以前又有所提高。目前认为，在 1000 万单位的范围内，提高剂量可以提高疗效，但副作用也随之增加。当单次剂量超过 1000 万单位时，副作用过大，患者不容易耐受，而且疗效也未见进一步提高。亚洲人种由于体型较小，也不适合用更大剂量。所以现在比较流行的观点是 500 万 ~ 600 万单位 / 次，隔日一次，比较合适。也有人主张最初 1~2 周可以每日一次，然后再改为隔日一次，疗效可能会更好。当然，如果因为经济问题，或因副作用问题而不能耐受更大剂量的干扰素，那么每次 300 万单位的剂量也是可以的。或者先用 100 万单位的剂量诱导耐受，然后逐渐增加剂量到常规量。总之，干扰素的剂量要个体化，因人而异，以能够平安耐受为准。如果不能耐受干扰素的副作用，那么就谈不上疗效的问题了。

（3）疗程。最初干扰素治疗的疗程多为三个月，但大量的疗程观察表明，三个月的疗程为时太短，很多患者还未来得及显出疗效便已停药。在干扰素治疗乙型肝炎时，早期常常表现为转氨酶升高，此为干扰素的"治疗反应"。待干扰素的疗效出现后，转氨酶才开始下降。所以现在要求随着病毒复制指标的阴转。这整个过程往往需要干扰素的疗程最好在 6 个月或以上，能到 10~12 个月更好。过去在治疗三个月时常常做化验看看转氨酶和病毒指标的情况,如病毒复制指标没有阴转,转氨酶仍然升高,则判定为干扰素无效,停止用药。现在认为以三个月为限,判定疗效时间太短,很多患者只要坚持用下去还会奏效的。提前放弃治疗对患者不利。所以现在的观点是只要患者能够耐受干扰素的副作用,只要肝功能未出现明显恶化,就可以将疗程再延长下去,可达一年以上。个别成功的病例甚至在用药的两年后才出现长期稳定的疗效。对疗效的观察目前提倡治疗前后的两次肝活检,因为观察肝细胞坏死是否减轻,肝纤维化是否减轻,比之观察转氨酶是否下降,病毒复制指标是否阴转更具有实际意义。肝纤维化的进展才是肝病进展的核心,而转氨酶和病毒指标只是一些表观指标。

137. 临床常用的止痛药物有哪些?

(1)第一类精神药和麻醉药。如吗啡、哌替啶、布桂嗪、芬太尼等。还包括曲马多等人工合成的中枢性止痛药,属于二类精神药品。这类药物对大脑痛觉中枢具有抑制作用,从而可以产生强大的镇痛效果。但是,在使用这类药物时,必须注意长期使用后导致药物成瘾性。这类药物常用于外伤性剧痛(如严重创伤、烧伤、骨折等)、内脏绞痛(如心绞痛、肾绞痛、胆绞痛时与阿托品合用)、癌症和其他原因的慢性剧痛、手术后疼痛等。

(2)解热镇痛药。如阿司匹林、对乙酰氨基酚、复方氨基比林、尼美舒利等。这类药物通过抑制或减少前列腺素的合成(因为前列腺素能够促使神经末梢感受器对缓激肽等致病因子的敏感性增加),从而起到镇痛作用。这类药物具有中等程度的镇痛作用,一般对钝痛效果较好,对外伤性剧痛、内脏平滑肌绞痛则无效,常用于头痛、牙痛、神经痛、肌肉痛、关节痛、月经痛等。

(3)非甾体抗炎镇痛药。如吲哚美辛、吡罗昔康、双氯芬酸钠、罗非昔布、塞来昔布、布洛芬、保泰松等。作用机制同解热镇痛药,因此临床有时将两者归为一类。其作用特点是抗炎作用较强,对消除炎症性疼痛效果显著,常用于风湿性关节炎、类风湿关节炎、骨关节炎等非特异性炎症所引起的疼痛。

(4)平滑肌解痉药。如阿托品、颠茄酊、东莨菪碱、普鲁苯辛等。这类药物通过解除平滑肌痉挛,可缓解平滑肌痉挛所引起的各种内脏绞痛,常用于胃肠痉挛性疼痛、肾绞痛、胆绞痛等。

(5)抗焦虑止痛药。头痛患者常伴焦虑、紧张、不安。紧张性头痛患者由于面部肌肉紧张、收缩使头痛更加严重,用抗焦虑药物可以使情绪稳定、肌肉放松,所以也用于头痛的联合用药。代表性药物有地西泮、舒乐安定、三唑仑等。

138. 如何正确选择和使用止痛药?

(1)选药原则。依据疼痛部位、疼痛性质、疼痛强度和止痛药的药理作用、适应证和不良反应,正确选用镇痛药。遇到患者有疼痛不适症状时,不能随意使用止痛药,要明确诊断后再使用,既能确保使用止痛药的针对性,又可避免盲目止痛掩盖真正的病症而耽误治疗。

(2)遵循三阶梯用药原则治疗癌症疼痛。一是按患者疼痛的轻、中、重不同程度,给予不同阶梯的药物,一般首先使用非阿片类止痛药,如果所用药物、剂量及用法不能达到止痛效果,可加用弱阿片类药物,如果二者合用后仍不能止痛,则可以使用强阿片类药物;二是用药个体化,用药剂量要根据患者个体情况确定,以无痛为目的,不应对药量限制过严而导致用药不足;三是严密观察患者用药后的变化,及时处理各类药物的副作用,观察评定药物疗效,及时调整药物剂量。

(3)交替用药。长期反复使用同一种止痛药物,容易产生耐受性,此时不能依靠增加剂量实现止痛效果,应及时改用其他化学结构类型的止痛药物代替。需要长期用药时,应在医师指导下使用,用药过程中注意监测可能出现的各系统、器官和组织的损害。

（4）联合用药。对中、重度疼痛,最好使用两种以上止痛药物,这样可以减少其用量及并发症,增强止痛效果。譬如癌痛治疗,常常会联合用药。

（5）灵活掌握不同给药途径。患者因病情或治疗产生严重恶心、呕吐或吞咽困难时,可使用止痛药的肛门栓剂、贴剂,在不降低止痛效果的同时,也避免了药物对胃肠、肝脏的损害。严重的疼痛还可以选用注射剂,经皮下、肌内或静脉注射。

（6）关注用药的不良反应。用药过程中如出现可疑不良反应时,应立即停药,必要时应及时对症给予适当的处理。如果存在下列情况应禁用或慎用止痛药:活动性消化性溃疡和近期胃肠道出血者;对阿司匹林或其他非甾体药物过敏者;肝、肾功能不全者;严重高血压和充血性心力衰竭患者;血细胞减少者;妊娠和哺乳期妇女。

139. 服药用水有哪些讲究?

（1）口服药物的用水选择

1）口服化学药(俗称西药)时,一般都应选温开水最好。不要选用茶水、果汁、牛奶、矿泉水等含有化学成分的水送服药物,避免与药物发生理化性配伍禁忌。譬如,果汁(尤其是新鲜果汁)富含果酸,果酸的主要成分是维生素 C 和柠檬酸等,很容易导致有些药物与果汁中的化学成分发生分解、化合等化学反应,也不利于药物的吸收。一些抗菌类药物(土霉素、红霉素等)与牛奶合用,就会与牛奶中的钙反应形成不溶性螯合物,降低抗菌作用,使药物疗效降低,甚至完全失效。

2）口服中成药时,则应根据中医理论选择合适的“水”送服,会起到事半功倍的作用。譬如,淡盐水送服六味地黄丸,淡盐水味咸,可引药入肾,所以可以作为药引,帮助六味地黄丸直达病变处,更好地发挥补肾的作用。此外,可利用盐的寒性,给肾阴虚、有虚火的患者清火。有药理实验表明,服用六味地黄丸时用淡盐水送服比用白开水送服疗效可高出约38%。其他宜用淡盐水送服的中成药还有:金锁固精丸、四神丸、黑锡丹、大补阴丸、左归丸、左磁丸等,多为治疗肾虚的药物。还有蜂蜜水送服咳嗽、便秘药;红糖水送服补血药;葱白汤、生姜汤送服散寒通阳药;大枣汤送服中气不足药;黄酒送服治疗跌打损伤、气滞血瘀、腰腿疼痛的中成药等。

(2)口服药物的水温讲究

1)助消化类。如胃蛋白酶合剂、胰蛋白酶、多酶片、酵母片等,均含有助消化的酶类。酶是一种活性蛋白质,遇热后会凝固变性。《中华人民共和国药典临床用药须知》指出:"胃蛋白酶遇热不稳定,70℃以上即失效。"

2)活疫苗。如脊髓灰质炎活疫苗糖丸,含有脊髓灰质炎减毒活疫苗,服用时应当用凉开水送服,否则疫苗灭活,不能起到免疫机体、预防传染病的作用。

3)含活性菌类。乳酶生含有乳酸活性杆菌,整肠生含有地衣芽孢杆菌,妈咪爱含有粪链球菌和枯草杆菌,合生元(儿童益生菌冲剂)含有嗜酸乳酸杆菌和双歧杆菌。此外,酵母片、丽珠肠乐等药物均含有用于防病治病的活性菌。遇热后活性菌会被破坏,建议凉开水送服。

4)清热类中成药。中医认为,对燥热之证,如发热、上火等,应采用清热之剂治疗,此时不宜用热水送服。用凉开水送服则可增加清热药的效力。

140. 送服药物的用水量有何讲究?

(1)一般的口服剂型,例如大部分片剂、中药颗粒剂,通常用 150ml 左右的水送服即可。胶囊剂遇水会变软变黏,服用后易附着在食管壁上,为保证药物确实被送达胃部,饮水量应不少于 300ml。口服泡腾片、分散片,须加水膨胀溶解后服用,尤其是儿童服用时,以防药片在喉部遇水膨胀,堵塞气管,造成窒息。

(2)有些口服药物不宜用水或少量用水送服。如保护胃黏膜的混悬剂,进入胃后变成无数不溶解的细小颗粒,像粉末一样覆盖在受损的胃黏膜上,保护胃黏膜免于胃酸侵蚀。如果服药后喝水会稀释药物,降低药效。服用麦滋林颗粒剂时,每袋只需 15~30ml 水冲服即可,以利于较高浓度下形成对胃黏膜的保护作用。同样,思密达(每袋 3g)也只需 50ml 水冲服。还有一些止咳糖浆药物较黏稠,服用后药物会黏附在咽部,直接作用于病变部位,从而起到消炎止咳作用。如果喝过多的水,会把咽部药物的有效成分冲掉,使局部药物浓度降低,影响药效发挥。如果觉得口干,应在服药半小时后再喝水。苦味健胃剂复方龙胆酊,是利用其苦味,通过舌头的味觉感受器,反射性地促进胃液分泌来增进食欲,故不宜多喝水,以免冲淡苦味而影响药效。

(3)有些药物服用时需要大量饮水。如磺胺类药物及其代谢产物主要通过肾脏排泄,有时会从尿液里析出、形成结晶,引起腰痛、血尿、蛋白尿,严重时结晶可阻塞尿路使尿液无法排出。大量饮水可以增加尿量,使尿液中药物的浓度降低,或者同时口服一些碱化尿液的药物,如碳酸氢钠等,避免析出结晶损害肾脏。感冒时服用解热镇痛药时,饮水量应大一些,每天尿量应该不低于 1.5L,发热或暑天时更应注意。一是因为这类药物高浓度时对胃有刺激;二是感冒时饮水有助于机体大量排尿以代谢体内的毒素;三是感冒药会使患者大量出汗,适当补充水分确有必要。如果喝水过少,既不利于发汗降温,还会因体内水分没有得到及时补充而引起虚脱。另外,四环素类药物、补铁剂等对消化道有刺激的药物,服用时均要加大送服的水量,以减轻对消化道的刺激。还有服用抗痛风药后,应大量饮水(一日应 2000~2500ml),以降低黄嘌呤结石及肾内尿酸沉积的风险;服用排尿结石的药后,也须大量饮水,保持一日尿量2500~3000ml,以冲洗尿道、稀释尿液,降低尿液中盐类的浓度和尿盐沉淀的机会。

141. 为什么有的药片吃进去被整粒排出来了?

如果是包衣片不应该有整片不吸收的情况。如果是骨架控释片,则有可能是不吸收的片剂骨架。补达秀是氯化钾缓释片,用特殊工艺将钾盐置于一个网状骨架片内,服药后,钾盐会逐步释放出来,胃肠道逐步吸收,利于血液的药物浓度稳定,而这个骨架片不会被消化吸收,整体排出。这是正常现象。该药说明书中有"服药后大便排出的白色物质为不能吸收的残存缓释辅料"的叙述。

142. 哪些静脉用药需要控制滴速?

静脉用药滴注速度既与患者心脏负荷相关,还会影响药物的疗效、药物的稳定性和不良反应。因此,控制好静脉滴注速度是用好药的精细管理。需要控制滴速的常用药物举例如下:

(1)万古霉素:滴注速度过快导致组胺释放,引发"红人综合征",表现为颈根、上身、背、臀等处发红或麻刺感。另外,万古霉素滴速过快还可使局部血管内药物浓度高,超过了其缓冲应激的能力,在血管受损处堆积,可使内膜受刺激,引起静脉炎。有时还可致严重低血压。因此,万古霉素滴注速度宜慢,静脉滴注时间一般控制在 60 分钟以上。

(2)两性霉素 B:滴注速度过快可使循环血量急剧增加,加重心脏负担,引起心力衰竭和肺水肿、心率减慢、心律失常、传导阻滞等,甚至心脏停搏等心血管系统反应。一般两性霉素 B 静脉滴注时间应控制在 6 小时以上。

（3）林可霉素类：静脉滴注速度过快可引起血压下降，甚至可导致神经肌肉接头传导阻滞而引起呼吸停止、心脏停搏。因此，林可霉素类，如克林霉素不可直接静脉推注。而静脉滴注时，每 0.6~1g 药物需用 200ml 以上溶液稀释，滴注时间应注意不少于 1 小时。

（4）喹诺酮类：喹诺酮类药物静脉滴注过快时普遍可出现不同程度的恶心、呕吐、胃肠不适、颜面潮红等反应。左氧氟沙星等滴注速度过快还会引起静脉刺激症状或中枢系统反应。因此，左氧氟沙星等喹诺酮类药物注射液每 100ml 滴注时间不得少于 60 分钟。

（5）阿奇霉素：阿奇霉素的主要不良反应是胃肠道症状，包括恶心、呕吐、腹痛、腹泻。若滴速过快，由于体内较高血药浓度，作用于胃肠道平滑肌，使胃肠道蠕动增强，会加重胃肠道反应的发病风险。使用阿奇霉素时，要求单次静脉滴注时间不宜少于 60 分钟，滴注浓度不得高于 2mg/ml。

（6）氨基酸：此类药物的渗透压大大超过人体正常的渗透压。如果滴速过快，因高渗作用导致人体脱水，增加细胞外液容量，从而血容量急剧增加，增加循环系统负担，造成头晕、呕吐、低血压、心动过缓现象。二是氨基酸类药物，如复方氨基酸（18AA）在使用时应严格控制滴速，滴速太快可导致氨基酸从肾脏大量丢失而出现不良反应。其滴速应缓慢，成人约 100ml/h。而在使用长链脂肪乳时，开始 15~30 分钟滴注速度应为 0.5ml/min，如无不良反应，可增加到 1ml/min。

（7）脂肪乳：脂肪乳注射液是浓缩的高能量肠外营养液，以微粒形式进入体内后，其分布、吸收、代谢和排泄与一般溶液型注射液相比，影响因素较多，在临床使用过程中易发生不良反应，主要有中枢神经系统不良反应、变态反应、肝功能损害、输液反应、药物外渗、静脉炎、心律失常等。30% 的脂肪乳剂 250ml

需输注 4~5 小时；10%、20% 脂肪乳注射液 500ml 的输注时间不少于 5 小时；静脉滴注速度最初 10 分钟为每分钟 20 滴，如无不良反应出现，可逐渐增加，30 分钟后维持在每分钟 40~60 滴（老年人稳定在 30 滴 /min）。

（8）异环磷酰胺：异环磷酰胺的不良反应主要为尿道刺激症状及肾毒性，表现为血尿及血肌酐升高，快速滴注时，可导致肾小管坏死，毒性增加。异环磷酰胺静脉滴注时，应溶解于 500ml 溶媒中，滴注时间为 3~4 小时。

（9）氯化钾：氯化钾属于一定要注意滴速的药物。除了易引起刺激性疼痛外，静脉过量或滴注速度过快均可引起高钾血症。患者表现为四肢无力，手脚口唇发麻，呼吸乏力及呼吸困难，心率减慢，心律失常，严重者可出现心脏停搏，甚至死亡等严重后果。氯化钾静脉给药时，用于补钾浓度一般不超过 40mmol/L（0.3%），速度不超过 0.75g/h（10mmol/h），否则不仅可引起局部刺激症状，还有导致心脏停搏的风险。

临床上需要控制滴速的药物还有很多，用药前可咨询临床药师，或查阅药品说明书和相关用药指南。

143. 药品使用时的"避光"与"遮光"有什么不同？

"避光"与"遮光"的要求不一样。遮光是指用不透光的容器包装，例如棕色容器或黑纸包裹的无色透明、半透明容器；避光是指避开日光直射。因此，"避光"比"遮光"的要求条件低。避光与遮光实际上是光线"度"的问题，如左氧氟沙星注射液在太阳光下注射变色，同样的药在室内使用则不会变色，这种情况就是"避光"。又如血管扩张药注射用硝普钠的溶液稳定性较差，滴注溶液应新鲜配制并迅速将输液瓶用黑纸或铝箔包裹遮光使用。

144. 为什么不提倡庆大霉素雾化给药?

不提倡使用庆大霉素雾化用药的原因:①庆大霉素雾化给药并非常规方式,常规方式为静脉滴注和肌内注射。目前尚无雾化剂型,通常是用注射剂型替代,属于经验性用药,缺乏规范,且用量难以把握,也就难以保证局部达到有效药物浓度。②抗菌药物的局部应用宜尽量避免。因为皮肤黏膜局部应用抗菌药物很少被吸收,在感染部位不能达到有效浓度,反而容易引起过敏反应或导致局部耐药性产生。③由于庆大霉素分子中含多个羟基和碱性基团,属碱性、水溶性抗生素,在碱性环境中呈非解离状态,作用效果好。而脓痰的酸性和厌氧环境常影响氨基糖苷类的抗菌活性,故此类药物用于雾化吸入有一定局限性。④有动物实验表明,庆大霉素既会对气管黏膜产生刺激作用,从而引发炎性反应,气管内炎症细胞及介质聚集,继发性自由基损害等;又会对气管黏膜产生毒性,使气管黏膜上皮表面黏液纤毛清除功能受损。

145. 蚓激酶肠溶胶囊为什么要饭前服用? 可以长期服用吗?

(1) 蚓激酶肠溶胶囊须饭前半小时服用。原因是肠溶胶囊的外壳是采用抗酸的材料制作的,不易被胃酸分解,可以在肠内的碱性环境下逐渐分解吸收。饭后胃酸的浓度降低,同时食物中的生物碱可以溶解胶囊,从而使药物大量被吸收,达不到缓释的目的。另外,饭前服用蚓激酶肠溶胶囊,能避免其在胃内被蛋白酶及胃液消化,延长了其在肠内存留的时间。

(2) 蚓激酶是一种蛋白水解酶,动物实验表明本品具有溶解家兔肺动脉血栓的作用,每 3~4 周为 1 个疗程,可连服 2~3

个疗程,也可连续服用至症状好转。服药期间注意患者凝血机制监测,有出血倾向者应该停药。另注意其与其他抗凝药有协同作用。

146. 常见的皮肤科用药有哪些药物相互作用?

皮肤科用药包括外用和全身用药。用药时除了注意药物本身副作用和特殊人群用药安全外,还须注意药物间的相互作用。

(1)影响药物的吸收。如伊曲康唑胶囊 + 雷尼替丁胶囊,经常见诸临床处方,用于浅表真菌感染体癣和慢性荨麻疹治疗。由于雷尼替丁为 H_2 受体拮抗剂,可改变胃肠道的 pH,改变胃排空或肠蠕动速度,改变肠黏膜的转运功能,妨碍伊曲康唑的吸收。伊曲康唑为三唑类的抗真菌药物,脂溶性强,用餐后立即服用,生物利用度高,与含油脂类食物同服,更有利于药物的吸收,须避免与抑制胃酸分泌的药物联用。两药联用应间隔 2 小时以上服用。

又如四环素族广谱抗生素,临床常用于治疗寻常痤疮。但是抗酸药,考来烯胺,考来替泊、钙、铁、镁制剂,可减少四环素族药物的吸收。

(2)影响药物的代谢。如罗红霉素片 + 咪唑斯汀片。罗红霉素为大环内酯类抗生素,会抑制由细胞色素 3A 酶催化的药物代谢,导致联用药物的作用增强或延长,包括副作用。咪唑斯汀是一种强效的、高选择性的组胺受体拮抗药,主要在肝脏经葡萄糖醛酸化和硫酸化代谢,也有通过肝脏 CYP3A4 代谢的途径,形成无活性的羟基化代谢产物。因此大环内酯类抗生素(如红霉素、罗红霉素、克拉霉素等)与咪唑斯汀、阿司咪唑、特非那定等联合使用时,会干扰目标药物的代谢,引起 Q-T 间期延长,增加高危人群发生心律失常的风险,因此罗红霉素与咪唑斯汀不宜联用。

（3）增加不良反应。如氯雷他定＋赛庚啶。氯雷他定系长效的三环类抗组胺药，与赛庚啶同属于三环类抗组胺药，此类药物还有异丙嗪、酮替芬、多塞平等，这类药物联用可增加对中枢的抑制作用，导致患者犯困，精神不振。根据抗组胺药起效时间不同，为增强治疗效果，两种或两种以上抗组胺药联合使用，在皮肤科处方中很常见。临床上常将第一代既有镇静作用，且止痒效果好的 H_1 受体拮抗药，与第二代无镇静作用的 H_1 受体拮抗药联合使用，但所选用的药物应属于不同的化学结构类别。

又如异维 A 酸＋四环素类（如米诺环素）引起颅内压增高。异维 A 酸为 13- 顺式维 A 酸，具有缩小皮脂腺组织，抑制皮脂腺分泌等功效，常用于治疗严重囊性痤疮。米诺环素能抑制痤疮丙酸杆菌，临床常用于治疗痤疮。但是由于两药脂溶性高，易通过血脑屏障，两药均可引起颅内压增高，联合使用严重时可导致假性"脑瘤"的发生，出现高血压头痛、视觉障碍、眩晕、耳鸣、共济失调、恶心、呕吐等前庭功能紊乱等症状，因此异维 A 酸与米诺环素不宜联用。

（4）增加毒性。抗过敏药（如特非那定、阿司咪唑等）＋咪唑类抗真菌药、大环内酯类抗生素（红霉素等），联用后可发生严重的心脏毒性，甚至致死。

沙利度胺因抗炎而具有免疫调节的作用。近年来用于麻风性结节红斑、严重阿弗他口腔炎、HIV 相关黏膜溃疡、皮肤淋巴细胞浸润等。体外试验发现它拮抗组胺、5- 羟色胺、乙酰胆碱和前列腺素。与对乙酰氨基酚联用，可增加对肝肾功能损害的毒性。

甲氨蝶呤多用于银屑病，还可用于皮肤炎，天疱疮等治疗。但是与非甾体抗炎药、水杨酸类、酒精等肝毒性药物和叶酸拮抗剂联用，可增加其肝毒性，或急性皮肤毒性反应（表皮坏死松解症等）。

环孢素对银屑病和严重特应性皮炎有效。但是与西咪替丁、地尔硫草、红霉素、雄激素、雌激素和伊曲康唑等联用，可增加该药血药浓度及毒性。与肝酶诱导剂利福平、巴比妥类、苯妥英钠、卡马西平、扑米酮、灰黄霉素等联用,可增加肝脏代谢负担,并降低该药血药浓度。合并使用肾毒性药物如非甾体抗炎药或其他免疫抑制剂可增加肾毒性。

147. 什么是药品不良反应?

药品不良反应是指药品用于预防、诊断或治疗疾病或调节生理功能时,在正常的用量、用法时出现的有害的、非期望的、且与药品应用有因果关系的反应。如果因药品滥用、超量使用、用法不当等意外或负有刑事责任的用药(如自杀性用药等)产生的后果则称为药品不良事件。国家规定药品不良反应和不良反应事件必须及时上报。与药品不良反应有关的概念有:

(1)严重不良反应:是指因使用药品引起以下损害情形之一的反应。①导致死亡;②危及生命;③致癌、致畸、致出生缺陷;④导致显著的或者永久的人体伤残或者器官功能的损伤;⑤导致住院或者住院时间延长;⑥导致其他重要医学事件,如不进行治疗可能出现上述所列情况的。

(2)新的不良反应:是指药品说明书中未载明的不良反应。说明书中已有描述,但不良反应发生的性质、程度、后果或者频率与说明书描述不一致或者更严重的,按照新的药品不良反应处理。报告时限是,一般病例逐级、定期报告,应在发现之日起三个月内完成上报工作。发现新的或严重的药品不良反应 / 事件,应于发现之日起 15 日内报告,其中死亡病例须及时向所在地省、自治区、直辖市 ADR 监测中心报告,必要时可以越级报告。

148. 药师在药品不良反应监测报告中的职责是什么?

药师在药品不良反应监测报告中的工作大致包括:

（1）执行《药品不良反应监测管理办法》，负责本院使用的药品不良反应情况收集、报告和管理工作。

（2）指导临床医师填写药品不良反应报表，尽早发现本院使用的各种药品的不良反应。

（3）及时向医务人员通报有关药品的不良反应，以保障患者用药安全。

（4）组织讨论本院发生药品不良反应的典型病例，研究评价不良反应因素和程度，报告并配合本院药事管理委员会，提出合理用药方案，减少不良反应的发生率。

（5）在属地药品不良反应监测中心的指导下，组织本院药品不良反应学术活动。

149. 为什么经过严格审批的药品，在正常用法用量情况下还会出现不良反应？

新药审批主要依据动物实验和部分患者临床试验的结果。但是动物与人在生理、病理上有许多不同的地方，临床试验又存在观察时间短、参加人数少等局限性。许多发生率低、需要较长时间才能发现的不良反应，在审批时难以充分收集相关数据，所以许多经过严格审批的药品，在正常用法用量情况下还会引起不良反应，包括一些严重的不良反应。譬如20世纪的"反应停"事件。

150. 疾病可以诱发药品不良反应吗？

药品不良反应除了药品自身特性外，与患者生理和病理也相关。疾病能改变药物的作用，既能改变药效学又能改变药动学，从而诱发不良反应。例如，便秘患者，口服药物在消化道内停留时间长，吸收量多，易发生不良反应。慢性肝病患者，由于蛋白合成作用减弱,血浆蛋白含量减少,血中游离药物浓度升高,易引起不良反应。肝硬化患者服用地西泮,其 $t_{1/2}$ 可达 105 小时(一般患者 $t_{1/2}$ 为 46 小时),从而易致不良反应。肾病患者因肾功能减退,使许多药物的排泄受到影响导致药物蓄积而诱发不良反应。如多黏菌素,患者的肾功能正常时,其神经系统的不良反应发生率约为 7%,而肾功能不良时可达 80%。因此,肝肾病患者,不宜使用与一般患者相同的剂量和用药间隔时间,否则就容易发生药品不良反应。

151. 何谓药源性疾病?

药源性疾病又称药物的诱发性疾病,是由某种药物或数种药物之间互相作用而引起的与治疗作用无关的药品不良反应。这种不良反应所发生的持续时间较长,反应程度较严重,造成某种疾病状态或器官局部组织发生功能性、器质性损害时,就称药源性疾病。如庆大霉素引起的神经性耳聋,肼屈嗪引起的红斑狼疮等。药源性疾病比药品不良反应要严重些,如果发现得早,及时治疗,绝大多数可以减轻症状或者痊愈。但若不能发现,耽误了治疗和抢救,则可能引起不可逆转的损害,甚至终身致残直至死亡等。

152. 维生素类、矿物质类药物会引起不良反应吗?

人体的生理生化过程,是一个平衡体系,维生素、矿物质必须根据生命需要成比例构成,不能多也不能少。维生素、矿物质类的药物也必须按规定的适应证、用法用量服用,否则也能引起不良反应,危害健康。例如长期、大剂量服用维生素 A、维生素 D 引起发热、腹泻、中毒,大剂量静脉注射维生素 C 引起静脉炎、静脉栓塞、死亡等。即使在常规剂量有时也能引起不良反应,如有人服用维生素 E 每天 3 次,每次 10mg,5 天后发生耳鸣、耳聋。又如,儿童过度补钙,会造成①高钙尿症,增加结石的概率;②前囟门闭合,形成小头畸形;③骨骺提早闭合,影响骨生长和身高;④骨质变脆,易发生骨折;⑤抑制肠道对铁、锌离子的吸收等。再者,许多人服用维生素、矿物质类药物的同时,可能还服用其他药物,也会因药物相互作用造成药品不良反应。

153. 如何正确认识药品不良反应?

对于药品不良反应要有正确的认识。中国俗话说:"是药三分毒",也就是说药品存在不良反应是药品的固有属性。药品从试验研究到上市销售,都必须关注其不良反应。药品说明书中不良反应内容多,说明这个药试验研究充分,且上市使用时间长。如果有的药品说明书在"不良反应"一栏的内容标注为"少见"或"未见",则说明这个药试验研究不充分或上市时间短,选用时更需要谨慎。正因为药品不良反应是用药治疗时不可回避的事实,国家才建立了药品不良反应监测报告制度——收集、监测、研究和评价来自医疗保健机构、个人和患者关于药品的不良反应信息,并及时予以通报。这样做的好处有:①有利于提高医务人员和公众对药品不良反应的正确认识,避免其重复发生,促进合理用药;②可以警告被通报药品的生产企业,加强对其生产药品的追踪监测、改进工艺、提高质量、完善药品说明书;③为药品监管、卫生行政部门的监督管理或淘汰药品提供依据;④减少药害事故发生,提高用药安全性。

药师对患者用药教育,应告之既不要因害怕不良反应而拒绝用药治疗,也不要忽视药品不良反应。正确认识药品不良反应,科学地避免药品不良反应的发生才是关键。

(1)药品不良反应与其治疗作用相比,是微不足道的。比如抗癌药物尽管有脱发、血液学变化、免疫力降低等诸多不良反应,但它可以有效杀死癌细胞,有利于提高癌症患者的生存质量和延长其生命。

（2）药品不良反应是否发生因人而异。尽管一些药品说明书或药品不良反应信息通报中罗列了许多不良反应,但是这些不良反应的发生率都会 <1%（这是新药上市的门槛）。

（3）大多数药品不良反应都是一过性的,可逆的。因为药物进入体内的主要代谢途径为经肝和肾,因此肝肾受到威胁的可能性最大,但人体的肝肾具有自我调节能力,特别是肝细胞的再生能力很强,受损的肝细胞可以在短期内得到替换,因此短期内使用对肝肾有一定影响的药品,造成的损害一般都是可逆的,在停药后即可恢复。

（4）合理配伍用药能减轻药品不良反应。某些药物单独使用不良反应大,可以用另外一种药来消除其不良反应。如抗结核药异烟肼长期大量服用可引起末梢神经炎,同时服用维生素 B_6,则可以防止发生这种不良反应。

用药后一旦出现了药品不良反应要权衡利弊,区别对待,如果药品不良反应轻微、可耐受,而疾病治疗很重要,可继续用药。如果药品不良反应很严重或虽不严重但无法耐受,这时无论其治疗作用是否重要,都要立即停药,并尽快就诊,请大夫更改治疗方案。记住:一旦发生严重的药品不良反应,即使无法肯定该反应是否由所用的药品引起,也要立即停药,尽快就医,请医生判断药品不良反应,并调整治疗方案,千万不可冒险用药。在特殊情况下,有些救命药即使不良反应很严重,也必须在医生的监督下使用。

另外,药品说明书中的注意事项中所列的禁忌证和副作用并没有包括所有的情况,如果用药后出现了不良反应,不要简单地对照说明书,而应该请医生或药师帮助分析、诊断,并及时上报。

154. 药品不良反应与药物副作用是一回事吗?

两者是有区别的。

药物(它比药品的概念广)的副作用:也叫副反应,是指药物按正常剂量服用时所出现的与用药目的无关的其他作用。这些作用本来也是其药理作用的一部分,例如阿托品具有解除胃肠道肌肉组织痉挛作用,同时也可扩大瞳孔、抑制腺体分泌(造成口渴)。当患者服用阿托品治疗胃肠道疼痛时,容易产生视物不清的副作用。但是临床往往利用阿托品这种扩瞳的作用,用于近视眼的检查;手术前使用阿托品减少腺体分泌以利于手术等。也就是说药品副作用,不一定都是有害的。药物的副作用是相对于临床选用药物时与期望药效不同的一些药理效应,因此这些药理效应可能由于治疗目的不同,而互为副作用。它是药物的固有属性,用或者不用,药物副作用都是存在的。

药品不良反应,包括药品的副作用(副反应),还包括药品的毒性作用(毒性反应)等。药品不良反应的判断标准是对人体、生理是否有不良后果(譬如产生病理、生理上的损害——呕吐、血压升高、过敏等)。药品不良反应除了药品本身的药理特性外,还与患者个体差异、用药方法、药物之间相互作用有关。药品不良反应是在药品使用时出现的。

155. 有哪些常用药具有耳毒性?

药物的耳毒性是指使用某些药物治病或人体接触某些化学制剂后引起的内耳功能损害或细胞损害。目前临床上常见的耳毒性药物为氨基糖苷类抗生素,其次是抗癌药、利尿药、非甾体抗炎药、抗疟药等。

(1)氨基糖苷类:是临床上最常见的耳毒性抗生素。其中链霉素、卡那霉素、庆大霉素、妥布霉素、阿米卡星、新霉素等对内耳均有不同程度损害,可导致眩晕、耳鸣、听力损害。新霉素在局部外用(如滴耳液)也有耳毒性。母亲在怀孕期间使用该类药物可造成胎儿耳毒性。

(2)其他抗生素:如使用红霉素可产生听力损害,特别当静脉给药时诱发耳聋的危险性增加;万古霉素、去甲万古霉素可导致耳鸣,重者听力损害,造成永久性耳聋。

(3)利尿药:呋塞米、依他尼酸,在使用较大剂量时可致听力减退,若及时停药,听力可能恢复。若与氨基糖苷类抗生素联合应用,可造成永久性听力损害。

(4)非甾体抗炎药:使用吲哚美辛、布洛芬、双氯芬酸、阿司匹林可出现耳鸣,大剂量的阿司匹林通常会引起暂时性听力下降,个别患者可造成永久性耳聋。

(5)细胞毒性药物:顺铂、环磷酰胺、甲氨蝶呤、氮芥、长春新碱、博来霉素等,这些药物都属于抗肿瘤药,都有耳毒性,都可引起耳鸣和听力减退。

(6)抗疟药:奎宁和氯喹均有耳毒性,可导致耳鸣和暂时性听力减退。用药剂量过大或敏感患者可致永久性听力损失。

值得注意的是药物耳毒性除药物本身性质决定外,还与个体基因差异有关,所以现在一些大医院开展药物基因监测,可以减少用药的盲目性。

156."毒"胶囊到底有多毒?

从以下几个方面讨论这个问题。

(1)"毒"胶囊为什么用破皮鞋作原料?药用胶囊的主要原材料是明胶,明胶可大致分为食用、药用及工业用三大类。食用和药用明胶需要取自动物新鲜的骨骼、皮肤、韧带等组织。明胶在药品和食品中广泛使用,一般用作增稠、发泡、乳化等。譬如用于制备外科敷料、止血明胶、空心胶囊、奶糖、果汁软糖、橡皮糖等。皮鞋（包括皮革制品）的原始物料也是动物毛皮，也含有明胶，但是这种毛皮是经过皮革鞣制等化学处置的，大致经过硫化钠脱毛、芒硝浸泡、浸灰、浸酸、铬鞣、染色等环节，在铬鞣时须加入聚氨酯 - 铬（Ⅲ）络合物、鞣酸等。这些皮革品在生产过程中的边角废弃物很多，约占原料皮重的 60% 以上，因此出于废物利用的考虑，就将这些皮革废弃物再提取工业用明胶，用于化工、感光材料、胶合板、印刷、黏合剂等生产。其与食用、药用明胶相比，成本、质量控制标准、价格差别很大。尤其是工业明胶中铬超标。

（2）铬金属有什么危害？ 铬是一种多价金属元素，常见的有二价铬、三价铬和六价铬。它质硬且脆，抗腐蚀，因此多用于不锈钢等制品。同时，铬也是人体必需的微量元素，动、植物体内均含有微量铬。自然界中铬主要以三价和六价的形式存在。二价铬参与人和动物体内的糖与脂肪的代谢，但是六价铬是有害元素，进入人体后，对肝、肾等内脏器官会造成损害，尤其在人体内蓄积具有致癌性并可能诱发基因突变。2015 年版《中国药典》明确规定，药用胶囊以及使用的明胶原料，重金属铬的含量均不得超过 2mg/kg。

（3）铬超标胶囊危害性到底有多大？ 铬的金属形式通过消化道吸收率很低，而且人们摄入铬超标的药物胶囊剂量也有限，1kg 明胶可加工上万颗胶囊，即使铬超标，每次摄入量也非常有限，即便是含有六价铬也不可能导致急性中毒的发生。所以，大可不必过于惊慌。胶囊铬超标事件，我认为更像是反映药品生产质量的一个风向标，表明我们的药品生产有掺假行为。

157. 儿童退热药"优卡丹"真的不安全吗？

"优卡丹"等儿童退热药的安全性问题最近被炒得沸沸扬

扬,与曾经的"尼美舒利风波"是一样的。这两次事件是同一类型的"炸弹",只是在不同时间"引爆"而已。如果不认清问题的实质所在,同样的风波还会发生。因此,有必要就此事进行讨论:

(1)"优卡丹"属于复方制剂,包装单位含:对乙酰氨基酚100mg,盐酸金刚烷胺40mg,咖啡因6mg,马来酸氯苯那敏0.8mg,人工牛黄4mg。对乙酰氨基酚解热镇痛;金刚烷胺可抑制"亚甲型"流感病毒繁殖;咖啡因增强解热镇痛效果,且减轻其他药物所致的嗜睡、头晕等中枢抑制作用;马来酸氯苯那敏为抗过敏药,能减轻流涕、鼻塞、打喷嚏等症状;人工牛黄具有解热、镇静作用。上述诸药配伍制成复方,可增强解热、镇痛效果,解除或改善感冒所引起的各种症状。其中,对乙酰氨基酚有肾损害不良反应,其与金刚烷胺配伍使用,因两者都是通过肾脏排泄,可能会增加肾损害,这是不争的事实。但是,对乙酰氨基酚是世界卫生组织(WHO)推荐2个月以上婴儿和儿童高热时的首选退热药。譬如,小儿退热药泰诺林糖浆、小儿百服宁滴剂等都含有对乙酰氨基酚。不过,"是药三分毒",发生药品不良反应,往往与药品的选择、使用剂量、使用方法、使用疗程相关。因此,将"优卡丹"等小儿退热药与"涉毒"联系起来,确实不准确。谈"优卡丹"色变,更是没有必要。

(2)"优卡丹"安全性问题不在药物本身。国家食品药品监督管理局2012年5月16日发布的《国家食品药品监督管理局修订含盐酸金刚烷胺的非处方药说明书》中,已对含盐酸金刚烷胺非处方药儿童用药说明书内容做了添加修改:对于仅用于儿童的氨金黄敏颗粒、小儿氨酚烷胺颗粒、小儿复方氨酚烷胺片,删除了注意事项中"1岁以下儿童应在指导下使用",在禁忌项中增加了"因缺乏新生儿和1岁以下婴儿安全性和有效性的数据,新生儿和1岁以下婴儿禁用本品"。这实际上是对1岁以下儿童使用"优卡丹"等含金刚烷胺的儿童退热药的安全性提出了警示,且对使用方法进行了限定。但问题是,非处方药是一般老百姓在药店自购药品,很难获得这些合理用药信息。因此,值得关注的应该是非处方药的审批和销售问题。譬如说,"优卡丹"原来的说明书"注意事项"中就有"1 岁以下儿童应在医师指导下使用"的表述,需要在医师指导下用药。

158. 含对乙酰氨基酚的非处方感冒药也不安全吗?

我们从下面几个方面,解读一下关于含对乙酰氨基酚感冒药的安全性问题。

(1)对乙酰氨基酚是一种缓解疼痛并起到退热作用的药物,除单方外,还多与其他药物制成复方制剂。常用于抗感冒,如泰诺、新康泰克、百服宁、白加黑等。在正确的用法用量下,还是很安全的。如果过量使用对乙酰氨基酚,可引起肝毒性反应,甚至可导致肝衰竭和死亡。

(2)使用药物是否发生不良反应,关键是使用剂量和疗程。对乙酰氨基酚的安全剂量为:成人口服每次 300~600mg,最大日剂量为 2000mg。如新康泰克一粒含对乙酰氨基酚 500mg,一天 2 次,一次一粒,并没有超过安全剂量。

(3)美国 FDA 限制对乙酰氨基酚处方药中,该活性成分的单片含量不能超过 325mg,只针对处方药,不包括市场上用于治疗感冒等疾病的非处方药。这是为什么呢? 美国患者到药店购买处方药,必须出示医生处方才能购买,药店的药师接到处方后必须按照医生处方上开具的数量调剂,不能整瓶或者整盒卖,就是药品需要拆零销售,这就带来了一个问题,药品拆零,导致销售药品没有详细使用说明书,容易造成患者重复、超剂量用药。为降低这一可能的风险(数据表明有半数对乙酰氨基酚造成肝损伤的患者是过量服用处方药造成的),FDA 限制单片(包括胶囊等其他剂型)处方药中"对乙酰氨基酚"的剂量不能超过 325mg。不过,美国 FDA 还同时强调,如必要,使用上述药品时可一次服用2片（粒或其他剂量单位），总量650mg，每日不超过4g，而国内一些媒体报道并不完整。

（4）服用含对乙酰氨基酚的药物须知：①任何药物都存在不良反应，含有对乙酰氨基酚的药物在医生或药师指导下正确使用时是安全且有效的；②在使用含有对乙酰氨基酚成分的药物时（包括处方药和非处方药）应仔细阅读药品说明书，并咨询药师；③不要同时服用两种及两种以上含有对乙酰氨基酚成分的药物，按医嘱服用含对乙酰氨基酚的药物，不能超量使用；④服用含对乙酰氨基酚药物时，不要饮酒，减少肝损害；⑤服药后发生面部、口腔、咽喉肿胀、呼吸困难、瘙痒、皮疹等，应立即停药并咨询医生。

159. 怎样理解药品的"慎用""忌用"和"禁用"？

为了患者用药安全，绝大多数的药品说明书上都印有"慎用""忌用"和"禁用"的用药注意事项。这三个词语虽只有一字之差，但嘱咐的轻重程度却大不相同。

（1）"慎用"提醒服药的人服用本药时要小心谨慎。就是在服用之后，要注意观察有无不良反应出现，如有就必须立即停止服用；如没有就可继续使用。另一方面，同时提醒医生应用某种药物，对患者的某种病情或个体情况可能有一定的影响，必须在开药时认真权衡其利弊，在利大于弊的情况下，谨慎而又细致地观察用药后的不良反应，如有不良反应，就立即停止使用，在没有出现不良反应的情况下才可以继续应用。譬如，老年人常服的阿司匹林等药也会引起消化道出血，所以老年人在预防性用药时须谨慎。女性经期也要慎用一些抗凝药或抑制血小板功能的药物，如华法林、肝素、阿司匹林等，如果此时服抗凝药就可能导致经血量过多、经期延长甚至月经周期紊乱。又如异烟肼可引起肝炎、过敏反应，还可引起肝细胞损害，因此患有肝病的患者应慎用,并定期复查肝功能。同时如果伴有其他疾病的患者,在服用该类药物时必须谨慎。例如利康尼片为一种新型止喘药,对支气管哮喘、慢性支气管炎及肺气肿有较好疗效,但如同时伴有甲亢或糖尿病,就必须慎用,要在控制甲亢或降低血糖后方可使用。但慎用不等于不能使用,一般来说,遇到必须使用慎用药品的情况,应在医生的指导下应用。所以,"慎用"是告诉你要留神,不是说不能使用。

(2)"忌用",比"慎用"进了一步,已达到不适宜使用或应避免使用的程度。标明"忌用"的药,说明其不良反应比较明确,发生不良后果的可能性很大,故用"忌用"一词以示警告。譬如,怀孕前 3 个月内的妇女服用了孕妇忌用的药物,如雌激素、孕激素、糖皮质激素、抗癫痫药、抗肿瘤药等,就有可能致胎儿畸形。又如风寒感冒者忌用双黄连口服液、夏桑菊颗粒等。磺胺类药物对肾脏有损害作用,肾功能不良者忌用。雷米封(抗结核药)对肝细胞有损伤作用,肝功能不良者应当忌用。利福平为抗结核病药物,临床效果好,为抗结核病的二线药物,但如同时患癫痫或有精神病史者,就要在用药中密切观察。在用药过程中还要定期检查肝功能,如若转氨酶持续增高,就要停药。再如心脏病患者在服用洋地黄时,如因血压增高需服降压药,则不可选择利血平。因利血平忌与洋地黄并用,有引起心动过缓甚至心跳骤停的危险。但当病情需要不得不使用某些忌用药物时,应当寻找药理作用类似,但不良反应较小的其他药品代替。若非用不可时,则须同时应用能对抗或减弱其副作用的药品,将不安全因素降到最低限度。家庭用药时,凡忌用药品最好不用。

(3)"禁用",这是对用药的最严厉警告,禁用就是禁止使用。因为患者一旦服用了禁用药品,轻则出现严重的不良反应,重则危及生命。譬如,青霉素过敏的患者绝对禁止使用青霉素类药物,因为可发生过敏性休克导致死亡;青光眼患者绝对不能用阿托品;孕妇和 18 岁以下的儿童禁用喹诺酮类抗生素;10 岁以下儿童患流感或水痘后禁止使用阿司匹林,因为阿司匹林容易引发瑞夷综合征;胃溃疡患者禁用阿司匹林,否则易造成胃出血甚至胃穿孔;吗啡有抑制呼吸中枢的作用,故支气管哮喘及肺源性心脏病患者禁用;又如中药巴豆、牵牛、麝香、水蛭等药,孕妇绝对禁用。

160. 什么是高警示药品? 临床上如何管理?

高警示药品也叫高危药品,该词源于英文"high-risk medication"或"high-alert medication",其概念最早是由美国医疗安全协会(Institute for Safe Medication Practices,ISMP)提出的。将一些若使用不当会对患者造成严重伤害或死亡的药品称为"高警示药品",其特点是出现的差错可能不常见,而一旦发生则后果非常严重。国家在等级医院评审中要求各医疗机构必须建立高警示药品管理措施。一般包括以下内容:

(1)高警示药品包括高浓度电解质制剂、肌肉松弛剂及细胞毒性药品等。

(2)高警示药品应设置专门的存放药架,不得与其他药品混合存放。

(3)高警示药品存放药架应标识醒目,设置黑色警示牌提醒注意。

(4)高警示药品使用前要进行充分安全性论证,有确切适应证时才能使用。

(5)高警示药品调配发放和使用要实行双人复核,确保发放和使用准确无误。

(6)加强高警示药品的效期管理,保持先进先出,保持安全有效。

(7)药学部定期和临床医护人员沟通,加强高警示药品的不良反应监测,并定期总结汇总,及时反馈给临床医护人员。

（8）新引进的高警示药品要经过药事管理委员会的充分论证,引进后及时将药品的信息告知临床,指导临床合理用药和确保用药安全。

161. 止痛药滥用的危害是什么?

国家对止痛药提出了遏制滥用的警示,止痛药滥用有可能造成以下安全风险:

（1）成瘾性:第一类精神药和麻醉药品,对于癌痛和长期慢性剧烈疼痛者,很少成瘾。但是对于一般疼痛患者,容易成瘾,停药后会出现戒断症状,表现有精神不振、打哈欠、流泪、流涕、出汗、全身酸痛、失眠、呕吐和腹泻等。即使是长期大量使用去痛片、地西泮等,也会产生对药物的耐受性和生理依赖性。

（2）掩盖病情:有些疼痛,如果未经医生确诊之前,滥用止痛药,虽然暂时疼痛的感觉可以减轻,但有可能掩盖疾病特有的症状,给医生诊断带来困难而贻误病情,如急性腹痛、头痛等。

（3）胃黏膜损害:长期或大量服用止痛药,尤其是空腹使用后,可出现上腹不适、恶心、呕吐、饱胀、食欲减退等消化不良症状。严重的可致胃黏膜损害,引起消化性溃疡,甚至可导致胃出血或穿孔。这是非激素类抗炎镇痛药和解热镇痛药的主要不良反应。

（4）肾功能不全和间质性肾炎:长期或大剂量服用含有非那西丁、对乙酰氨基酚等解热止痛药,可引起肾乳头坏死及肾间质炎性改变性肾病。近年来,国内外有许多因服用止痛药发生肾毒性损害的报道,其原因主要是止痛药抑制了前列腺素合成,导致肾功能不全和间质性肾炎。严重者可诱发肾乳头癌、肾盂癌、膀胱癌等。

（5）肝脏损害:有报道,在治疗剂量下,能导致 10% 的患者出现肝脏轻度受损,长期或大量服用对乙酰氨基酚可影响肝功能,引起中毒性肝炎。尼美舒利由于存在肝损害,我国药品监督管理部门已经规定 12 岁以下儿童禁用。

(6)心血管系统不良反应:非甾体抗炎止痛药能明显干扰血压,使平均动脉压上升。有报道,服用罗非昔布 18 个月后,患者发生心血管事件(如心脏病发作和中风)的相对危险性增加。

(7)神经系统不良反应:止痛药的过度使用,可减少血液中 5- 羟色胺的含量,导致神经突触后受体的上调节,从而干扰人体内在的疼痛调节机制,出现头痛、头晕、耳鸣、听力损害、嗜睡、失眠、感觉异常、麻木、幻觉、震颤等。

(8)妊娠期不良反应:非甾体抗炎止痛药被认为是诱发妊娠期急性脂肪肝的潜在因素;孕期服用阿司匹林可导致产前、产后和分娩时出血;吲哚美辛可能会引起某些胎儿短肢畸形、阴茎发育不全等。

(9)血液系统反应:阿司匹林等能抑制凝血酶原在肝内的形成,使凝血酶原在血中的含量下降;还能影响血小板的生理功能,使凝血时间延长,凝血功能受影响,长期使用容易引起出血倾向。安乃近、保泰松、吲哚美辛等可抑制骨髓而引起血细胞减少,甚至导致粒细胞缺乏。

(10)过敏反应:有些止痛药会导致过敏反应,临床表现的症状有皮疹、血管神经性水肿及哮喘等。譬如阿司匹林所致的过敏性哮喘,这是因为阿司匹林抑制了环氧化酶之后,堆积的花生四烯酸经另一途径生成了大量的过敏介质,可伴有荨麻疹或喉头水肿,多见于中年人或鼻炎、鼻息肉患者,所致哮喘大多严重而持久。

162. 多西他赛化疗前为什么要用地塞米松预处理?

(1)化疗前使用地塞米松除了有预防过敏反应、发热反应,升白细胞,提高食欲等作用外,还可以降低肿瘤细胞表面的张力,使化疗药物更容易进入肿瘤细胞,发挥治疗作用。

（2）由于多西他赛使用后可能引起毛细血管通透性增高,而糖皮质激素地塞米松具有抗炎作用。

（3）体外研究表明,多西他赛的血浆蛋白结合率超过 97%,地塞米松不影响多西他赛与蛋白的结合(从药物相互作用角度考虑)。

（4）糖皮质激素在水盐代谢作用中,长期大量应用通过作用于盐皮质激素受体,显示留钠排钾作用。一些合成物如地塞米松、倍他米松等,此作用极弱。然而,在继发性醛固酮增多症时,糖皮质激素有抗醛固酮和拮抗抗利尿激素的作用,显示排钠利尿的功效。

用地塞米松作为多西他赛化疗前预处理是权衡利弊的结果。

163. 口服华法林导致尿道出血,怎么处置?

华法林过量易致各种出血。华法林口服引起少量出血倾向时,应立即停药或减量。出血严重时可用维生素 K 口服或注射维生素 K_1,以对抗双香豆素类的抗凝作用。维生素 K 口服 4~20mg 或缓慢静脉注射维生素 K_1 10~20mg,用药后 6 小时凝血酶原时间可恢复至安全水平。

164. 长期服用安定类药物有何副作用?

（1）慢性蓄积中毒、记忆力减退。引起安定类药物蓄积中毒原因很多,如单一用药时间过长;因耐受作用而盲目加量甚至超过安全界限;老年人肝肾功能减退导致药物代谢排泄减慢、半衰期延长,服用剂量和频率却较年轻人没有减少等。中毒表现为记忆力减退、反应迟钝、思维迟缓、头痛、眩晕等。研究表明,长期服用安眠药与阿尔茨海默病的发病有一定关系。

（2）产生耐受性和依赖性。主要表现为患者长期单一使用安眠药，服用一段时间后常需要加大剂量才能达到原来的催眠效果；或者患者一旦突然停药会引发难以忍受的症状，如出现焦虑、失眠、易激惹、头痛、胃肠功能失调及畏食等。因此，陷入非吃不可的怪圈。

（3）睡眠异常。服药后的睡眠与正常睡眠不完全相同，患者往往有噩梦多、定时早醒或白天嗜睡现象，对体力和精力恢复不利。

（4）肌肉过度松弛。安眠药会抑制中枢和周围神经，有中枢肌肉松弛作用，醒来后人们会觉得全身软绵绵的，一点力气没有。对于老年人易在起床时会因无力而跌倒，增加发生骨折的风险。

（5）瞬时反应时间延长。老年人服药后驾车，更容易导致交通意外的发生。

所以，老年患者应以科学的态度对待安定类药物使用，既不能因其副作用而敬而远之，也不能有过高期望能"药到病除"。尽量避免长期使用，用药期间要严密注意药品的禁忌证和副作用，发现异常反应应随时就诊。

165. 哪些患者不宜使用复方甘草合剂?

（1）高血压患者不宜选用：因为此药中的甘草流浸膏有水钠潴留的作用，若与复方降压片合用，反而会引起血压的升高，故已服用了复方降压片的患者不宜选用复方甘草合剂。

（2）糖尿病患者不宜选用：因为甘草中含有甘草酸，水解后有糖皮质激素作用，会导致血糖升高。

（3）心脏病患者不宜选用：因为此药中的甘草能促进钾排泄，使血液中的钾浓度降低，导致心脏对地高辛敏感性上升而引起中毒，故因为各种心脏病引起的心力衰竭而应用地高辛时，应禁用复方甘草合剂。

（4）胃炎、消化性溃疡患者不宜选用：因为甘草有糖皮质激素作用，能增加胃液分泌，降低胃黏膜保护和修复作用。

（5）孕妇及哺乳期妇女不宜选用：因为此药中含有阿片，故孕妇及哺乳期妇女禁用。

166. 什么是药疗事故？适用于《医疗事故处理条例》吗？不属于药疗事故范畴的不良反应有哪些？

药疗事故，是指医务人员及药学技术人员知道或应该知道某药或某些药可能产生的危害却未予纠正或未将实情告知，导致患者或公众人身损害的事故。在医疗机构所发生的药疗事故属医疗事故的范畴，适用于《医疗事故处理条例》。常见的不属于药疗事故范畴的有：

（1）因患者病情异常或者体质特异而发生用药意外，如特异性过敏反应等。

（2）在现有医学、药学科学技术条件下，尚不能发现或预测的药源性疾病，如药品新的不良反应。

（3）因患者的用药不依从性而导致的药源性疾病，如用药过量等。

（4）因患者故意隐瞒病情或用药史，而导致药源性疾病，如隐瞒心血管疾病史等。

（5）经患者同意，对患者实施试验性用药发生不良后果。

（6）因不可抗力造成用药不良事件。

167. 控制胃酸的药什么时候服用合适？

控制胃酸的药分为抗酸药和抑酸药。

（1）抗酸药。多为弱碱性无机盐，如氢氧化铝、氧化镁、三硅酸镁、碳酸钙等及它们的复方制剂,主要作用为直接中和胃酸,可迅速缓解胃痛。因一定浓度的胃酸为食物在胃内进行消化作用所必需,胃病患者服用抗酸药作用是中和过多的胃酸,因而宜待胃内容物将近排空时再充分发挥药物的抗酸作用。故餐后 1~1.5 小时及临睡前服用最佳。注意这类药最好嚼碎服用。

（2）抑酸药。此类药物降低胃酸的机制不是直接发挥中和作用,而是吸收后作用于胃的泌酸细胞(壁细胞),抑制胃酸分泌。所以起效不及抗酸药物迅速,但作用时间长,不良反应少,胃酸降低明显,因而疗效突出。目前抑酸药主要有两类① H_2 受体拮抗剂:有西咪替丁(甲氰咪胍、泰胃美)、雷尼替丁、法莫替丁、尼扎替丁等。这些药物对胃黏膜多无明显刺激性,吸收利用基本上不受胃内容物的影响,一般规定在餐后服用,但在餐前或餐时服用也无妨。②质子泵抑制剂:抑酸作用更强大而持久,疗效更突出,有奥美拉唑、兰索拉唑、泮托拉唑、雷贝拉唑及埃索美拉唑等。由于这类药物的吸收利用多受到胃内食物的干扰,故在餐前空腹状态下服用最佳。另外,由于白天分泌的胃酸,在进餐后会被食物稀释,而夜间分泌的胃酸即直接与胃黏膜接触,起到腐蚀作用,引起胃黏膜糜烂、出血,甚至加剧病情。因此,抑制夜间胃酸分泌,对治疗溃疡病与胃黏膜糜烂出血,显得格外重要,于是临床主张晚上顿服抑酸药。

168. 胃黏膜保护药什么时候服用合适?

这类药物的基本作用为通过各种不同机制和途径,加强黏膜的屏障功能。药物作用能否充分发挥,取决于胃内药物浓度及与黏膜接触时间。胃内有食物存在会影响药物浓度,但食物能降低胃排空速率,延长药物与黏膜接触时间。故多数药物以在半空腹状态下的餐前服用为宜。具体药物因各有不同的特点,适宜的服用时间也不完全相同：①蒙脱石散和麦滋林 -S 在餐前服用；②硫糖铝在餐前 1 小时及晚上临睡前服用；③胶体铋和米索前列醇在餐前及晚上睡时服用；④替普瑞酮在餐后服用；⑤铝碳酸镁宜在餐后 1 小时及晚上睡前嚼服，且可根据病情随时加服。此药物具有可逆性吸附胆盐的独特作用，故最适宜治疗胆汁反流，而餐后也是胆汁反流易发时刻。

169. 三联抗幽门螺杆菌药是应同时服用吗？

不是。抗幽门螺杆菌治疗，大多用 1 种质子泵抑制剂或胶体铋剂，加 2 种抗菌药物联合使用，正确掌握这类药物服用时间，能提高疗效，减轻不良反应。克拉霉素以餐前空腹服用最佳，如有胃肠刺激现象出现，亦可在餐后或餐时服用。虽然食物会稍延迟此药物的吸收，但对总的生物利用度并无影响；阿莫西林口服后吸收良好，不受食物影响，于餐前、餐时、餐后均可服用；甲硝唑、替硝唑、呋喃唑酮则应在餐后服用，以避免或减轻较易出现的胃肠刺激症状。

170. 促胃动力药什么时候服用好？

促胃动力药，如甲氧氯普胺、多潘立酮、莫沙必利等，应在饭前半小时服用。到进餐时，药物浓度正好达到高峰值，能增强胃肠道蠕动，对反酸、嗳气和胃胀等有较好的疗效。解痉药曲美布汀具有对胃肠平滑肌运动的双向调节作用，也应在餐前服用。

171. 胃药联合使用时，应该注意些什么？

举例如下：

（1）硫糖铝和铋制剂需在酸性环境中才能在黏膜损伤处形

成保护膜,故不宜与抗酸药及抑酸药合用;铝碳酸镁常与抑酸药合用,其作用不受后者影响,但服药时段要错开。

（2）促胃动力药与抗胆碱药（溴丙胺太林、阿托品、颠茄等）,两者药理作用相拮抗,不宜联用。促胃动力药还会缩短其他药物在胃内的作用时间,可能降低后者疗效。如需联用,服药时段应错开,如餐前半小时服促胃动力药,餐后 2~3 小时服黏膜保护药。先服抗酸药,1 小时后再服促胃动力药。

（3）胃蛋白酶需在一定的酸性环境才有活性,故也不宜与抗酸及抑酸药合用。

（4）抗酸剂不能与抑酸药合用。有报道称抗酸药可减少法莫替丁的吸收,可降低兰索拉唑（达克普隆）及雷贝拉唑的生物利用度。

（5）H_2 受体拮抗剂与质子泵抑制剂两类抑酸剂,需要时可合用。如早上服质子泵抑制剂,晚上加服 H_2 受体拮抗剂,对与酸相关的疾病（如控制反流性食管炎患者的夜间酸突破现象）疗效可能会更好。

172. 止泻药——蒙脱石散的作用机制是什么?

药物蒙脱石散化学成分为双八面体蒙脱石,是一种天然的矿物质。蒙脱石散为天然蒙脱石微粒粉剂,具有层纹状结构和非均匀性电荷分布,对消化道内的病毒、病菌及其产生的毒素、气体等有极强的固定、抑制作用,使其失去致病作用;此外对消化道黏膜还具有很强的覆盖保护能力,修复、提高黏膜屏障对攻击因子的防御功能,具有平衡正常菌群和局部止痛作用。另外,其还能通过与黏液糖蛋白相互结合,增加黏液凝胶的内聚力、黏弹性和存在时间,从而修复和提高肠道黏膜屏障对各种攻击因子的防御功能,有降低结肠过分敏感性的作用;可促进损伤的消化道黏膜上皮再生,减少肠细胞的运动失调,恢复肠蠕动的正常节律,维护肠道的输送和吸收功能;平衡肠道正常菌群,提高消化道的免疫功能,是一种安全、有效的止泻药。

173. 服用蒙脱石散应该注意哪些问题?

应该注意:

(1)不能过于相信一旦出现腹泻就服用蒙脱石散,如果出现如下情况,必须去医院看医生:①急性腹泻服用该药 1 天后、慢性腹泻服用 2~3 天后症状未改善;②有脱水现象;③腹泻伴腹部或直肠的剧烈疼痛;④体温达 38 ℃或更高;⑤大便带血或发黑的焦油状大便。

(2)蒙脱石散服用方法(以药品"必奇"为例):①服用时将本品 1 袋倒入 50ml(半袋用 25ml)温开水中混匀后快速服完。不能将药品直接倒入口内用水冲服,或将药品用水调成糊、丸状服用,这样会使药物在消化道黏膜上分布不均,影响疗效。②治疗急性腹泻时,首次剂量应该加倍,而剂量加倍时,同时水也应加倍。③有联合用药时,譬如,感染性腹泻会同时使用抗菌药,应注意联用药物须在服蒙脱石散前 1~2 小时服用,以免影响其他药物吸收。

(3)蒙脱石散服用时间须因症而异:①如果是胃炎、结肠炎、肠易激综合征导致的腹泻,须饭前服用。因为这类病症常常伴有黏膜糜烂和出血,饭前服用可以降低肠腔过分敏感的作用,加强、修复黏膜屏障。②如果是感染性或消化不良所致腹泻者,应在两餐间服药,有利于药物发挥固定、清除多种病原体和毒素的作用;吸附消化道内气体和各种攻击因子,将其固定在肠腔表面,使之失去致病作用,而后随肠蠕动排出体外,以维护消化道的正常生理功能。③如果胃食管反流、食管炎患者使用蒙脱石散,宜饭后服用,以利于蒙脱石散覆盖在整个胃及食管黏膜表面,减轻炎症反应,减少胃液分泌,促进吸收功能。

174. 甲氧氯普胺与阿托品可以联用吗？

甲氧氯普胺为胃肠促动力药,能兴奋胃肠平滑肌,使胃运动功能亢进,促进食管和胃的收缩,加速胃排空,提高食物通过率,防止胃肠道内容物的反流,因此可单独用于反流性食管炎、食欲缺乏、嗳气,胃部胀满及顽固性胃气胀治疗,此时不宜联合使用阿托品,否则会使作用减弱。阿托品的作用是松弛胃肠平滑肌,抑制其蠕动,胃排空减慢,解除胃肠肌痉挛,并能减少胃酸的分泌,因而可单独用于十二指肠球部溃疡、急性胰腺炎等。而甲氧氯普胺能加速胃窦部排空,此时如果两药联用,无疑会产生拮抗。

但是,甲氧氯普胺联合阿托品治疗胆绞痛、顽固性呕吐时,却是可行的。这是因为:阿托品能解除平滑肌痉挛,常用于胆绞痛。甲氧氯普胺除了兴奋胃肠平滑肌外,还能抑制延髓的催吐化学感受区,有止吐的作用;松弛胆管括约肌,调整胆管运动和胆汁分泌;另外,还有镇静作用。因此,在治疗胆绞痛时,两药联用都能松弛胆管括约肌,合用能提高疗效。

175. 静脉推注葡萄糖酸钙为何要用高渗糖水？

因为 10% 或 25% 葡萄糖的高渗液体,黏滞度较大,推注时的阻力较大,正好符合缓慢静脉推注的要求。静脉推注 10% 葡萄糖酸钙,如果没有 10% 葡萄糖,可以加等量的 5% 和 25% 葡萄糖稀释后缓慢静注,速度不要超过 2ml/min,就是为了推注速度减慢,没有其他药理学因素的考虑。

176. 维生素 B$_{12}$ 注射液为什么不能静脉给药?

维生素 B$_{12}$ 注射液不能静脉给药的原因有:

(1)因为人体需要的维生素 B$_{12}$ 的量很少,静脉用药可快速增加血药浓度,导致严重不良反应,如哮喘、湿疹、面部水肿、寒战等过敏反应,发生心前区痛、心悸等。

(2)从药理学看,维生素 B$_{12}$ 和叶酸在体内处于一种动态平衡,静脉用药可导致叶酸与维生素 B$_{12}$ 失衡。

(3)直接静脉用药,无吸收屏障作用,可直接加大肝脏的负担。

(4)维生素 B$_{12}$ 只是作为血液形成的一种原料,在体内要进行一些生化循环,直接静脉给药也不能很快到达所需的效果。

(5)静脉给药,一般意义上比肌内注射安全性更低,危害性更大。

综合认为,维生素 B$_{12}$ 静脉直接用药没有意义,只能增加用药的风险。

177. 使用碘伏溶液应该注意什么?

可以从以下几个方面交代:

(1)碘伏稀溶液毒性低,相对于碘酊而言几无刺激性和腐蚀性。但稀溶液不稳定,家庭用需要在使用前稀释。

(2)碘伏溶液的有效期一般为 1~2 年,根据药瓶上提示为准,家用最好使用小包装,便于保存。碘伏应该密封放到阴凉的地方(碘易挥发),不适合冰冻储存。

(3)碘伏避免与银、铝和二价金属离子接触,因为对金属有腐蚀力,且自身失效。

(4)碘伏禁止与红汞等碘拮抗药物同用。碘伏应在酸性或

中性环境中使用,因为其在碱性环境中杀菌作用减弱。有机物
(例如油脂、蛋白质等)也可降低其疗效,须避免接触。

178. 为什么孕妇禁用碘伏?

　　碘伏是聚维酮碘溶液的商品名。微量元素"碘"是机体所
必需的生命元素,碘是甲状腺合成甲状腺素(T_4、T_3)的主要原
料,T_4、T_3在体内起调节和影响蛋白质、脂肪、糖、维生素等的代
谢及其组织器官的生长发育作用。当机体摄取碘不能满足生理
需求量时,T_4、T_3合成分泌减少,形成一系列病理损害,主要有地
方性甲状腺肿、地方性克汀病、早产、死胎、先天畸形、聋、哑、痴
呆等,这些损害统称为碘缺乏病。但是,碘过量与低碘一样会危
害人体健康,近年来受到了国际甲状腺学界和地方病学界的高
度重视。国际权威学术组织于 2001 年首次提出了碘过量的定
义(尿碘 >300μg/L),一致认为碘过量可导致甲状腺功能减退症、
自身免疫甲状腺病和乳头状甲状腺癌的发病率显著增加。专家
认为,碘摄入的推荐剂量是成人 150μg/d,尿碘中位数应当控制
在 100~200μg/L。如果经常用聚维酮碘溶液冲洗阴道,则可能
导致碘摄入过量,容易造成对胎儿的危害。

179. 说明书说碘伏孕妇禁用,为什么医院用于分娩消 毒呢?

　　聚维酮碘溶液(碘伏)是非处方药(OTC),患者可以自行购
药,如果妊娠期和哺乳期妇女长期大量使用,因阴道黏膜吸收
碘,可影响到胎儿或婴儿的甲状腺功能。因此,药品说明书中提
出"禁用"是对患者自行购药提出警示。但是,聚维酮碘溶液(碘
伏)作为消毒剂使用,是通过临床试验验证的,且孕妇分娩时在
医院使用,为一过性使用或短期使用,碘摄入十分有限,影响很

轻微。另外,碘是人体所必需的元素,为防地方性甲状腺肿,国家还提倡食用碘盐。因此,孕妇分娩、新生儿断脐消毒时使用聚维酮碘溶液(碘伏),只要不是大面积长期使用,可不必担心。

180. 甘露醇与甘油果糖注射液有何区别?

甘露醇和甘油果糖都是渗透性脱水剂,临床上常用于降低颅压,两者的区别有:

甘露醇注射液是单糖制剂,临床使用制剂为 20% 浓度,在体内不被吸收,代谢上无活性,绝大多数以原型从肾脏排出,是渗透性利尿剂。它通过提高血浆胶体渗透压,使脑组织内水分进入血管内,脑组织体积相对缩小而达到降颅压目的,降颅压速度快。长期大量使用或使用不当,易使甘露醇中的草酸钙物质沉淀于肾小管,导致肾小管吸收功能下降,造成药物对肾脏的毒性作用。

甘油果糖注射液为一种复方制剂(250ml 含甘油 25g,果糖 12.5g,氯化钠 2.25g),与甘露醇相比,本药起效慢,注射后(0.59±0.39)小时颅内压开始下降,2 小时左右达高峰,降颅压可持续(6.03±1.52)小时,比甘露醇约长 2 小时。治疗脑水肿时每次 250ml,1~2 次/d。甘油果糖不增加肾脏负担,一般无肾脏损伤作用。甘油果糖通过血脑屏障进入脑组织还能参与脑代谢提供热量。由于甘油果糖起效慢,紧急需要降颅压的情况难以奏效,但它作用时间长,无反跳现象,可以与甘露醇交替使用。甘油果糖适用于有心功能障碍不能耐受快速静脉输注甘露醇、伴有肾功损害、不需要立即获得降颅压挽救患者生命的紧急情况。

需要注意的是通过渗透性脱水剂降颅压是有一定限度的,降颅压的方法还有很多。例如:抬高床头、过度呼吸都可能达到短暂的降低颅内压作用。呋塞米静脉注射、口服甘油合剂也有一定效果。如果反复应用甘露醇和甘油果糖都不能达到理想的降颅压目的,患者状况逐渐恶化,就应想到尽早外科干预,例如:脑室外引流或开骨瓣减压,后者往往可以挽救患者生命,降颅压效果远远超过单纯依靠使用渗透性脱水剂。

181. 水溶性维生素为什么不能用含电解质液体稀释?

注射用水溶性维生素不能用含电解质液体稀释的原因是:

(1)注射用水溶性维生素含有维生素 B_2、烟酰胺、维生素 B_6、泛酸、维生素 C、生物素、叶酸、维生素 B_{12}、甘氨酸、乙二胺四乙酸二钠、对羟基苯甲酸甲酯等。其中乙二胺四乙酸二钠是稳定剂,有络合微量的“金属离子”作用,防止这些“金属离子”催化组方中易氧化成分。如果使用时再与含电解质的溶液混合,就会打破乙二胺四乙酸二钠的络合平衡。

(2)电解质是一类范围广的“金属离子”,对某些一氧化成分有催化作用。强电解质的加入可产生同离子效应、电位中和作用、盐析作用等,从而降低本品的有机酸(泛酸、维生素 C、甘氨酸、乙二胺四乙酸等)盐、有机碱(维生素 B_1、维生素 B_6 等)盐以及羟苯甲酯的溶解度,析出不溶性的有机碱、有机酸以及羟苯甲酯,强电解质含量越大,不溶性微粒数量增加越多。因此,注射用水溶性维生素不宜与强电解质在同一容器中混合使用。

182. 老年人可以同时服用复方丹参滴丸和麝香保心丸吗?

从中医治疗出发,由于心主血脉,冠心病的防治可以从“活血”(降低血黏度、抗血小板聚集)和“护脉”(保护血管,防治动脉粥样硬化)两方面进行。

复方丹参滴丸(复方丹参片、速效救心丸等)为活血化瘀药物,主要从"活血"方面来治疗冠心病,主要用于冠心病症状发作期,如胸闷、心绞痛发作时临时使用,不宜长期服用,长期服用活血化瘀药物会造成"破气",反而更不利于冠心病的治疗。

麝香保心丸,主要从"护脉"方面治疗冠心病,它不仅能用于冠心病的发作期,也适用于冠心病的缓解期及稳定期,麝香保心丸是缓解胸闷胸痛症状最快的中成药(麝香保心丸最快 30 秒起效,速效救心丸最快 1~2 分钟起效,复方丹参滴丸最快 5~8 分钟起效,复方丹参片 30 分钟后起效),长期服用能保护血管,防治动脉粥样硬化,而且麝香保心丸具有独特的促进缺血心肌血管新生的作用,可以在堵塞或狭窄的动脉周围生出新的毛细血管(医学术语为完善侧支循环,俗称"心脏自身搭桥"),从而能显著减少心绞痛发作,减少严重心脑血管事件的发生(如心肌梗死、脑中风等)。两者联用或交替使用,没有循证医学资料支持,可以向处方医师请教。

183. 糖皮质激素能降低血钾吗?

糖皮质激素降低血钾有两个途径:

(1) 糖皮质激素受体与盐皮质激素受体,在肾脏的远端小管起始部和皮质部集合小管的主细胞结构十分相似,它们均可分别与糖皮质激素或盐皮质激素相互结合。当血中糖皮质激素浓度增高时,其与盐皮质激素受体的结合率也相应增加,从而因为置换作用导致血液中盐皮质激素的升高,产生保钠排钾作用。但一般情况下,由于肾脏具有 11β- 羟类固醇脱氢酶,它可以阻碍糖皮质激素与盐皮质激素相互结合,所以糖皮质激素对水盐代谢的影响较弱,仅有轻度的潴钠和排钾作用,对正常人不会产生影响。患者摄入钠盐增多时,其肾小球滤液中的钠浓度也相应增高,其尿液中钠的重吸收量也随之增加。由于肾脏远曲小管和集合管对于钠的重吸收一部分是通过 Na^+-K^+ "离子交换"的形式进行的,当钠的重吸收增加时,钾的排出量也相应增加。同时,由于水、钠的大量摄入,尿量也相应增加,故尿钾排出量也随之增加,所以对于血钾较低的患者应限制钠盐的摄入量。

（2）患者使用了较多量的葡萄糖,其糖原合成和葡萄糖进入细胞内时,如果患者同时使用了糖皮质激素,其对糖代谢的促进作用也增加了 K^+ 进入细胞内的量,从而导致低血钾。

184. 为什么肾脏透析的患者需要补铁?

一般来说慢性肾功能衰竭的患者由于恶心、呕吐、食欲不佳影响铁质的摄入,同时由于尿素氮等毒素刺激胃肠道而引起的消化性溃疡、胃炎均会影响铁质的吸收,故一般来说慢性肾衰患者铁质是缺乏的。铁元素和叶酸、维生素 B_{12}、蛋白质一样都是生成血红蛋白的原料,如果单纯补充促红细胞生成素,而铁等造血原料不足必然会影响血红蛋白的生成。另外,应用促红细胞生成素（EPO）后,也会增加机体对铁的利用和需求,会进一步造成铁的缺乏,故多数情况下肾脏透析的患者在使用 EPO 的同时需要补铁。

铁缺乏有如下三个指标:①血清铁铁蛋白 <100μg/L;②转铁蛋白饱和度 <20%;③低色素红细胞占全部红细胞百分比 >10%。这三项指标有其一者即为铁缺乏,就应该补充铁剂。

185. 肾透析者如何补铁?

口服和静脉给药两种补铁给药途径都可以,一般静脉给药比口服铁剂效果要好。这是因为:铁剂在肠道吸收受多种因素干扰,口服铁剂的生物利用度较低。且伴有尿毒症的患者,体内单核巨噬细胞释放导致铁吸收障碍。静脉输入铁剂能迅速升高体内铁储备,增加体内可利用铁,利于机体动员和释放铁,从而改善贫血症状。但使用铁剂的同时应定期复查铁代谢指标,如血清铁蛋白 >300μg/L 了,应予以停用。

186．为什么血管紧张素转换酶抑制药可用于肾病治疗？

　　血管紧张素转换酶抑制药(ACEI)类药物对肾脏最显著的作用是降低肾小球内压,这也是其发挥治疗作用的基础。但另一方面,肾小球滤过依赖一定的肾小球内压,所以使用 ACEI 可能导致肾小球滤过率的降低,这也是为什么在使用 ACEI 类药物时要监测肾功能的原因。《美国家庭医生杂志》把 ACEI 类药物归为可能导致急性肾功能衰竭的药物,这是因为,对于血容量严重不足、孤立肾肾动脉狭窄和双侧肾动脉狭窄的患者,肾小球的滤过完全依赖血管紧张素Ⅱ,这些患者使用 ACEI 类药物会导致肾小球滤过率显著降低,肾功能迅速恶化;另外,对孤立肾肾动脉狭窄和双侧肾动脉狭窄的患者,使用 ACEI 类药物后还可导致致命性低血压,因此,上述患者可以被看作是使用 ACEI 类药物的绝对禁忌人群。还需要指出的是,ACEI 类药物会导致血钾升高,而尿毒症患者最主要的电解质紊乱就是高血钾,所以,对血肌酐超过 300μmol/L,而没有进行肾替代治疗的尿毒症患者要慎用 ACEI 类药物,如果必须要用,一定要密切监测血钾水平。ACEI 类药物主要用于治疗以下肾病:

　　(1)糖尿病肾病特别是 1 型糖尿病肾病。糖尿病肾病起病非常隐秘,早期无任何症状,而且无法通过常规方法检测出来,到临床上发现蛋白尿时,已经达到第三期。按照以往的理论,患者进入这一期后,病情已不可逆转,患者的肾小球滤过率逐月下降,平均在 5 年后进入尿毒症期。在糖尿病肾病的发病机制中,有许多独立的危险因素,如肾小球肥大等,而血管紧张素Ⅱ能够显著增强这些因素的作用。近年来,国外的大量研究证实,血管紧张素转换酶（或受体）抑制药是现在已知的唯一对 1 型糖尿病肾病有效的药物，甚至有医生报道对 2 型糖尿病肾病也有效，但还有待于大规模临床试验证实。

（2）用于治疗经激素和细胞毒性药物治疗无效的蛋白尿。有报道：给激素和细胞毒性药物治疗无效的蛋白尿患者，使用 ACEI 后收到了意想不到的疗效。ACEI 类药物治疗蛋白尿的机制有以下几点：①通过降低血压，减轻高血压对肾脏的损害，在一定范围内降低蛋白尿；②通过选择性扩张出球小动脉，从而降低肾小球内压，减轻了推动白蛋白通过肾小球基底膜的动力，从而降低蛋白尿；③通过改变肾小球（特别是基底膜）的结构，降低肾小球对白蛋白的通透性，从而降低蛋白尿。

187. 胰岛素制剂如何分类？

（1）根据胰岛素来源分类：胰岛素根据来源可分为人胰岛素、牛胰岛素和猪胰岛素。猪胰岛素与人胰岛素结构类似，仅有一个氨基酸不同，牛胰岛素与人胰岛素有 3 个氨基酸不同。动物胰岛素和人的胰岛素结构有差异，有抗原性；动物胰岛素发生过敏者可换用人胰岛素。应用人胰岛素或提高制剂纯度，将有利于减少过敏反应。对人胰岛素过敏者可试用胰岛素类似物。

（2）根据制备工艺分类：可将胰岛素按由动物提取、适当纯化猪胰岛素、酶修饰、重组 DNA 技术等不同制备工艺分为①半合成人胰岛素，是以猪胰岛素为原料，经过酶修饰后得到的人胰岛素；②生物合成人胰岛素，是通过重组 DNA 技术利用经过基因修饰的细菌产生的人胰岛素；③胰岛素类似物是利用重组 DNA 技术，通过对人胰岛素的氨基酸序列进行修饰生成的，可模拟正常胰岛素分泌和作用的类似物，它们具有与普通胰岛素相似的结构、理化性质和药动学特征，目前用于临床的有赖脯胰岛素和门冬胰岛素两种超短效胰岛素类似物，及甘精胰岛素和地特胰岛素两种长效胰岛素类似物。另外，为了延长胰岛素的作用时间，通常将胰岛素制成混悬液，如精蛋白锌胰岛素。

（3）根据作用时间分类：胰岛素按开始发挥作用的时间、作用高峰出现的时间及效力持续的时间一般可分为 4 大类①短效类，又叫速效胰岛素或正规胰岛素。制剂中不含鱼精蛋白，外观澄清透明，可供皮下、肌内或静脉注射，作用高峰时间 1~3 小时，效力持续时间 5~7 小时。②中效类，含鱼精蛋白，胰岛素与鱼精蛋白二者的比例为 1：1，可与短效类合用，用时各自发挥其作用。仅可皮下或肌内注射，不能静脉注射，高峰时间 6~12 小时，效力持续时间 18~24 小时。③预混类，是把一定比例的短效和中效胰岛素预先混合好，以利临床上使用。常用的比例为短效：中效 =3：7 或 5：5。④长效类，含过量鱼精蛋白，胰岛素：鱼精蛋白 =1：（1.5~2），外观不透明，只能做皮下注射，高峰时间 10~16 小时，效力持续时间 28~36 小时。

附：常用胰岛素制剂的注射方式、主要药动学参数比较，见表 3。

188. 胰岛素针开启后需要放在冰箱里贮存吗？

胰岛素针开启不要放在冰箱贮存。原因是：

（1）使用中的胰岛素可以室温保存。温度不超过 30℃，可保存 28 天，所以开封使用后的胰岛素不必再放入冰箱冷藏，且由于胰岛素针在冷热环境中反复更易造成胰岛素失效。尤其是不能将装上笔芯的胰岛素笔放入冷藏箱，反复放入取出，如果针头未取下，胰岛素药液在热胀冷缩过程中会吸入空气形成气泡，造成注射量不准。因此，每次使用胰岛素笔注射完成后，只需将针头取下，室温保存即可。

（2）胰岛素针开始使用后，由于注射液已经与外界连通，不在密闭的环境下，放入冰箱会使注射剂水分挥发（如新鲜蔬菜

表 3　不同类型常用胰岛素制剂的注射方式、主要药动学参数等的比较

类型	临床用途	制剂	来源	商品名	注射方式	作用时间 / h		
						起效	达峰	维持
超短效（双聚体解离成单体快）	控制餐后血糖	赖脯胰岛素（lispro insulin）	基因工程菌	诺和锐笔芯	皮下	15min	30~60min	3
		门冬胰岛素（aspart insulin）						
短效（六聚体解离成单体慢）	控制餐后血糖	正规胰岛素（regular insulin）	猪胰脏		静脉	立即	0.5	2
					皮下	0.5~1	2~4	6~8
		中性胰岛素（neutral insulin）						
		单组分人胰岛素（human monocomponent insulin）	基因工程菌	诺和灵 R 笔芯）常规优泌林（笔芯）				
		单组分猪胰岛素（actrapid monocomponent insulin）	猪胰脏					
		半慢胰岛素锌混悬液（semilente insulin zinc suspension）			皮下	0.5~1	2~8	12~16

续表

类型	临床用途	制剂	来源	商品名	注射方式	作用时间 / h 起效	达峰	维持
中效	提高胰岛素基础水平，控制夜间及早餐前血糖	中性鱼精蛋白锌胰岛素（NPH insulin）	基因工程菌	诺和灵 N（笔芯）中效优泌林（笔芯）	皮下	1~2	6~12	18~24
		珠蛋白锌胰岛素（globin zinc insulin）			皮下	2~4	6~10	12~18
		慢胰岛素锌混悬液（lente insulin zinc suspension）			皮下	1~2	6~12	18~24
长效	同上	鱼精蛋白锌胰岛素（protamine zinc insulin）			皮下	4~6	16~18	24~36
		特慢胰岛素锌混悬液（ultralente insulin zinc suspension）			皮下	4~6	16~18	20~36
预混短效 30% 中效 70%	胰岛分泌功能较好的 2 型 DM；仅早晚餐前注射	单组分人胰岛素（human monocomponent insulin）	基因工程菌	诺和灵 30R（笔芯）70/30 优泌	皮下	0.5	2~8	24

续表

类型	临床用途	制剂	来源	商品名	注射方式	作用时间 / h		
						起效	达峰	维持
	午餐前不注射,午餐前后血糖仍达标者			林(笔芯)				
预混短效 50%中效 50%	同上	单组分人胰岛素(human monocomponent insulin)	基因工程菌	诺和灵 50R(笔芯)50/50 优泌林(笔芯)	皮下	0.5	2~8	24

在冰箱放一天就会蔫），反而不利于药品保存。

（3）实际上在使用胰岛素 30R 等注射剂时，往往使用者都不知道用前需要摇动混匀。如诺和灵 30R 为可溶性人胰岛素 30%，低精蛋白锌人胰岛素 70% 预混制成的混悬液。如果用前不摇匀，就可能使低精蛋白锌人胰岛素沉积于注射器下方，且影响疗效。如果开启后，再放于冰箱，也会加速低精蛋白锌人胰岛素的沉积。

189. 未开封的胰岛素笔芯如何保存？

未开封使用的胰岛素药瓶或者胰岛素笔芯应盒装储存于 2~8℃ 的冰箱内，可保持活性 2~3 年不变。如果需要长途携带，可将胰岛素装在专用的盒子里，到达目的地后再放入冷藏箱中。在运输过程中不能剧烈震动，因为胰岛素的分子结构是由两条氨基酸链通过两条二硫键松散地连接在一起，在剧烈震动的情况下，二硫键会出现断裂，从而破坏其生物活性，导致药效丧失。乘飞机旅行时，胰岛素应随身携带，千万不可随行李托运，因为托运舱与外界相通，温度可降至零度以下，这样会使胰岛素变性。

190. 诺和灵 30R 与 50R 有什么不同？

诺和灵 30R 和 50R 都是预混型胰岛素（胰岛素制剂中的 R 表示短效，N 表示中效，U 表示长效）。诺和灵 30R 可溶性人胰岛素 30%，低精蛋白锌人胰岛素 70%。30R 表示其中短效与中效之比为 30∶70，50R 表示其中短效与中效之比为 50∶50。通过临床上观察，一般如果早中餐短效胰岛素用量总和，与晚餐和睡前胰岛素总和差不多，可以选用 50R。因为如果早中餐短效胰岛素用量总和，与晚餐和睡前胰岛素总和差不多，说明该患者餐后血糖异常比较明显,选用 50R 是因为胰岛素都是在餐前注射,短效 R 起效快,能较好地控制餐后血糖;如果一天中的空腹血糖难以控制,餐后血糖控制较好,可以适当选用 30R,增加中效 N 比例,较好地控制空腹高血糖。在有效控制血糖的前提下,使用这两种预混胰岛素一天总用量应少于 24U,如果控制不好,还是选择三餐短效加睡前中效较好。

191. 为什么糖尿病合并高血压不能用 β 受体拮抗剂?

(1)《国家处方集》有记载:在无并发症的高血压合并糖尿病患者,或有发生糖尿病风险的高危患者,应避免使用肾上腺素 β 受体拮抗药,特别是避免肾上腺素 β 受体拮抗药和氢氯噻嗪联合使用。

(2)避免使用肾上腺素 β 受体拮抗药的原因:非选择性肾上腺素 β 受体拮抗药阻断 $β_2$ 受体,从而抑制了肌糖原分解,可能掩盖低血糖症状或引起糖尿病患者出现低血糖而不易恢复;长期大剂量应用还会降低胰岛素敏感性,增加肝糖输出;此外还有升高 TG、降低 HDL 等不良反应。

(3)美托洛尔属于 $β_1$ 受体拮抗药(心脏选择性 β 受体拮抗药),那么是否适用于糖尿病合并高血压呢? 不能一概而论。β 受体拮抗药能对抗儿茶酚胺类物质,降低心率,减少心排血量,降低血压,可与利尿剂合用以加强疗效。对于运动后血压升高、心率偏快的高血压患者效果更佳。主要的不良作用是负性变时、负性变力作用,延长心脏传导,加重房室传导阻滞,大剂量可影响血中的低密度脂蛋白、甘油三酯代谢和糖耐量异常,可能掩盖低血糖症状,故对老年高血压或糖尿病患者,不是首选的药物。但对有心绞痛、心肌梗死的老年糖尿病合并高血压的患者,在血糖监控的前提下,仍推荐使用。

192. 糖尿病患者可以服用氨基葡萄糖吗?

应该没有问题。氨基葡萄糖是葡萄糖的一个羟基被一个氨基取代的化合物。它是结缔组织与软骨细胞的主要成分,是关节软骨基质中糖蛋白和氨基葡聚糖链的基本单元。补充氨基葡萄糖可促进软骨细胞合成生理性的糖蛋白和氨基葡聚糖,以修补受损的软骨,还可刺激滑膜产生透明质酸,以增加关节间的润滑。它不是葡萄糖,在体内也不分解产生葡萄糖,所以糖尿病患者可服用。

193. 糖尿病患者可以使用葡萄糖注射液吗?

糖尿病患者不能使用葡萄糖注射液,这是一个误区。正常情况下,一顿正常饮食,比如 100g 大米(按 75% 转化为糖)大概也是 75g 葡萄糖左右,而一瓶 250ml 的 5% 葡萄糖注射液,含糖量也只有 12.5g。因此,糖尿病患者也不必过于顾忌葡萄糖注射液的使用,治疗需要使用的还是应该照常使用,只须关注葡萄糖的摄入量和血糖变化即可。

194. 糖尿病患者哪些情况下应该用葡萄糖注射液? 需要注意什么?

(1)糖尿病患者在以下几种情况下需要使用葡萄糖注射液:

1)糖尿病患者由于各种原因出现低血糖症,紧急情况下需要输注葡萄糖溶液。

2)有些糖尿病患者由于某些原因(如手术)不能进食时,需要通过输注葡萄糖补充热量。

3)需要使用葡萄糖溶液做溶媒的药物。临床上有些药物的稀释配置必须要用葡萄糖溶液,如去甲肾上腺素、胺碘酮、阿奇霉素、红霉素、两性霉素 B、奥沙利铂、喹诺酮类及甲硝唑等。

4)治疗需要。葡萄糖溶液和其他药物组成的特殊配方是某些疾病的治疗需要,譬如胰岛素、葡萄糖及氯化钾组成合剂(GIK)有稳定细胞膜的作用,临床称作极化液,可纠正细胞内缺钾,并提供能量,减少缺血心肌中游离的脂肪酸。可用于防治心肌梗死时的心律失常。

5)有些疾病在治疗过程中,不宜输注过多盐水,如血压过高、心功能不全患者,都需要限制钠盐的摄入,否则会血压增高,加重心脏负担,诱发心衰;肾功能不全的患者,大量输注生理盐水,可引起高氯性代谢性酸中毒,在休克状态下使用,可加重代谢性酸中毒,加重肾的负担,甚至有肺水肿的可能。这些情况下可以选择葡萄糖注射液。

(2)糖尿病患者使用葡萄糖注射液时,需注意:

1)糖尿病患者使用葡萄糖注射液纠正低血糖或预防低血糖,需要在输注过程中随时监测血糖值,葡萄糖的用量要适可而止。

2)糖尿病患者需要输注葡萄糖补充热量及必须使用葡萄糖注射液作溶媒或者其他不适合输注盐水而需要输注糖水补液的情况下,在不改变糖尿病患者常规治疗和进食的前提下,为了防止患者血糖升高,临床上一般会采取加用胰岛素兑冲输液使用的葡萄糖。在血糖正常情况下,葡萄糖和胰岛素的比例为 4 : 1~5 : 1,即 4~5g 葡萄糖用 1 单位普通胰岛素,如 1 瓶 500ml 的 5% 葡萄糖注射液需 5~6U 的胰岛素兑冲。

195. 胰岛素可以与葡萄糖输液混合滴注吗?

胰岛素最好不要直接加入葡萄糖注射液中兑冲。因为:

(1)胰岛素兑冲葡萄糖,并不是一种简单的体外化学反应,而是利用胰岛素在体内调节糖代谢,促进肝脏、骨骼和脂肪组织对葡萄糖的摄取和利用,促进葡萄糖转变为糖原贮存于肌肉和肝脏内。

（2）胰岛素为多肽结构,易受理化因素影响,与许多药物存在配伍禁忌,且 PVC 材质输液瓶对胰岛素有吸附作用,使进入人体的胰岛素实际用量会减少。

（3）胰岛素血中半衰期短,只能几分钟,而皮下注射,吸收慢,作用时间长,兑冲葡萄糖的效果更好。所以临床上使用胰岛素兑冲葡萄糖,不要加入葡萄糖输液中,最好采用胰岛素皮下注射的方法。

196. 口服降糖药如何选择合适用药时间?

口服降糖药有很多种,每一种降糖药的降糖机制不同,服用的时间也不同,整理归纳如下:

（1）磺脲类（SUs）:目前常用的药物有格列吡嗪、格列齐特、格列美脲、格列苯脲和格列喹酮等。此类药物的服用时间一般在早餐前半小时或每餐前半小时,餐前过早服用可致低血糖发生,进餐时或餐后服用则对餐后血糖控制不满意。具体剂量因人而异,即使是餐前半小时服用仍要注意低血糖的发生。

（2）非磺脲类胰岛素促泌剂:目前常用的药物有瑞格列奈和那格列奈。此类药物的服用时间是餐前即刻服用,主要用于控制餐后高血糖,尤其适合老年糖尿病患者,但如不进餐则不服药。

（3）双胍类:目前常用的药物有二甲双胍。此类药物的服用时间可餐前、餐中或餐后,但因该药有时有胃肠道反应,所以一般在餐后服用。

（4）α- 糖苷酶抑制剂:目前常用的药物有阿卡波糖和伏格列波糖。此类药物的服用时间是餐时第一口饭时嚼服,控制餐后血糖。如餐后服用此类药物,往往无降糖疗效。

(5)胰岛素增敏剂:目前常用药物有罗格列酮、吡格列酮等。此类药物的服用时间一般在每天同一时间即可,与是否进餐无关。

(6)二肽基肽酶-4(DPP-4)抑制剂:目前常用药物有西格列汀、沙格列汀和维格列汀。此类药物服用时间一般为空腹。

197. 如何理解止痛药的"无天花板效应"?

盐酸吗啡作为止痛药,确实有"无天花板效应"一说,1998年11月17日国家药品监督管理部门发布的《关于癌症病人使用吗啡极量问题的通知》中有对癌症患者镇痛使用吗啡应"由医师根据病情需要和耐受情况决定剂量"(即不受药典中关于吗啡极量的限制)的表述。因此,药师在审方时,不能以药品常规剂量为标准,如果是患者需要,经医生重签名,超常规剂量还是应该发药。

癌痛治疗"无天花板效应"用药,一是针对原来临床普遍存在的所谓吗啡"成瘾性"认识,不敢使用足够药物剂量,使许多患者的疼痛没有得到有效的缓解的现象提出来的。对于任何严重疼痛的患者,无论肿瘤临床分期及预计生存时间长短,只要止痛治疗需要,是可以使用最大耐受剂量的阿片类镇痛药的。当然,用药剂量应该在达到最佳镇痛效果与不良反应耐受之间寻求一个平衡点。二是相对于非甾体抗炎药"天花板效应"(即:当药物达到一定剂量后,其镇痛效果不会随着剂量增加而增强,只有药物不良反应的增加)而言的。"无天花板效应"则会随着剂量增加镇痛效果会增强,当然不良反应也会随之增强。因此,所谓"无天花板效应"并不是说药物剂量可以无限增大。

198. 癌痛治疗,除了增加止痛药剂量外,还有其他止痛方法吗?

有,用于癌痛治疗的吗啡等止痛药,根据"无天花板效应"最后到底能用到多大剂量,现在还没有定论。但是癌痛治疗应该做到规范有序。首先要对疼痛进行评估,执行阶梯给药;按时按需给药;个体化给药。在治疗晚期癌症患者疼痛时,除药物等治疗措施之外,还应重视心理因素的干预与抗抑郁焦虑治疗。一般情况下,癌痛治疗的"三阶梯方案"能缓解大多数癌性疼痛。但对于严格按照"三阶梯方案"治疗而效果不佳的疼痛,譬如:①癌症晚期,三阶梯止痛无效者;②广泛转移癌症;③头颈部肿瘤侵犯颅底者;④胸部肿瘤和腹部肿瘤所致的顽固性癌痛患者等,一味地增加止痛药的剂量,也不一定能起到好的效果。应该选用其他的治疗方法。如:

(1)神经破坏性治疗:在末梢的脑脊髓神经节、脑脊髓神经、交感神经节等神经内或其附近注入药物。常用的为局麻药及神经破坏药,有利多卡因、乙醇、酚及高渗盐水等,可使部分神经破坏而起止痛作用。

(2)患者自控镇痛:采用植入式自控药物输注泵经硬膜外腔、静脉、皮下或神经干等途径用药止痛。

(3)脑室内给药:脑室给药方法是近年来新兴的治疗癌痛的方法,具有疗效肯定、用药量小、止痛时间久等特点。脑室内注射吗啡的剂量可以先从最小剂量开始,随着患者需要,止痛药量逐渐增加,而不是一味地盲目增加药物剂量,最好不要超过 60mg/d。

199. 为什么癌痛治疗不推荐使用哌替啶?

哌替啶又称杜冷丁,是一种人工合成的阿片类镇痛剂,原来受认识和治疗手段的限制，被应用于临床，治疗包括癌痛在内的慢性疼痛。但大量临床研究和实践证明，哌替啶镇痛效能低，一次止痛时间短，一般仅为 2~3 小时，患者疼痛感会反复出现。哌替啶还会在体内代谢产生去甲哌替啶，它对中枢神经有较强的毒性刺激，且在体内半衰期长，完全排出机体约需 13 个小时，因此，持续使用哌替啶不仅不会增加止痛效果，反而会使去甲哌替啶在体内大量蓄积，严重刺激中枢神经系统，使患者出现谵妄、震颤、神志不清、惊厥等精神异常及呼吸困难，特别是对肾功能不全者，其毒副作用更大。反复肌内注射哌替啶，还会引起局部发炎和组织硬结，造成肌肉组织纤维化，导致注射局部疼痛，并影响药效吸收。另外，长期使用哌替啶止痛，患者更容易成瘾。相对而言，吗啡类止痛药除注射用药外，还可以制成控缓释口服制剂、栓剂、溶液剂、贴剂等，用药比较方便安全，止痛效果是哌替啶的 10 倍，毒副作用相对较小。因此，癌痛治疗不主张使用哌替啶。

200. 阿司匹林肠溶片用于抗血小板凝集何时服用好？

（1）用于抗血小板凝集的阿司匹林一般应该选用肠溶制剂，每次 50~100mg，对胃黏膜的损害很小。饭前服用，可以使药物快速进入肠道发挥作用。

（2）究竟是早上服用好还是晚上服用好？目前意见尚不统一。认为晚上服用比早上服用好的理由如下：晚上睡觉开始到次日清晨这段时间，人体活动少，血液黏稠，血流减慢，血小板易于聚集。这种情况下容易出现血栓，所以晚上服用效果应该好一些。认为早上服用比晚上服用好的理由是：晨起后体内水分减少，血液黏稠，血小板聚集力逐渐增加，此时是心脑血管疾病发病的危险时刻，服用阿司匹林更合适。实际上，从药效学上来说阿司匹林晚上服和早上服没有太大差别，因为其对血小板的环氧化酶的抑制是不可逆的,其抗血小板作用可贯穿血小板的整个生命周期。长期服用缓释制剂,体内的有效血药浓度是相对恒定的,对于长期用药的患者,应该没有早晚服药疗效差距的问题。

201. 两种钙拮抗剂药物可以联用吗?

钙拮抗剂种类繁多,由于药物的化学结构和结合部位各异,不同的药物具有不同的作用位点。尼莫地平对脑动脉的作用远较全身其他部位动脉的作用强许多,而且由于它具有很高的亲脂性特点,易透过血脑屏障。因此,尼莫地平对脑血管有高度选择作用,临床常用于缺血性脑血管病。而其他钙拮抗剂则主要通过扩张冠状动脉和外周血管来发挥保护心脏和降压作用,适应证是高血压和冠心病。因此,临床诊断为高血压并脑梗死患者,联用非洛地平和尼莫地平有其合理的一面,但降血压作用肯定是增强了。因此,应该注意用量与用法(剂量、使用频次等)以及对患者血压进行密切监测。如果只是为了降压,则应避免尼莫地平与其他钙拮抗剂合用。

202. 脑出血患者为什么使用泮托拉唑?

这种用药是可以的。临床上常见脑出血、休克、创伤、术后和严重全身性感染时,发生应激性溃疡出血,其发生机制尚未完全明了。主要与这些疾病直接或间接影响下丘脑、脑干和边缘系统有关。其结果是:①迷走神经兴奋性增高,胃酸分泌增多;②胃泌素分泌增多,使胃腔内 H^+ 浓度升高,并引起反弥散;③脑干或下丘脑损害,引起心脏血管舒缩障碍,以及交感神经张力改变,血中儿茶酚胺浓度升高,使胃黏膜缺血,黏膜屏障受损。最终使胃黏膜对 H^+ 和胃蛋白酶失去抵抗力,促使胃黏膜糜烂、溃疡和出血。泮托拉唑是 H^+ 泵拮抗剂,直接作用于胃酸分泌的最终环节,抑酸作用强大。另外,胃酸分泌被抵制,使胃窦 G 细胞分泌胃泌素增加,可促进胃酸分泌之外的作用,如促进血流量的作用得到发挥,对溃疡愈合有利。

203. 丹参注射液可以与维生素 C 注射液混合滴注吗?

丹参注射液不能与维 C 注射液混合使用。理由是:

《中华人民共和国药典临床用药须知·中药卷》(2015 年版)"丹参注射液不得与普萘洛尔、维生素 C 等注射剂混合使用,以免产生混浊或沉淀"。有实验证明:丹参注射液与维生素 C 注射液配伍后,尽管未发现配伍液的外观、pH、R_f 及维生素 C 含量有明显变化,薄层层析也未见新的物质(斑点)产生,但配伍后丹参的水溶性成分含量降至 30% 以下。这是由于丹参注射液与维生素 C 注射液合用,易发生氧化还原反应,从而导致两者疗效减退或作用消失。因此,丹参注射液不能与维生素 C 注射液混合配伍使用[叶刚,杨锐.丹参注射液与维生素 C 注射液的配伍稳定性考察.中药材,2014(05):169-171].

如果临床医师认为,根据患者病情需要两药联合使用,可以将两药分开使用(且换瓶时,需要基础输液冲管,或间隔使用)。

204. 不同剂型的抗高血压药如何选择?

长期稳定降血压是抗高血压治疗目标。不是像过去强调用速效制剂,比如含服硝苯地平普通片,把血压快速降下来,再改用长效药物。血压下降允许有一个过程,比如 VALUE 试验表明,对高危的高血压患者强调不但要降压达标,而且降压要相对快一些,但这个快指的是几周的时间,不是几天,更不是即刻达标,而是能够长期地稳定地达标。抗高血压药依据药理学特性和临床需要,常用药物剂型分为:控释(片和胶囊)、缓释(片和胶囊)、常释制剂(胶囊剂、分散片、普通片)等。下面分别介绍这些剂型特点和选用注意事项。

(1)不同剂型分类及特点

1)常释制剂:胶囊剂和普通片剂大家都很熟悉,主要讲讲分散片,分散片系指在水中能迅速崩解并均匀分散的片剂。与普通片相比,分散片的质量要求较高,质量标准控制难度较大,而且首先需要打粉。此剂型遇水后可迅速崩解形成均匀的黏性悬液。其特点是:服用方便,吸收快,生物利用度高和不良反应小等。分散片(又称水分散片)可溶于水后口服或吞服。抗高血压分散片主要是为了改善患者服用方法,尤其利于老人等不适合口服的患者服用。

2)缓释制剂:是指通过特殊制剂工艺制成的,延缓药物从该剂型中的释药速率,降低药物进入机体的吸收速率,按要求缓慢地非恒速释放,与其他相应的普通制剂相比,每 24 小时用药次数可从 3~4 次减少至 1~2 次的制剂。该制剂可达到在体内延长药物作用时间、减少服药次数、增加患者用药依从性的目的。如硝苯地平缓释片等。

3)控释制剂:是通过控释衣膜定时、定量、匀速地向外释放药物的一种剂型,使血药浓度恒定,在单位时间内有着比较恒定的释放剂量,以维持血药浓度恒定,效力更持久。

缓控释制剂能在较长时间内维持一定的血药浓度,可以克服血药浓度的峰谷现象,使血药浓度保持在比较平稳持久的有效范围内,有利于减少药物的不良反应。抗高血压药物是否要制成缓控释制剂,取决于药物的半衰期。如厄贝沙坦口服吸收良好,其半衰期长,为 11~15 小时,每日 1 次服药,三日内达到血浆稳态浓度。故厄贝沙坦无缓控释制剂,只有厄贝沙坦片(75mg,150mg,300mg)、厄贝沙坦分散片(75mg)、厄贝沙坦胶囊(150mg)。而对于一些半衰期短的抗高血压药物,需要使用其缓释控释制剂控制血压。如硝苯地平片,口服 15 分钟起效,$t_{1/2}$ 为 2.5~3 小时,作用持续时间 4~8 小时。而硝苯地平缓释片口服后,血药浓度于 1.6~4 小时达峰,药 - 时曲线平缓长久,每服用一次,能维持最低有效血药浓度达 12 小时。硝苯地平控释片口服后,血药浓度约 6 小时达平台,波动小,可维持 24 小时。

（2）控、缓释制剂选用注意事项

1）控、缓释制剂药物吸收特性不同,服用后二者药物的释放速率不一样,缓释是以一级速率释放,控释是以零级速率恒速释放。缓释制剂吸收后的浓度峰比普通制剂要平坦,达峰时变长,而控释制剂则基本上没有吸收峰。

2）控、缓释制剂不能随意将药物掰开、碾碎或者鼻饲服用。控、缓释制剂被分割后控、缓释膜或控、缓释骨架被破坏,药物会迅速释放出,既达不到控释缓释和稳定长效的治疗效果,还会使药物迅速释放（一般缓、控释制剂的载药量是普通制剂的 2~3 倍）,造成体内血药浓度迅速升高,增加药物毒副作用,极易引起不良反应。但是,有些控、缓释制剂通过特殊工艺制成,也可以掰开服用。一般这些药片的表面有一划痕,可对照药品说明书沿划痕掰开服用。

205. 哪些药物不宜与卡托普利联用?

卡托普利为血管紧张素转换酶抑制药（ACEI）,药理作用是能使血管紧张素 I 不转化为血管紧张素 II,从而降低外周血管阻力,并通过抑制醛固酮分泌,减少水钠潴留而降低血压。该类药物除卡托普利外,还包括依那普利、西拉普利、奎那普利、雷米普利、苯那普利、培哚普利、福辛普利等。该类药物不宜与下列药物联合使用。

（1）氯化钾。卡托普利能阻断肾素 - 血管紧张素 - 醛固酮系统,在使用卡托普利降压时,由于醛固酮的生成减少而使血清升高,与氯化钾合用有导致高血钾、急性肾功能衰竭甚至心脏骤停的危险。因此,两药联合使用时要谨慎,应定期监测电解质尤其是钾浓度的变化,以防发生意外。

(2)保钾利尿药。卡托普利与保钾利尿药联合可使降压作用增强,保钾利尿药(如螺内酯、氨苯蝶啶、阿米洛利)具有拮抗醛固酮活性或直接抑制肾脏远曲小管和集合管的作用,通过减少钾的分泌增加钠、氯的排泄来达到利尿目的,长期应用也易引起高钾血症。因此,卡托普利也不宜与保钾利尿药长期联合应用。

(3)解热镇痛抗炎药。卡托普利能促进具有血管扩张作用的前列腺素(PG)的合成,而大多数的解热镇痛抗炎药(如阿司匹林、安乃近、吲哚美辛等)均是通过抑制内源性前列腺素的生物合成而产生解热镇痛抗炎作用的。因此,两类药不宜联合使用,否则既影响卡托普利降压的效果,也会使解热镇痛抗炎药作用减弱。

(4)别嘌醇。卡托普利能促进别嘌醇的吸收利用,如果两药合用易引起阿-斯综合征。所以长期应用卡托普利或别嘌醇的患者,应避免两药联合应用。

206. 氨茶碱注射液溶媒是选择"糖"还是"盐"?

氨茶碱是茶碱和乙二胺的复合物,二者之间的结合力非常松散,其中茶碱含 77%~83%。其药理作用主要来自茶碱,因茶碱不易溶于水,加入乙二胺增加茶碱的水溶性,乙二胺的碱性强,使氨茶碱注射液的 pH 呈碱性。有人认为:氨茶碱注射液呈碱性,pH 接近 9.6,而葡萄糖注射液(GS)的 pH 为 3.2~5.5,两者配伍使用会存在酸碱反应。实际上氨茶碱注射液临床多以葡萄糖注射液作为溶媒。因为氨茶碱注射液与 5% 或 10% 葡萄糖注射液配伍在一定时间内是稳定的。但是需要注意的是配制输液时,应注意配制方法:氨茶碱宜缓慢注入到 5% 葡萄糖注射液中,并不时振摇,以免由于 pH 从高降低变化太大而使茶碱析出。当然氨茶碱用氯化钠注射液作溶媒也是可以的,相对于葡萄糖注射液而言配制液稳定性相对较高,但是也有缺陷,就是碱性较大,对静脉血管有刺激作用。至于糖尿病合并哮喘患者使用葡萄糖注射液作为氨茶碱溶媒使用时,可同时通过皮下使用胰岛素抵抗,使用剂量按 4g 葡萄糖用 1 个单位胰岛素。因此,氨茶碱注射液溶媒选择葡萄糖注射液或是氯化钠注射液均可。

207. 硫酸沙丁胺醇可以用于先兆流产吗?

硫酸沙丁胺醇是选择性 β_2 受体激动剂,可降低子宫平滑肌对刺激的应激性,抑制子宫收缩,改善胎儿供氧。但是另一方面沙丁胺醇可使胎儿产生轻度心动过速或心肌缺血风险。欧洲药品管理局药物警戒工作组(PhVWP)认为从生物学上来说,所有短效 β 受体激动剂均有可能会增加心肌缺血的风险。因此,PhVWP 决定在所有短效 β 受体激动剂的产品信息中添加和沙丁胺醇类似的禁忌证说明和心肌缺血的风险警告。有人认为:若经医生诊断,认为用此药对孕妇的益处高于对胎儿可能导致的危险,根据"权衡利弊"的原则,方可考虑使用此药。且必须告知患者并取得同意。但值得注意的是,在临床中因用药而引发医疗纠纷,在医学教科书、《中华人民共和国药典临床用药须知》、药品使用说明书不一致的情况下,司法鉴定一般都以药品使用说明书为鉴定依据。如果孕妇因哮喘或先兆流产需要使用β 受体拮抗剂,可改用特布他林片更好,该药被 FDA 批准可用于先兆性流产。

208. 强心苷和钙剂是否绝对禁止联用?

在心肌兴奋 - 收缩耦联过程中,钙离子起着关键性作用,强心苷的正性肌力作用是依赖于钙离子的。细胞外液缺钙时心肌收缩无力，可减弱强心苷的作用，中度高血钙对心肌兴奋性有微弱影响，重度高血钙才增加心肌兴奋性，引起心律失常。当心衰患者伴有明显低钙时，心肌收缩力及强心苷的作用可能减弱，此时加用钙剂是有意义的。因此，对伴有低钙的心衰患者，两者合用是完全必要的。不过，为了减轻洋地黄的毒性，可以采取不同给药途径或间隔给药，并注意血药浓度监测和个体化给药。

209. 为什么抗过敏药物也会导致过敏反应？

过敏反应，医学上称为"变态反应性疾病"，是一种免疫功能失调症，是指由于外来的抗原物质与体内特异性抗体结合后由肥大细胞、嗜碱粒细胞释放大量过敏介质而造成的一组临床综合征，主要表现为局部血管扩张，血管通透性增高，器官平滑肌收缩以及腺体分泌增强等。临床症状有过敏性鼻炎、过敏性哮喘、过敏性肠胃炎以及湿疹、荨麻疹、斑疹、丘疹、划痕症、异位性皮炎、风团皮疹、皮肤瘙痒等过敏性皮肤病；还有严重的过敏疾病如：系统性红斑狼疮，类风湿关节炎，类风湿性冠心病等，以及过敏性休克直至死亡。诱发过敏反应的抗原称为过敏原。过敏原是过敏发生的必要条件。引起过敏反应的抗原物质常见的有 2000~3000 种，医学文献记载接近 2 万种。抗过敏药物同其他药物一样，也会导致过敏反应，这可能与这些药物中的杂质、污染物、添加剂、特殊代谢产物以及患者特异性体质有关。

210. 如何防治抗过敏药物导致的过敏反应？

（1）由于抗过敏药物常常是用于治疗过敏反应的，所以它们引起的过敏反应往往不被人们所重视。因此，必须提高抗过敏药物引起过敏反应的警惕性，尤其是过敏性体质患者。

（2）一旦确诊为抗变态反应药物引起的变态反应，则应立即停药，并选用其他种类抗过敏药物治疗。最好不选用同类或与其化学结构相似的药物，以免发生交叉过敏反应。按照国际过敏研究权威组织提出的"四合一的四联疗法"方案治疗药物过敏，即清除过敏原、免疫修复、过敏反应的对症药物治疗和标准化脱敏制剂免疫治疗。

（3）出现过敏性休克时的救治。①立即停止使用可疑的导致过敏反应的药物和就近送医院救治。②立即给 0.1% 肾上腺素，先皮下注射 0.3~0.5ml，如症状不缓解，可每隔半小时皮下或静脉注射 0.5ml，直至脱离险期，此药是抢救过敏性休克的首选药物，也可酌情选用一些药效较持久，副作用较小抗休克药物如去甲肾上腺素、间羟胺等。同时给予血管活性药物，并及时补充血容量。③给予氧气吸入，当呼吸受抑制时，应立即进行口对口呼吸，并肌内注射尼可刹米或洛贝林等呼吸兴奋剂。喉头水肿影响呼吸时，应立即准备气管插管或配合施行气管切开术，以纠正缺氧改善呼吸。平卧、吸氧，保持呼吸道畅通。④立即给地塞米松 5~10mg 静脉注射或用氢化可的松 200mg 加 5% 或 10% 葡萄糖液 500ml 静脉滴注，根据病情给予升压药物，如多巴胺、间羟胺等。患者心搏骤停，须立即行胸外心脏按压。⑤纠正酸中毒，选用与致敏药物不同类型的抗过敏药物抗过敏，以及对症处理。

211. 抗感冒可以服用人参吗？

我认为可以或不可以两种说法都不错，关键是使用时机要掌握好。

（1）如果用于预防感冒是可以服用人参的。因为人参的活性成分可刺激免疫球蛋白的生成，从而改善免疫系统，因免疫球蛋白可黏在入侵身体的细菌等外来物质上，阻止病菌感染细胞。所以,对于身体衰弱的人,适量使用人参抗感冒是可行的。

(2)如果是已经患上感冒,且正在使用抗感冒药的人则不宜服用人参。因为感冒多属于外感寒邪,而人参味甘、微苦,性温,入脾、肺、心三经,忌实证、热证。这时服用人参,一是与治疗感冒没关系;二是感冒时服人参,会把寒气留在体内散不出去,中医叫闭门留寇,因此,感冒时以人参汤进补的方式是不可取的。那么,可以服西洋参吗?西洋参原产加拿大、美国(产美国者又名花旗参),性凉,入心、肺、肾三经。因其偏凉而补,能益肺阴、清虚火、生津止渴,凡欲用人参而受不了人参之温补者,皆可以此代之。久病伤阴,身体赢瘦者以西洋参为好。由于西洋参是性凉、助气,如果在感冒没有痊愈时服用的话,同样会让寒气不能发散,加重感冒的症状,特别是感冒咳嗽或急性感染时更是不能服用。

212. 输液泵给药有什么优势和缺点?

输液泵能提高急症患者抢救成功率。在临床抢救危重患者时,各种抗菌、抗心律失常药物及血管扩张药物的应用,要求在短时间内对静脉滴量作正确计算和调整,输液泵的定量、恒速、易调节、报警等多种功能得到充分应用。输液泵特别适用于急诊室、ICU、儿科、呼吸科等科室。常用输液泵给药的药物包括:血管活性药、硝酸甘油、硝普钠、多巴胺、肝素钠、尿激酶、缩宫素、硫酸镁等。如使用普通输液法给予持续静脉滴注,治疗期间滴注速度不能很好控制,进液时快时慢。由于输液速度过慢致使药液回流,造成针头阻塞,影响抢救效果。输液速度过快则经常导致患者血压不稳定、心率增快、呼吸不规则、子宫强直、子宫破裂、溶血等严重不良后果。故即使医生和护士时刻守候在床旁进行病情监督和滴速调整,也难以避免意外。输液泵输液解决了这些问题,多功能医用输液泵可以根据医生的要求,根据患者所需要的剂量,精确地输入药物,并可根据病情变化随时快速、准确调整泵入的药物剂量和速度,并在病情需要时给予维持量以达到最佳的治疗效果。

但是,由于输液泵在我国开始使用的时间不长,使用输液泵的药物配制浓度由医生根据重力输液经验处方,没有统一的经过临床验证的标准,由于输入药物浓度增大,容易引发静脉炎、静脉硬化、配伍禁忌等一些隐患,因此选用输液泵应该注意如下问题:

(1)使用输液泵输液药物的用法用量和患者的病理、生理状况选用。人体对单位时间内输入的液体量和速度是有要求的,液体量过大或输液速度过快,可引起心衰等严重症状,还可能引起血液生化改变、静脉炎和加大血管刺激等。液体量过小或输液速度过慢,可引起回血、凝血等症状。

(2)根据药品理化特点选用。譬如:溶解度、溶解后稳定度、渗透压、药物吸附等,混悬型注射液、稳定性不好的注射液就不适用于输液泵给药。

(3)根据药品的生化特性选用。譬如:对血管刺激程度、血液 pH,对血细胞影响,对血压高低、心脏功能的影响等。

(4)需要根据药品的药动学特点来选。譬如药物分布、降解方式、排泄方式、半衰期等,详细制订药物浓度范围、输液速度、日用药总量、用药剂量、计算方法、输液时间、疗程等项,所有数据要经过临床验证,便于医生根据患者情况,选择最佳的输液方式和浓度。输液泵可以持续维持量给药,维持血药浓度,减低毒副作用。

(5)注意输液泵使用的药品配伍禁忌。可能产生的体内、体外药物配伍禁忌、使用禁忌。是否可以与其他药物用同一条血管输液,输液的前后顺序、输液时间等。

(6)使用过程中注意观察不良反应,防止刺激性的药液外渗引起的组织损害。

213. 哪些药品适用于输液泵给药?

输液泵是一种能够准确控制输液滴数和输液流速,保证药物能够速度均匀,药量准确并且安全地进入患者体内发挥作用的一种仪器。同时,输液泵还能提高临床给药操作的效率和灵活性,降低护理工作量。

输液泵用药选择:多应用于血管活性药物、抗心律失常药物、抗血栓药物、抗肿瘤药物,以及急诊抢救药物、婴幼儿静脉输液或静脉麻醉等。特别适用于治疗窗窄、半衰期短,对血液、血压、心脏、脑神经等有影响的药物。如:

(1)溶栓药、抗肿瘤药。多具有浓度和时间依赖性,偏重恒速功能,使用输液泵持续化疗维持稳定的血药浓度,可减少输液量,提高疗效与患者生活质量,减轻不良反应,减少医疗事故。输液泵输液通过减少药物液体输入量,减轻患者心血管系统负担,尤其对心脏病患者意义重大。

(2)内分泌科用药。多具有浓度依赖性且浓度低,偏重定量、恒速功能,使用输液泵持续滴入可保持恒定的血药浓度,减少输液量,提高疗效。避免因血药浓度过高、过低造成的损害。

(3)手术室用于围手术期麻醉、镇痛,偏重定量、恒速易调节功能,专用于麻醉输液泵的使用,增加了手术安全性。

(4)用于重症感染时,对于时间依赖性抗菌药,可以先给一个初始剂量,再用输液泵均匀补充药物。如美罗培南、万古霉素等。

214. 糖皮质激素的适应证和禁忌证是什么?

糖皮质激素的药理作用主要有抗炎、免疫抑制、抗病毒、抗休克作用和对体内物质代谢影响。在不同的疾病中,应用激素的目的是不同的,任何疾病只有存在用药指征时,才能使用。简单地说,糖皮质激素的用药适应证有①替代疗法:治疗急、慢性肾上腺皮质功能减退症、腺垂体功能减退症及肾上腺次全切除术后等;②严重感染,如在 SARS、急性粟粒型肺结核、中毒性菌痢等急性重症感染中,应用激素是为了加强抗炎和抗病毒作用;③预防某些炎症后遗症;④自身免疫性疾病和过敏性疾病;⑤各种休克;⑥血液病等。

下列病理状况下须避免使用或慎用糖皮质激素。①对糖皮质激素类药物过敏;②严重精神病史;③癫痫;④活动性消化性溃疡;⑤新近胃肠吻合术后;⑥骨折;⑦创伤修复期;⑧单纯疱疹性角、结膜炎及溃疡性角膜炎、角膜溃疡;⑨严重高血压;⑩严重糖尿病;⑪未能控制的感染(如水痘、真菌感染);⑫活动性肺结核;⑬较严重的骨质疏松;⑭妊娠初期及产褥期;⑮寻常型银屑病。若必须应用糖皮质激素类药物才能控制疾病,挽救患者生命,可在积极治疗原发疾病、严密监测病情变化的同时,慎重选用。

215. 如何选择糖皮质激素用药剂量?

(1)小剂量:相当于泼尼松≤7.5mg/d。完全通过基因效应发挥作用,不良反应趋于零。多用于肾上腺皮质功能减退的替代治疗、自身免疫性疾病和器官移植的维持治疗等。

(2)中剂量:相当于泼尼松 7.5~30mg/d。基因效应呈显著的剂量依赖性,不良反应也随用药剂量的加大和用药时间的延长而增加。大多数自身免疫性疾病、血液病和过敏性疾病的起始治疗剂量均选择中剂量。

(3)大剂量:相当于泼尼松 30~100mg/d。由于激素受体的饱和度增加,剂量依赖性越来越小,当达到 100mg/d 时几乎全部受体都被结合,激素的基因效应达到最大值。大剂量激素的不良反应严重,不能长期使用。重症自身免疫性疾病、肾上腺危象、急性过敏反应和器官移植的起始用药等,常中短期应用大剂量激素。

(4)超大剂量:相当于泼尼松 >100mg/d。激素与其受体已经全部结合,加大剂量后主要通过非基因效应增加疗效。超大剂量激素对血糖、血压等生理指标影响巨大,只能短期应用。

(5)冲击疗法:相当于泼尼松 >500mg/d。一般静脉给药,多为甲泼尼龙 1g/d,连用 3~5 天后减量至 1mg/(kg·d)。冲击治疗时非基因效应所起的作用可能更大,要注意避免引起感染、高血压、高血糖及类固醇性肌炎等严重不良反应。

216. 不同糖皮质激素之间的剂量如何换算?

糖皮质激素效应和换算关系,见表 4。

217. 糖皮质激素用药须注意哪些问题?

糖皮质激素全身用药需要注意:

(1)用药疗程要妥当。不同疾病应用激素治疗的目的不同,疗程也不一样,原则上时间越短越好。小剂量激素的用量与激素的生理分泌量相近,几乎无不良反应,可长期维持治疗;在病情活动期一般将一日量分次给药,病情稳定后改为模拟激素生理分泌周期,晨起 1 次顿服或间日顿服给药。中、大剂量的疗程一般不超过 4~6 周,超大剂量疗程在 1 周左右,冲击疗法一般 3~5 天,随后逐渐递减至小剂量维持或停药。

(2)注意正确地减量与停药。激素的减量与停药是维持巩固疗效的关键。停药前应逐渐减量,不宜骤停,以免引起停药反应和反跳现象。激素减量一般应遵循“先快后慢”的原则,如泼尼松冲击治疗可直接减至 1mg/(kg·d);初始剂量为 60mg/d,可直接减至 40mg/d,然后 1~2 周减少原剂量的 10% 或 5mg,当剂

表 4 糖皮质激素效应和换算关系

类别	药物	抗炎作用强度	钠潴留强度	抗炎等效剂量 / mg	半衰期 / min	作用持续时间 / h	对糖代谢影响	对蛋白质代谢影响	对神经系统影响
短效	可的松	0.8	2	25	30	8~12	++	-	-
	氢化可的松	1	2	20	90	8~12	++	-	-
中效	泼尼松	3.5	1	5	60	18~36	+	-	-
	泼尼松龙	4	1	5	200	12~36	+	-	-
	甲泼尼龙	5	很小	4	180	12~36	+	+	+
	曲安西龙	5	很小	4	300	12~36	+++	+++	+++
长效	倍他米松	25	很小	0.75	100~300	36~54	+++	+++	+++
	地塞米松	25	很小	0.75	100~300	36~54	+++	+++	+++

量 <7.5mg/d 后方可停药。

（3）关注药品不良反应。长期应用糖皮质激素可引起一系列不良反应，其严重程度与用药剂量及用药时间成正比，主要有：①医源性库欣综合征，如向心性肥胖、满月脸、皮肤紫纹瘀斑、类固醇性糖尿病（或已有糖尿病加重）、骨质疏松、自发性骨折甚或骨坏死（如股骨头无菌性坏死）、女性多毛症，月经紊乱、男性阳痿等。②诱发或加重细菌、病毒和真菌等各种感染。③诱发或加剧消化性溃疡，甚至造成消化道大出血或穿孔。④高血压、充血性心力衰竭和动脉粥样硬化、血栓形成。⑤高脂血症，尤其是高甘油三酯血症。⑥肌无力、肌肉萎缩、伤口愈合迟缓。⑦皮质类固醇性青光眼和白内障。⑧精神症状如焦虑、兴奋、欣快或抑郁、失眠、性格改变，严重时可诱发精神失常、癫痫发作。⑨儿童长期应用影响生长发育。⑩长期外用糖皮质激素类药物可出现局部皮肤萎缩变薄、毛细血管扩张、色素沉着、继发感染等不良反应；面部长期外用时，可出现口周皮炎、酒渣鼻样皮损等。⑪吸入型糖皮质激素的不良反应包括声音嘶哑、咽部不适和念珠菌定植、感染。长期使用较大剂量吸入型糖皮质激素者也可能出现全身不良反应。

218. 不同规格的唑来膦酸注射液为何适应证不同？

唑来膦酸在体外实验显示：可抑制破骨细胞活动，诱导破骨细胞凋亡，还可通过与骨的结合阻断破骨细胞对矿化骨和软骨的吸收。唑来膦酸还可以抑制由肿瘤释放的多种刺激因子引起的破骨细胞活动增强和骨钙释放。该药的两种适应证，都是源于它能够阻止破骨细胞对骨骼进行分解，恢复骨骼吸收分解和填充替代之间的正常平衡，从而降低骨质疏松。差别不在于剂量，而是在于用药的时间间隔。

219. 正常人可以注射碳酸氢钠注射液吗?

(1) 输碳酸氢钠可以调整机体至碱性的说法,是完全的无稽之谈。酸碱度的相对恒定是机体进行正常生理活动的基本条件之一。机体每天在代谢过程中,均会产生一定量的酸性或碱性物质并不断地进入血液,都可能影响到血液的酸碱度,尽管如此,血液酸碱度仍恒定在 pH 7.35~7.45。之所以能使血液酸碱度如此稳定,是因为人体有一整套调节酸碱平衡的机制,首先依赖于血液内一些酸性或碱性物质并以一定比例的缓冲体系来完成(譬如碳酸和碳酸氢钠),而这种比例的恒定,却又有赖于肺和肾等脏器的调节作用,把过剩的酸或碱给予消除、排泄,使体内酸碱度保持相对平衡状态。正常人是不会因摄入碳酸氢钠,使机体成碱性的。

(2) 只有病态情况下,机体才可能呈酸性或碱性。譬如,呼吸障碍患者,二氧化碳呼出障碍,体内二氧化碳堆积,发生呼吸性酸中毒,表现为呼吸急促、呼吸困难和明显的神经系统症状,如头痛、视野模糊、烦躁不安,甚至出现震颤、意识模糊、谵妄和昏迷。体检可发现视盘水肿、脑脊液压力增高和心律失常等。又如,持续呕吐(幽门梗阻),持续胃肠减压等,体内 H^+ 丢失过多;HCO_3^- 摄入过多,如消化性溃疡时大量服用碳酸氢钠;利尿排氯过多,尿中 Cl^- 与 Na^+ 的丢失过多,形成低氯性碱中毒。当血浆 HCO_3^- 升高后,血 pH 升高,抑制呼吸中枢,呼吸变慢变浅,出现胸闷、胸痛、头昏、恐惧,甚至四肢抽搐等症状。

(3) 不管是摄入酸性物质,还是碱性物质,机体除正常需要外,会通过尿液、呼气等途径排泄掉,因此,正常人使用碳酸氢钠后,唯一就是尿液呈碱性。如果过量输入碳酸氢钠,超过机体代谢能力,就会出现碱中毒,造成机体损害。

220. 输液漏液如何处理?

　　输液打漏了,可致患者注射部位肿胀疼痛,若不及时处理或处理不当,有的会致局部组织坏死,尤其是一些细胞毒性药物,必须立即处理。常规处理方法和步骤有:①立即停止输液;②在拔除针头前,尽量从静脉导管抽吸外渗的药液;③使用相应的拮抗剂,从原静脉通路注入或在外渗局部皮肤皮下注射;④局部冷敷、热敷,或者先冷敷再热敷;⑤以平放的方式抬高患肢,以利于血液循环。

　　(1)冷敷和热敷的选择

　　1)冷敷:可收缩毛细血管,减轻局部出血和疼痛,减轻皮损程度,常用于一些不易吸收和刺激性较大药物打漏的情况。譬如蒽环类抗癌药、紫杉醇、氮芥等药物。另外,一些高渗液如20% 甘露醇、10% 葡萄糖酸钙等外渗如超过 24 小时也不可热敷,此时局部皮肤由白转为暗红,产生局部充血,若局部进行热敷使温度增高、代谢加快、耗氧增加,会加速组织坏死。

　　2)热敷:①可加快外渗药物的吸收与分散,减轻药物外渗所致皮肤伤害。适用于一些易于吸收和刺激性较小药物打漏的情况。②可扩张毛细血管,促进局部血液循环。主要用于血管收缩药、阳离子溶液、高渗液及某些化疗药物漏液治疗。如肾上腺素、间羟胺、葡萄糖酸钙、甘露醇等。但是热敷时,拔针后不可立即热敷,须等几分钟后再敷,以免引起皮下出血。对于高张性输液打漏的情况,也可以先冷敷,后热敷。注意不管是冷敷还是热敷,都是第一次敷 30~60 分钟,再接着在 24 小时内每小时敷15 分钟。

　　(2)打漏药物的拮抗剂选择及处理举例

　　1)化疗药

　　羟基化剂(如氮芥):抽取 10% 硫代硫酸钠 4ml+ 无菌注射

用水 6ml 混合,经静脉导管或皮内多处注射外渗部位约 1~4ml,冷敷。

生物碱类(如长春新碱、长春地辛等):抽取透明质酸酶及 1~3ml 生理盐水混合,经由静脉导管或皮内多处注射漏液部位,必要时数小时后重复注射,热敷。

丝裂霉素 C:抽取 10% 硫代硫酸钠 4ml+ 无菌注射用水 6ml,混合,经静脉导管或皮内多处注射漏液部位 1~5ml;同时用纱布或棉球蘸 50%~100% 二甲基亚砜敷于外渗部位,冷敷。

柔红霉素、阿霉素、表柔比星等:抽取 1ml 氢化可的松注于静脉导管内,若无回血,拔除静脉导管,将氢化可的松以环状方式,皮内注射于漏液部位。2 周内可用二甲基亚砜外敷,一日 6 次,冷敷。

化疗药漏液一些通用处理方法:①局部用利多卡因注射液和维生素 C 注射液适量封闭。再用 33% 硫酸镁湿敷,硫酸镁有松弛平滑肌,解除血管痉挛,扩张毛细血管,改善微循环作用。②采取用利多卡因 5ml+ 地塞米松 5mg+654-2 10mg 混合后外敷,常用于漏液不多的情况。③如果漏液部位出现发红、硬结,可选用中药金黄散热敷,方法是用 50~100g 金黄散加入适量消毒石蜡油调匀,热敷,每 24 小时更换一次,石蜡油可以使金黄散保持湿润,防止干结。

2)高张性输液(如静脉营养制剂、造影剂、抗菌药等):抽取 0.1ml 透明质酸酶用灭菌生理盐水稀释至 1ml,在漏液部位采取放射状皮内注射 0.2ml,注射后 15~30 分钟冷敷,24 小时内冷敷患处,24 小时后热敷。

3)血管收缩性药物(多巴胺、多巴酚丁胺、肾上腺素、去甲肾上腺素等):抽取 10~15ml 生理盐水稀释的酚妥拉明注射液 5~10ml,经静脉导管或皮下漏液部位注射,以改善局部血管收缩及缺血现象。24 小时内冷敷,24 小时后热敷。

（3）其他处理方法

1）云南白药外敷：将云南白药与食醋或 75% 乙醇调成糊状，先用热毛巾热敷肿痛部位 3~5 分钟后将糊均匀涂于患处，绷带包扎，定时滴入食醋或 75% 乙醇，每日更换一次，6 天 1 个疗程，疗程间隔 3 天。

2）马铃薯片外敷：用新鲜马铃薯切片外敷漏液部位。马铃薯内含胆甾烷衍生物茄碱及龙葵碱，具有兴奋平滑肌和加强血液循环的作用，可加速漏液的吸收，一般可在 4~12 小时使局部水肿减退甚至消失。另外马铃薯含丰富的维生素 B_2，利于糖、蛋白质及脂肪的代谢，可保护皮肤免受炎症侵害。

3）云香精外搽：云香精组方中的皂角活血消肿，白及祛风燥湿、消肿止痛，莪术行血止痛、破血消瘀，虎杖清热解毒。诸药合用有清热解毒、活血祛瘀、消肿止痛之功效，使局部红、肿、疼痛消除。

221. 呋塞米雾化用于小儿支气管肺炎的机制是什么？

这种用药方法是超说明书用药，需要谨慎对待。相关的临床报道，认为呋塞米（速尿）用于雾化治疗小儿支气管肺炎（应该是辅助治疗）的机制是：呋塞米能促进花生四烯酸去酯化，增加前列腺素 E_2 的产生，由于前列腺素 E_2 是一种免疫调节剂，在机体应激情况下，通过对 T 细胞以及一些炎性介质、趋化因子的抑制作用，对机体产生保护作用，使炎症渗出物减少。同时前列腺素具有扩张小静脉作用，局部应用时可减轻局部血液回流障碍，使支气管细胞内水分转移至支气管腔内，减轻支气管水肿，稀释痰液使痰易于咳出。所以，呋塞米雾化吸入能够减轻支气管水肿，减少炎症反应，从而减轻支气管、细支气管堵塞程度，改善通气，缩短病程。呋塞米雾化治疗小儿呼吸道疾病，虽有相关临床报道（刘燕，徐哲，陈华英，等 . 速尿雾化吸入治疗儿童哮喘急性发作 40 例疗效观察 . 四川医学,2007(2):215-216.),但是还需要大量循证医学证据。

222. 哪些药物可作为呼吸道疾病治疗的雾化给药?

雾化治疗用药物大概有以下几类可供选择:

(1)糖皮质激素:是当前治疗支气管哮喘最有效的抗炎药物。可有效缓解哮喘症状,改善肺功能,控制气管炎症,减少急性发作次数以及降低死亡率。雾化吸入糖皮质激素应选择专门的吸入性制剂,如布地奈德、丙酸氟替卡松等。

(2)支气管舒张剂:是哮喘和 COPD 患者预防或缓解症状所必需的药物,而吸入治疗为首选的给药方式。常用药物有 β 受体激动剂,如沙丁胺醇溶液或特布他林雾化液(SABA);抗胆碱能药物,如异丙托溴铵或复方异丙托溴铵雾化溶液(SAMA 或 SAMA+SABA)。

(3)黏液溶解剂:可调节呼吸道上皮浆液与黏液的分泌,刺激肺泡 II 型上皮细胞合成与分泌肺泡表面活性物质,维持肺泡的稳定,增加呼吸道上皮纤毛的摆动,使痰液易于咳出。如 α-糜蛋白酶和盐酸氨溴索,鉴于超声雾化可使雾化液体加热至蛋白酶变性,不推荐用超声雾化给药方式,宜用喷射雾化给药。但也有人认为,无论是 α- 糜蛋白酶还是盐酸氨溴索,都没有证据表明可以让相关患者受益,反而有可能加重气管高反应性。

(4)抗菌药:常用的有喷他脒、妥布霉素、两性霉素 B。喷他脒用于治疗肺孢子虫肺炎;妥布霉素用于慢性呼吸道铜绿假单胞菌感染的囊性纤维化患者,其目标是治疗或预防铜绿假单胞菌早期定植,维持目前肺功能状态及减少急性加重发作次数;两性霉素 B 雾化吸入可预防及治疗移植患者气管真菌感染,但 FDA 未批准作为雾化使用,仍以静脉给药、口服为主。

(5)气管湿化剂:蒸馏水、0.45% 盐水或生理盐水。亦可作为雾化药物的稀释剂。

临床常见使用但不推荐的雾化用药有:

（1）地塞米松:难以通过细胞膜与糖皮质激素受体结合而发挥作用;肺内沉积率低,气管内滞留时间短,难以通过吸入发挥局部抗炎作用;半衰期长,易体内蓄积,对下丘脑 - 垂体 - 肾上腺素轴的抑制作用增强,故不推荐使用。

（2）庆大霉素:脓痰的酸性和厌氧环境常影响氨基糖苷类的抗菌活性。庆大霉素可刺激气管黏膜,引发炎性反应;还可对气管黏膜产生毒性,使气管黏膜上皮表面黏液纤毛清除功能受损。另外,除相关治疗指南中认可的抗菌药外,一般抗菌药局部应用宜尽量避免。因局部应用抗生素吸收很少,在感染部位不能达到有效浓度,反而容易引起过敏反应或导致局部耐药性产生。

（3）茶碱:对气管上皮有刺激作用。

（4）中药注射液:疗效的可靠性及安全性均有待验证,不推荐使用。

223. 雾化用药需要注意哪些问题?

雾化用药大致要注意:

（1）每次雾化吸入时间不应超过 20 分钟。

（2）预防呼吸道再感染,加强口、鼻、咽的护理,注意雾化器、室内空气和各种医疗器械的消毒。

（3）雾化有增加呼吸道阻力的可能,咳痰能力差的老人和小孩须谨慎,雾化吸入治疗前或后最好吸痰。

（4）雾化一次所用液体量不宜过多,尤其是患儿,液体用量过大有引起肺水肿或水中毒的可能。

（5）哮喘患者特别是婴幼儿面罩氧气雾化吸入,时间不应超过 5~10 分钟,以免吸入过多 CO_2 造成呼吸性酸中毒。

（6）雾化吸入激素后及时漱口。

（7）最好选择空气压缩式雾化器，相比较超声雾化器有雾化颗粒小、雾化均匀的特点。

（8）使用空气压缩雾化器过程中，严禁接触烟火及易燃品。

224. 吸入激素有哪些品种、剂型？如何使用？

目前我国临床应用的吸入糖皮质激素主要有：

（1）二丙酸倍氯米松（BDP）：地塞米松的衍生物，商品名"必可酮"（Becotide），定量气雾剂，规格 250μg×60 喷。成人的常规维持剂量为每日吸 1~2 次，每次 1~2 喷。病情严重者，起始剂量为每日 500~1000μg，最大量每日不超过 1mg，起效后逐渐减少到最小维持剂量。

（2）布地奈德（BUD）：有气雾剂（商品名"普米克"）和粉剂（商品名"普米克都保"）两种剂型，规格为气雾剂 50μg×200 喷，200μg×100 喷；干粉吸入剂 100μg×200 吸，200μg×（100、200）吸。成人气雾吸入布地奈德起始剂量为每日 400~1600μg，每日 2 次，有效后减至最小维持量，通常为每日 400~800μg，每日 2 次。布地奈德的抗炎作用较二丙酸倍氯米松强。

（3）丙酸氟替卡松（FP）：布地奈德丙酸氟替卡松有丙酸氟替卡松气雾剂（商品名"辅舒酮"）和丙酸氟替卡松 + 沙美特罗混合粉剂（商品名"舒利迭"，Seretide）两种剂型。成人应用辅舒酮的剂量为每日 250~500μg，分 1~2 次吸入，重症可加量至 500~1000μg，或者按二丙酸倍氯米松气雾剂等效起始剂量的半量为标准量。舒利迭的应用剂量为成人和 12 岁以上的青少年每次 1 吸（50μg 沙美特罗 /100μg 丙酸氟替卡松），每日 2 次或每次 1 吸（50μg 沙美特罗 /250μg 丙酸氟替卡松），每日 2 次。4 岁及 4 岁以上儿童每日 2 次，每次 1 吸（50μg 沙美特罗 /100μg 丙酸氟替卡松）。

（4）布地奈德 + 福莫特罗混合粉剂（商品名"信必可"，Symbicort），应用剂量为成人和 12 岁及 12 岁以上的青少年，1~2 吸 / 次，一日 2 次（160μg 布地奈德 /4.5μg 福莫特罗）；而对于 80μg 布地奈德 /4.5μg 福莫特罗的推荐剂量为，成人（18 岁及 18 岁以上）:1~2 吸 / 次，一日 2 次，有些患者可能需要使用量达到 4 吸 / 次，一日 2 次；青少年（12~17 岁）:1~2 吸 / 次，一日 2 次；儿童（6 岁和 6 岁以上）:2 吸 / 次，一日 2 次。

吸入激素有多种剂型，如定量雾化吸入器、干粉吸入器等。吸入方法正确与否，直接影响治疗效果。以常用的压力定量气雾剂为例，正确的使用方法：①取下盖子，使用前先摇动药瓶；②先深呼气一次，尽量将肺里的空气呼尽，将吸入药瓶的"喷雾器口"（喷嘴）置入口中，用嘴唇包紧喷雾器口；③在深吸气的同时，同步揿药瓶；④取出喷药器，紧闭嘴唇，屏气 10 秒；⑤吸药后及时用清水含漱口咽部，以防激素在口引起咽部局部的不良反应，包括声音嘶哑、咽部不适和念珠菌感染（选用干粉吸入剂或加用储雾器可减少上述不良反应）；⑥儿童应用定量气雾剂激素吸入时应配合面罩储雾罐吸入。

225. 哮喘患者吸入激素治疗，需要联合其他药物吗？

经医生检查，确定为 2 级轻度持续哮喘:症状为每周超过 1 次，但每日 <1 次，可能影响活动和睡眠；夜间哮喘症状每月 >2 次，每周 <1 次，第一秒用力呼气量（FEV1）占预计值≥80%，或最大呼气流速（PEF）≥80% 个人最佳值，用力呼气流速（FEF）或 FEV1 变异率 20%~30%；或者以往未经规范治疗的初诊哮喘患者，可选择低剂量吸入糖皮质激素的治疗。

如果哮喘症状较明显，病情较重，经医生检查确定为 3 级中度持续哮喘:每日有症状，影响活动和睡眠，夜间哮喘症状至少每周 1 次，FEV1 占预计值≥60%~79%，或 PEF 为 60%~79% 个人最佳值,PEF 或 FEV1 变异率超过 30%;或者轻度持续哮喘吸入糖皮质激素治疗效果不明显,则须采用联合用药——低剂量吸入糖皮质激素联合长效 β_2 激动剂(如沙美特罗、丙酸氟替卡松),或糖皮质激素联合短效 β_2 激动剂(如福莫特罗、布地奈德),或糖皮质激素 + 缓释茶碱吸入剂,或糖皮质激素 + 口服白三烯调节剂,或糖皮质激素 + 口服长效茶碱。绝不能依靠增加吸入激素的用量来改善症状。

226. 吸入激素治疗哮喘疗程如何确定?

支气管哮喘的维持治疗是一个长期过程,其间根据病情变化,应适时调整治疗方案。按照哮喘诊疗指南,应用某一剂量的激素吸入治疗,达到无明显急性发作、峰流速基本正常,至少要维持 3 个月以上,才可以考虑减少激素剂量。对于有些哮喘患者,从开始应用较大的吸入剂量到应用最小的维持剂量,往往需要一年甚至几年时间。有条件的患者可在呼吸专科医生指导下,结合峰流速仪检查,记哮喘日记,便于医生进行治疗效果评估、根据病情逐渐减药。病情稳定的话一般每 3 个月可减量一次(即"降阶梯"疗法);相反,如果哮喘没有得到完全或良好控制,则升级治疗(即"升阶梯"疗法)。一般病程不足两年的轻~中度慢性哮喘患者可在吸入激素 2~3 个月后、中度慢性哮喘患者在用药 3~6 个月后,病情稳定后开始减量。每 1~3 个月递减一次,递减比例控制在 5%~10% 为宜。在减量过程中,须通过对临床症状和肺功能检测,逐渐摸索出一个可以控制症状的最低剂量作为维持吸入剂量。重度或激素依赖性哮喘患者,必须针对患者病情和对激素依赖程度,制定个体化用药方案。

切记,激素吸入不能随意停药或减量。因为症状缓解与慢性气管炎症的消失并不同步,通常症状改善在先,慢性气管炎症消退在后,过早减量或停药会引起病情的反弹,出现哮喘急性发作。

227．临床上吸入激素治疗哮喘的适应证是什么？

一般 2 级轻度持续哮喘和 3 级中度持续哮喘适用于吸入激素治疗：

（1）2 级轻度持续哮喘。经检查，确定为 2 级轻度持续哮喘：症状每周≥1 次，但每日 <1 次，可能影响活动和睡眠；夜间哮喘症状每月 >2 次，每周 <1 次；第 1 秒用力呼气肺活量（FEV1）占预计值≥80% 或最大呼气流速（PEF）≥80% 个人最佳值；用力呼气流速（FEF）或 FEV1 变异率在 20%~30%，或者以往未经规范治疗的初诊哮喘患者，可选择低剂量吸入糖皮质激素的治疗。注意：当低剂量糖皮质激素吸入疗效不明显时，绝不可依靠增加用量来改善症状，而需采用联合用药——低剂量吸入糖皮质激素 + 长效 β_2 受体激动剂（如沙美特罗 / 丙酸氟替卡松），或低剂量吸入糖皮质激素 + 缓释茶碱吸入剂，或低剂量吸入糖皮质激素 + 口服白三烯调节剂。

（2）3 级中度持续哮喘。如果哮喘症状较明显，病情较重，经检查确定为 3 级中度持续哮喘：每日有症状，影响活动和睡眠，夜间哮喘症状每周≥1 次，FEV1 占预计值≥60%~79%，或 PEF 为 60%~79% 个人最佳值，PEF 或 FEV1 变异率 >30%，可选择吸入中高剂量糖皮质激素。

228．吸入激素治疗哮喘如何根据病情变化，适时调整治疗方案？

根据病情变化，调整吸入激素治疗哮喘，大致有如下几个原则：

（1）按照哮喘诊疗指南，应用某一剂量的激素吸入治疗，达到无明显急性发作、峰流速基本正常,至少要维持 3 个月,才可以考虑减少激素剂量。对于有些哮喘患者,从开始应用较大的吸入剂量到应用最小的维持剂量往往需要 1 年甚至几年的时间。

（2）结合峰流速仪检查,患者记录哮喘日记,可进行治疗效果评估,根据病情逐渐减药。对于病情稳定的患者一般每 3 个月可减量 1 次（也就是通常所说的"降阶梯"疗法）;相反,如果哮喘没有得到完全控制或良好控制,则升级治疗（也就是通常所说的"升阶梯"疗法）。

（3）一般病程不足 2 年的轻度慢性哮喘患者,可在吸入激素 2~3 个月病情稳定后开始减量,中度慢性哮喘患者在用药 3~6 个月病情稳定后开始减量,每 1~3 个月递减 1 次,递减比例控制在 5%~10% 为宜。在减量过程中,须通过观察临床症状和肺功能检测,逐渐摸索出一个可以控制症状的最低剂量作为维持吸入剂量。

注意:一定要切记不能自己停药或减量,因为症状缓解与慢性气管炎症的消失并不同步,通常症状改善在先,慢性气管炎症消退在后,过早减量或停药会引起病情的反弹,出现哮喘急性发作。

229. 如何正确使用吸入激素的用药装置?

吸入激素有多种剂型,如定量雾化吸入器,干粉吸入器等。吸入方法正确与否,直接影响预期的治疗效果。在此,主要讲述常用的压力定量气雾剂正确的应用方法:

（1）取下盖子,使用前先摇动药瓶。

（2）先深呼气 1 次,尽量将肺里的空气呼尽。将吸入药瓶的"喷雾器口"（喷嘴）置入口中,用嘴唇包紧喷雾器口。

（3）在深吸气的同时,同步揿药瓶。

（4）取出喷药器，紧闭嘴唇，屏气 10 秒。

（5）吸药后及时用清水含漱口咽部，以防激素在口对咽部局部产生不良反应（包括声音嘶哑、咽部不适和念珠菌感染）。选用干粉吸入剂或加用储雾器可减少上述不良反应。

（6）儿童应用定量气雾剂激素吸入时应配合面罩储雾罐吸入。

230. 什么是吸入糖皮质激素的分阶梯治疗哮喘？

吸入激素治疗哮喘是以哮喘临床控制为目标的哮喘治疗循环模式：评估哮喘控制水平 - 治疗达到哮喘控制 - 监测维持哮喘控制。哮喘的治疗分为 5 步，从第 2 步到第 5 步都有不同的哮喘药物可供选择（见表 5），而在每一步中缓解药物都应按需使用，以迅速缓解哮喘症状。在这 5 个阶梯的治疗方案中，吸入糖皮质激素占了很重要的地位。对未经治疗的持续性哮喘患者先用第 2 步治疗方案，如果患者的病情较重，治疗方案从第 3 步开始。

231. 沙丁胺醇雾化吸入溶液与气雾剂的用药剂量为什么相差这么大？

这是由于雾化吸入溶液和气雾剂是两种不同药物剂型，使用方法不同产生的用药剂量差异：

（1）剂型不同

1）气雾剂：是指将药材提取物或药物细粉与适宜的抛射剂装在具有特制阀门系统的耐压严封容器中，使用时借助抛射剂的压力使内容物以细雾状或其他形态喷出的制剂。

2）雾化吸入溶液：不含抛射剂，是将药液借助手动泵的压力（压缩空气）以雾状等形态喷出的气雾制剂（还有雾化吸入粉

表 5　哮喘治疗的 5 个阶梯

	第 1 步	第 2 步	第 3 步	第 4 步	第 5 步
哮喘控制评估；环境教育					
按需使用 β₂ 受体激动剂	按需使用 β₂ 受体激动剂				
控制哮喘可选的药物	选择 1 种	选择 1 种	增加 1 种以上	增加 1 种或 2 种
	低剂量吸入 ICS	低剂量 ICS+ 长效 β₂ 受体激动剂	中等剂量或高剂量 ICS+ 长效 β₂ 受体激动剂	口服糖皮质激素（最低剂量）
	白三烯调节剂	中等剂量或高剂量 ICS	白三烯调节剂	抗 IgE 治疗
		低剂量 ICS+ 白三烯调节剂	缓释茶碱	
		低剂量 ICS+ 缓释茶碱		

注：ICS 是指吸入型糖皮质激素。

剂,又称粉末吸入剂)。

(2)使用方法不同

1)气雾剂只能经口腔吸入使用,主要用于缓解哮喘急性发作,包括支气管痉挛(以最小起始剂量 1 次 100μg/1 揿,对于长期治疗,最大剂量为每日给药 4 次,每次 2 揿),也可用于预防过敏原或运动引发的症状,运动前或接触过敏原前 10~15 分钟给药。大多为患者自己用药。

2)雾化吸入剂用于对传统治疗方法无效的慢性支气管痉挛的常规处理,及治疗严重的急性哮喘。尤其是对吸气与吸药同步进行有困难的患者使用。需要在医师或护士指导和操作下用药(稀释配制、雾化、吸入)。单次使用相对于气雾剂剂量稍大,一是病情需要,二是有医护人员监护,安全性好。

232. 庆大霉素注射液能用于雾化吗?

庆大霉素不推荐用于雾化。因为:

(1)庆大霉素雾化给药并非常规方式,常规方式为静脉滴注和肌内注射。目前尚无雾化剂型,通常是用注射剂型替代,属于超说明书用药。

(2)庆大霉素分子中含多个羟基和碱性基团,属碱性、水溶性抗生素,在碱性环境中呈非解离状态,作用效果好。而脓痰的酸性和厌氧环境常影响氨基糖苷类的抗菌活性。药物用于雾化吸入,在感染部位不能达到有效浓度,反而容易引起过敏反应或导致局部耐药性产生。

(3)庆大霉素雾化既会对气管黏膜产生刺激作用,从而引发炎性反应,气管内炎症细胞及介质聚集,继发性自由基损害等;又会对气管黏膜产生毒性,使气管黏膜上皮表面黏液纤毛清除功能受损。

(4)对儿童用药,雾化用药剂量和时间不好掌握,容易产生不良反应,更应该避免。

233. 为什么治疗肾病综合征不同时期激素服用方法不同?

肾病综合征使用激素治疗的原则:起始量足,减量要慢,维持要长。规范用药分三个阶段:

(1)起始治疗阶段(也称诱导阶段)。激素治疗肾病综合征的疗效,与用药剂量呈正相关。所以,起始治疗阶段的剂量要足够大,才能使病情尽快缓解,一般成人泼尼松剂量应为 1mg/(kg·d),个别患者可用至 1.5mg/(kg·d)。有报道认为 2~13 岁的小儿患者,泼尼松剂量应为 2~2.5mg/(kg·d),患儿年龄越幼,则泼尼松的用量需要更大。但激素的每日用量,不宜 >80mg。如果患者的肝功能减退,则不宜用泼尼松,而应改为泼尼松龙,后者的剂量与泼尼松相同。用药方法,有人认为以清晨顿服为好,这样可以使外源性激素与生理性的激素波动同步,可以明显地减少肾上腺皮质轴抑制的副作用,也有人认为在激素治疗开始阶段,1 日剂量分 2~4 次服用,这样血药浓度相对平稳,疗效优于顿服,在激素产生疗效需要减量后,再改为顿服。这是临床常见的问题,仁者见仁,智者见智,到现在也没有循证医学的证据。我认为应该因人而异,如果一日服用激素剂量 >60mg 时,可以分次口服,如果 <60mg 时,可以考虑早晨顿服,以减少激素的副作用。儿童激素使用剂量大,初始治疗阶段也应该一日剂量分次服用。

(2)减量治疗阶段。通常用大剂量激素 8 周后便需减量,减药期要逐渐减量,每 2 周减原有剂量的 5%~10%。同时要坚持剂量越小、减量速度越慢的原则。在此期间需要注意的是:

如果经 8 周大剂量治疗不见好转,甚或恶化,在仔细排除同时存在影响疗效的因素如感染等后,估计继续用药亦不会有效

(激素无效型),应迅速减少药量,以便短期停用,如有条件,最好送上级医院作肾活检。如果治疗后肾病综合征获得部分缓解(蛋白尿 <3g/d 或较原先减少一半以上,水肿等症状有所减轻),则激素撤减至小剂量后[成人为 0.5mg/(kg·d),小儿为 1mg/(kg·d)],改为两日给药,即隔日清晨顿服。

如果给予大剂量激素后,患者病情很快或不到 6 周便获得缓解,可于缓解后再用原剂量巩固 2 周,便可进行减量。如为微小病变型肾病,90% 小儿患者于 4 周后完全缓解,故通常服用 4 周后,再服用 2 周,便可进入减量阶段。成人患者则缓解较慢,通常须应用激素 8 周,以便鉴定激素对该例肾病综合征是否有效。应用激素一般疗程不宜超过 3 个月,加大激素的剂量和延长疗程,须谨慎。撤减到小剂量后,可视具体情况,作较长期的持续治疗或继续减量,激素的不良反应会大为减轻。药物减量必须强调十分缓慢地进行,最低限度也要经历 1 个月以上。

(3)持续治疗阶段。起始大剂量激素治疗后,仅获部分缓解者,按上述方法减量,至小剂量时[成人隔日为 1mg/(kg·d),小儿隔日为 2~2.5mg/(kg·d)],可服 6 个月或更长时间,通常用此小剂量激素,其不良反应不大;如果患者在小剂量持续治疗中,获得完全缓解,则于缓解后,按原量再服 4 周,然后,十分缓慢和规则地减量,减至维持量时,则视患者具体情况,用维持量一段时期后,再逐渐减量而至停药。对激素敏感,较快获得完全缓解的病例,通常可按上述减量至激素的维持剂量,即泼尼松隔日晨服 0.4mg/kg,此是生理需要量,很少有不良反应,约服 4 个月或更长一些时间,然后极缓慢地减量而终至停服。有些患者虽在起始治疗获完全缓解,但短期内(<6 个月)复发,甚或药量减至一定程度即复发(即激素依赖型),可重新使用激素治疗,并待激素按上述常规减量至维持剂量持续治疗时,可持续服药 12~18 个月。

服用激素需注意:①使用激素必须在医师指导下进行,患者自己切不可擅自决定激素治疗的疗程或剂量。因为不规律应用激素类药物——随意加减、停药，不规律撤减等，极易加速肾脏纤维化的进程，使病情反复或加重，且病情反复一次加重一次，增加治疗的难度。②长期使用激素，可导致肾上腺皮质萎缩，如果突然减量或是突然停药后，可因体内缺乏激素引发肾上腺危象，出现高热（体温超过 40℃）、恶心、呕吐、血压下降等，严重时可发生休克，因此患者不可随意停药。③长期使用激素，还可引起一系列不良反应，如引发皮质功能亢进综合征、消化性溃疡、高血压、动脉硬化、骨质疏松等疾病，因此患者在治疗过程中需要定期复查，如发生以上不良反应，应该及时进行治疗。

234. 利巴韦林能用于抗感冒治疗吗？

利巴韦林也叫三氮唑核苷，是一种核苷类抗病毒药物。国内又叫"病毒唑"，体外试验对呼吸道合胞病毒具有选择性抑制作用，SFDA 批准利巴韦林颗粒用于呼吸道合胞病毒（RSV）引起的病毒性肺炎与支气管炎、皮肤疱疹病毒感染。或许是"病毒唑"这个名字让很多人把它当成了治疗病毒的万灵药，国内在 20 世纪 70 年代仿制该药成功后，除早年开发的片剂和注射剂以外，现已增加到十几种剂型（包括颗粒剂、气雾剂、滴鼻剂、含片等），广泛用于手足口病以及流行性感冒的治疗和预防。国外通常不用利巴韦林治疗病毒性呼吸道感染疾病。

美国 FDA 目前只批准利巴韦林口服剂型和气雾剂，没有静脉用药剂型。对利巴韦林的雾化剂只允许用于治疗呼吸道合胞病毒引起的重度下呼吸道感染。这里说的"重度"是指下呼吸道感染，尤其针对原来就有肺部疾病的住院患者。口服剂型用于治疗病毒性出血热，以及与干扰素 α-2b 联用，治疗慢性丙型肝炎。美国之所以将利巴韦林的应用指征控制得这么窄，一是利巴韦林治疗腺病毒、呼吸道合胞病毒、副流感病毒或流感病毒感染临床效果还不那么确定;二是利巴韦林的副作用比较大。动物实验显示利巴韦林有明显的致畸性、致癌性、生殖毒性等。此外利巴韦林可以导致溶血性贫血,出现血红蛋白下降、红细胞下降、白细胞下降。为此国家药监局于 2006 年曾对利巴韦林发布过药品不良反应信息通报。

由于利巴韦林存在用药安全风险,现有的临床证据以及临床治疗专家共识,都不主张在感冒患者中将利巴韦林作为常规用药。一般感冒只推荐对症治疗,选用如减充血剂、抗组胺药、镇咳药、祛痰药、解热镇痛药或由这些药物组成的复方制剂。

235. 缺铁儿童每日补铁剂量多少合适?

补铁确实有学问。补铁一是要分清机体缺铁原因,如铁摄入量不足或铁吸收障碍、急性或慢性失血、妊娠与哺乳期等导致的贫血以及感染所引起的隐性或显性缺铁性贫血。因为这决定补铁的用药途径,是口服还是静脉给药。二是要考虑铁元素吸收与机体因素,如萎缩性胃炎、胃大部切除术后、胃酸缺乏、慢性腹泻等,口服补铁效果不好。三是要注意补铁的剂量须因人而异,过分补铁中毒会引起肝、心脏、神经和胃等各方面的副作用。四是不同生产厂家的制剂工艺差异,也会导致服药剂量不同。一般按照药品说明书规定的剂量用药没错。

关于儿童补铁。1997 年,FDA 要求在补铁的营养品上必须注明,服铁过量对六岁以下儿童可能造成中毒。有研究表明:六岁以下儿童一天口服铁量累积 60mg 就会死亡,口服铁量超过 20mg 会造成严重伤害。因此建议,六岁以下儿童每天最多只能服用 20mg 的铁。某国家生产的蛋白琥珀酸铁口服液是一种有机铁化合物制剂,特点是不被胃蛋白酶消化,在中性 pH 时则被胰蛋白酶水解。本品所含的铁,受蛋白膜的保护,因此不会造成胃黏膜损伤并在十二指肠内开始释放,胃肠反应小。所以其口服吸收比一般铁制剂要好,自然使用剂量相对也小一些,且符合补铁宜从小剂量开始原则。

236. 待产时胎心不齐用碳酸氢钠是什么机制?

(1)要知道待产时,出现胎心不齐的原因。这种情况常见于第一产程活跃期至第二产程,多因为宫缩加强或脐带血流障碍引起,是以胎儿胎盘系统血流不全为主要表现的综合征。由于胎儿血氧降低,通过自主神经反射兴奋交感神经,肾上腺儿茶酚、皮质醇分泌增多,使胎儿心率代偿性加快,若继续乏氧,则迷走神经兴奋,心跳减慢。无氧糖酵解增加,胎儿体内酸性物质增加,出现代谢性酸中毒,使胎儿窘迫进一步加重。

(2)碳酸氢钠通过母体胎盘进入胎儿体内。纠正酸中毒,提高血液 pH,提高组织对缺氧的耐受能力,增加心肌对能量的利用。改善血液循环,使胎儿缺氧得以缓解或消除。延长胎儿机体对乏氧的耐受时间。

(3)治疗时碳酸氢钠与"大三联"合用。"大三联":5% 葡萄糖注射液 40ml,维生素 C 2.5g,尼可刹米 0.375g。静注完毕后接着滴注 5% 碳酸氢钠 200ml。用药时间在胎儿娩出前 30 分钟最佳。

237. 注射用奥美拉唑不可以静脉推注吗?

注射用奥美拉唑钠有供静脉滴注和静脉推注两个药品,两者的制剂中加有不同的赋形剂。供静脉滴注的,不能用于静脉推注,这是因为,该药品为避免与生理盐水或葡萄糖注射液稀释时发生氧化变质而加入了 EDTA-2Na(1.5mg/ 支)和适量的 NaOH;而供静脉推注用的制剂因稀释剂用量小,推注时间短而没有加入 EDTA-2Na,但配有含助溶剂聚乙二醇 400 和 pH

调节剂枸橼酸的专用溶剂。因此,当使用供滴注用制剂进行推注时,由于稀释剂用量少(一般为 5~10ml),配制后 pH 过高(pH>10),容易造成局部刺激性等不良反应。当使用供推注用制剂稀释后用于滴注时,由于配制后 pH 偏低(先用专用溶剂溶解后再稀释,pH<8),且制剂中不含有稳定剂 EDTA-2Na,在配制和使用过程中容易造成变色和产生沉淀等变质现象。所以,在使用注射用奥美拉唑时一定注意阅读说明书,不要弄错了给药方法。

238. 布洛芬缓释胶囊用于腹痛,合适吗?

(1)对不明腹痛患者(未诊断病因前),慎用止痛药。

(2)腹痛一般应该选用阿托品、654-2、颠茄等抗胆碱类解痉药,这些药物通常可用于肠炎、胆道结石及泌尿系结石等平滑肌痉挛导致的腹痛。

非甾体解热镇痛抗炎药,通常只用于四肢关节炎症性、外伤性疼痛的止痛及发热头痛等,因可破坏胃黏膜屏障导致消化道出血而禁用于胃肠道炎症性痉挛性疼痛,但有些可用于泌尿系结石的止痛,如吲哚美辛。

239. 临床上使用的甲羟孕酮和甲地孕酮有什么不同?

这两个药的名称很相似,但是两个药的化学组成、药理作用是有区别的。

(1)甲羟孕酮的主要成分为醋酸甲羟孕酮,其化学名为:6α- 甲基 -17α- 羟基孕甾 -4- 烯 -3,20- 二酮醋酸酯,而甲地孕酮片的主要成分为:醋酸甲地孕酮,其化学名称为:6- 甲基 -17a- 羟基孕甾 -4,6- 二烯 -3,20- 二酮 -17- 醋酸酯。

(2)甲羟孕酮片(又称安宫黄体酮片)为孕激素类药,作用于子宫内膜,能促进子宫内膜的增殖分泌,通过对下丘脑的负反馈,抑制腺垂体促黄体生成激素的释放,抑制卵巢的排卵过程,其抗癌作用可能与抗雌激素作用有关。本药主要用于:对激素敏感肿瘤的姑息治疗。用于痛经、功能性闭经、功能性子宫出血、先兆流产或习惯性流产、子宫内膜异位症等,大剂量可用作长效避孕针。

甲地孕酮片为半合成孕激素衍生物,对激素依赖性肿瘤有一定抑制作用,其作用机制与甲羟孕酮相同,可能是通过对垂体促性腺激素分泌的影响,控制卵巢滤泡的发育及生长,从而减少雌激素的产生,作用于雌激素受体,阻止其合成和重新利用,干扰其与雌激素的结合,抑制瘤细胞生长,此外,还可拮抗糖皮质激素受体,干扰类固醇激素受体与细胞生长分化相关的调节蛋白间的相互作用。本药主要用于:①避孕,还可治疗痛经、功能性子宫出血、子宫内膜异位症等。②本品适用于晚期乳腺癌和子宫内膜癌作为姑息性治疗(即治疗复发性、不能手术的或已转移的癌症患者)。本品不能取代目前已被接受的治疗措施,诸如外科手术,放疗或化疗。③服用甲地孕酮能提高食欲、增加体重。可妥善控制癌症患者的畏食及恶病质,从而提高癌症患者的生活质量。

240. 为什么甲地孕酮能增进癌症患者食欲?

甲地孕酮是天然孕激素的合成衍生物,作为一种人工合成的具有促进蛋白同化作用的孕激素,以往多用于治疗子宫内膜癌及晚期乳腺癌,近年来发现其对激素敏感性肿瘤和激素非敏感性肿瘤患者不仅能增加体重和改善食欲,还可促进蛋白同化。甲地孕酮的主要机制在于可以通过直接和间接途径影响机体内环境,干预恶病质相关细胞因子如 TNF、IL-1、IL-6 等对机体的作用并通过产生具有异化作用的细胞因子来提高患者的食欲,增加热量摄入,同时还能降低化疗药物对骨髓及胃肠道的毒副作用,全面提高晚期癌症患者的生活质量及对化疗的耐受性。有资料表明,30%~100% 的进行性恶性肿瘤患者处于负氮平衡,而甲地孕酮可使患者增加食欲,从而增加蛋白质摄入量,有利于维持正氮平衡。

241. 蚓激酶肠溶胶囊是饭前服,还是饭后服?服多长时间?

蚓激酶肠溶胶囊须饭前半小时服用。原因是肠溶胶囊的外壳是采用抗酸的肠溶材料制作的,不易被胃酸分解,可以在肠内的碱性环境下逐渐分解吸收。饭后胃酸的浓度降低,同时食物中的生物碱可以溶解胶囊,从而使药物大量被吸收,达不到缓释的目的。饭前服肠溶胶囊剂型的蚓激酶,能缩短胶囊在胃内的停留时间,避免被蛋白酶及胃液消化,延长了在肠内的吸收时间。

蚓激酶是一种蛋白水解酶,动物实验表明本品具有溶解家兔肺动脉血栓的作用,每 3~4 周为一疗程,可连服 2~3 个疗程,也可连续服用至症状好转。服药期间注意患者凝血机制监测,有出血倾向者应该停药。另注意其与其他抗凝药有协同作用。

242. 为什么哌唑嗪不能作为一线抗高血压药?

哌唑嗪是 α 受体拮抗剂,其作用特点:能同时扩张阻力血管和容量血管,对突触前 $α_2$ 受体无明显作用,故不引起反射性心动过速及肾素分泌增加等作用。但是,由于此类药首剂反应较多及服药后短期内水钠潴留引起耐受现象,而未推广为抗高血压首选药物。在 2003 年结束的 ALLHAT 试验中,心衰患者服 $α_1$ 受体拮抗剂多沙唑嗪组的心血管事件发生率,明显多于利尿剂组,死亡率明显升高,故 α_1 受体拮抗剂组被提前中止研究。《高血压合理用药指南》(2015 版)规定:α_1 受体拮抗剂一般不作为治疗高血压的一线药物。但是 2003 年公布的欧洲有关高血压治疗指南将 α 受体拮抗剂列为常用六大类一线用药之中。因此,是否选用哌唑嗪作为一线抗高血压药,还是应该因人、因病而异,不能一概而论。

243. 重症肺炎并发腹胀为什么选用酚妥拉明?

酚妥拉明为短效 α 受体拮抗剂,可扩张小动脉、小静脉,改善全身及肺循环,减轻心脏前后负荷,改善气体交换,是临床治疗肺炎、心衰的常用药物,其还有抑制胆碱和抗组胺作用,能解除过敏物质导致支气管痉挛的作用,并能减少中毒性脑病和严重肠麻痹的发生,并且能兴奋肠道平滑肌,扩张微血管,改善肠道血氧供应,使肠道蠕动增强,减轻腹胀。不过,在应用酚妥拉明的同时应注意它的不良反应,如直立性低血压、鼻塞、眩晕、胃肠道平滑肌兴奋所致的腹痛、腹泻、恶心、呕吐和诱发溃疡病(可能与拟胆碱作用有关);严重者可有心率加快、心律失常和心绞痛等。注意,该用药方法是超说明书用药,应该按超说明书用药管理,履行必要的用药手续。

244. 免疫球蛋白使用时应该注意哪些问题?

几种常用的免疫球蛋白使用注意如下:

(1)破伤风免疫球蛋白:该药主要适用于免疫史不清与血清过敏,伤口感染 24 小时以上以及接种破伤风类毒素仍无免疫力的破伤风患者。应该注意的是该药可干扰活病毒疫苗(如麻疹、腮腺炎、脊髓灰质炎和疱疹疫苗)的反应,所以使用该药约 3 个月才能再使用上述疫苗。用于治疗破伤风时,每次使用剂量为 3000~6000IU,应尽快一次用完,可多点注射(利于药物吸收),同时可使用破伤风类毒素进行主动免疫。但应注意该药不宜与破伤风类毒素同用一个注射器或在同一部位同时注射。

(2)乙型肝炎免疫球蛋白:是一种浓缩的预防乙肝病毒入侵复制的被动免疫制剂。让人体被动地接受这种高效价的外源性抗体,可使机体迅速获得被动保护免疫力,能短期内迅速起效,中和并清除血清中游离的乙肝病毒,避免乙肝病毒定位感染。因此,用于阻断母婴传播,单独使用该药很少获得满意效果,需与乙型肝炎疫苗联合使用。另外,还须注意:乙肝孕妇孕期应该慎用该药。有的大夫在接诊乙肝孕妇时,"为避免孩子被乙肝病毒感染",建议其在怀孕的最后三个月,每个月接受一次注射乙型肝炎免疫球蛋白。这种用药方法目前还存在争议,因为有研究标明:注射了免疫球蛋白的携带乙肝病毒孕妇,生下的新生儿体内并不能检测到乙肝抗体。所以阻断乙肝病毒母婴传播,还是应该通过给新生儿使用乙肝疫苗和免疫球蛋白方法来阻断。

(3)人血丙种球蛋白:该药是从健康正常人血中提取的丙种球蛋白制剂,含有正常人血中存在的抗体多种,主要为对抗麻疹、甲型病毒性肝炎、流行性感冒、流行性腮腺炎、风疹、脊髓灰质炎、流行性乙型脑炎、疱疹、痘苗等病毒的抗体,亦含有少量的抗伤寒、副伤寒、百日咳、猩红热等细菌的抗体和抗白喉、破伤风的抗毒素。有增强体液免疫的作用,主要用于病毒性疾病的预防。该药目前有肌内注射和静脉滴注两种剂型,使用时不能混淆。肌内注射制剂如果用于静脉滴注会因 IgG 分子发生分解和聚合而引起类似过敏性休克的反应。静脉使用的冻干制剂,可用 5% 葡萄糖注射液稀释 1~2 倍,开始滴注速度控制在 1ml/min(20 滴 /min),持续 15 分钟后,无不良反应,滴速可增加到 3ml/min。该药静脉滴注时不得与其他药物混合使用。另外,严重血小板减少症和血液凝固障碍者禁用本品作肌内注射。对于 1 岁以内婴儿要尽量少用，以免抑制自身对免疫球蛋白的合成。

245. 为什么要控制输液静脉滴注速度？如何控制？

注射剂静脉滴注速度应根据病情、药物的药理特性、输液总量、患者生理和病理等情况确定。概括起来，可分以下几类情况：

（1）儿童和老年人、心肾功能较差的人必须慢滴，否则会因短时内输入大量液体，使心脏负担过重，甚至导致心力衰竭。

（2）因腹泻、呕吐、出血、烧伤等引起人体严重脱水而出现休克者，静脉滴注的速度要快。如有必要甚至可在手、足同时静脉滴注（多通道输液），以尽快增加血容量，促使病情好转。

（3）颅脑、心肺疾病患者及老年人输液均宜以缓慢的速度滴入。缓慢输液的速度一般要求每分钟在 2ml 以下，有些甚至需要在 1ml 以下。同时应密切观察患者心、肺、肾功能。

（4）不同药物的滴速也不一样，如高渗氯化钠注射液、含钾药、升压药、抗肿瘤药、脂肪乳、氨基酸等药物的滴速宜慢。而治疗脑出血、颅内压增高的疾病时，滴速应快，一般要求在 15~30 分钟滴毕 20% 甘露醇注射液 250ml，否则起不到降低颅压的作用。

（5）治疗脑血栓常用药的渗透压较高，输入体内后，会在短时间内使患者的血容量快速增多，导致心脏负担过重，甚至发生心力衰竭、肺水肿等症。因此，滴速每分钟多少滴为宜，是一个比较复杂的问题。一般来说，成人以 40~60 滴 /min 的滴速较安全，但最佳滴速应由医护人员根据用药者的年龄、病情和心电监护情况而定。

（6）根据治疗要求随时调节滴速：如脱水患者补液时应先快后慢。输注血管活性药的速度应以既能保持血压的一定水平（80~100/60~80mmHg）又不致使血压过分升高为宜，例如去甲基肾上腺素滴速可维持在 4~20μg/min，间羟胺维持在 30~800μg/min 等。

注射剂的静脉滴注速度一般成人 60~80 滴 /min，年老体弱，心血管疾病 40~60 滴 /min。输液过程中，应告知患者输液不能自行调节滴注速度。因为滴速太快会导致药品不良反应甚至危及生命，滴速太慢会影响疗效。

246. 胆汁淤积型肝炎为什么使用苯巴比妥钠？

苯巴比妥钠（鲁米那）能诱导肝脏微粒体葡糖醛酸转移酶活性，促进胆红素与葡糖醛酸结合，降低血浆胆红素浓度。医生用苯巴比妥钠治疗胆汁淤积型肝炎，就是为了降低血浆胆红素。用本品的患者中 1%~3% 的人出现皮肤反应，多见为各种皮疹，严重者可出现剥脱性皮炎和多形红斑，中毒性表皮坏死极为罕见。某些药物有多种药理作用，医生处方时应该向患者简要说明用药目的和注意事项，患者只有了解用药目的才能很好地配合治疗，了解注意事项才能在用药过程中加强自我监测。另外，对于这种超说明书用药，医院应该建立相关管理流程和方法。譬如药事管理和药物治疗学委员会备案、与患者签订用药知情同意书等。

247. 哪些药物不能用于"蚕豆病"患者？为什么？

"蚕豆病"是葡萄糖 -6- 磷酸脱氢酶（G6PD）缺乏症，开始是表现为进食蚕豆后引起溶血性贫血而得名。葡萄糖 -6- 磷酸脱氢酶（glucose-6-phosphatedehydrogenase，G6PD）是细胞能量代谢磷酸己糖途径的限速酶。G6PD 活性的缺乏直接影响红细胞的抗氧化能力，可导致溶血性贫血。G6PD 缺乏症是世界范围内最常见的一种遗传性人类酶缺乏病，其遗传方式为 X 连锁不完全显性遗传。该病多数患者,特别是女性杂合子,平时不发病,无自觉症状,如服用或接触具有氧化作用的药物可以诱发急性溶血性贫血。G6PD 缺乏症还是新生儿病理性黄疸的主要原因,且黄疸于生后 24 小时内发生。G6PD 缺乏症的防治重点是及早明确诊断,从而避免接触蚕豆等敏感物质以及服用具有氧化作用的药物。葡萄糖 -6- 磷酸脱氢酶缺乏者,使用下列药物或食物可引起溶血性贫血:

(1)下列药物和食物较易引起溶血,应禁用:

1)抗疟药:伯氨喹、扑疟喹啉、戊奎。

2)磺胺类:磺胺甲噁唑、磺胺吡啶、对氨苯磺酰胺、磺醋酰胺。

3)解热镇痛药:乙酰苯胺。

4)砜类:噻砜。

5)其他:呋喃妥因、呋喃唑酮、呋喃西林、萘啶酸、硝咪唑、硝酸异山梨酯、萘(樟脑)、亚甲蓝、苯肼。

6)中药:薄荷、樟脑、萘酚、牛黄粉、腊梅花、熊胆、开口茶、七厘散、川连、珍珠粉、蚕豆、牛黄解毒丸等。

(2)下列药物可能会引起溶血,但无慢性非球形红细胞溶血性贫血者,用正常治疗剂量时不会引起溶血:

1)抗疟药:氯喹、奎宁、乙胺嘧啶。

2)磺胺类:磺胺甲嘧啶、磺酰乙胞嘧啶、磺胺嘧啶、磺胺脒、长效磺胺、磺胺二甲异噁唑。

3)解热镇痛药:对乙酰氨基酚(商品名:泰诺、百服宁、小儿退热栓)、阿司匹林、非那酊、氨基比林、安替匹林、保泰松、安他唑林。

4)其他:氯霉素、链霉素、异烟肼、氯己定、维生素 C、苯妥英钠、对氨基苯甲酸、苯海拉明、秋水仙碱、左旋多巴、丙磺舒、普鲁卡因胺、盐酸苯海索、亚硫酸钠甲萘醌、三氧甲苄氨嘧啶、氯苯那敏、奎尼丁、维生素 K(甲萘醌)等。

248. 儿童患者可以用成人 18AA 吗?

不能。这是因为:氨基酸在婴幼儿与成人体内有不同的代谢作用,如果使用普通的氨基酸输液,婴幼儿体内苯丙酸羟化酶的活性低,难以有效地代谢成为酪氨酸,易产生高苯丙氨酸血症;又因脱硫醚酶的活性低,蛋氨酸代谢不全,易产生高蛋氨酸血症、半胱氨酸和牛磺酸不足;组氨酸合成速度较慢,易产生低组氨酸血症;甘氨酸含量高会出现血氨过高。因此,小儿使用氨基酸输液应降低苯丙氨酸、蛋氨酸、甘氨酸的用量,增加半胱氨酸、酪氨酸、组氨酸的用量,这样才能使血浆氨基酸谱保持正常,如"小儿复方氨基酸注射液(18AA-Ⅰ)"。牛磺酸有保护细胞膜、促进脑细胞发育、维护视网膜正常功能和防止胆汁淤积及增强心肌细胞功能等作用,但婴幼儿肝酶系统不健全、胱硫醚活性低、蛋氨酸代谢不全,易牛磺酸不足。为适应婴幼儿的特点,含有适量的牛磺酸如"小儿复方氨基酸注射液(18AA-Ⅱ)"适用于小儿患消化系统疾病不能经胃肠摄食者、各种疾病引起的低蛋白血症、严重创伤、烧伤及败血症等体内氮平衡失调者及早产儿、低体重儿。

249. 儿童可以使用质子泵抑制剂吗?

对于儿童 Hp 感染治疗,我一直持保留意见,且认为是过度医疗的表现。原因是:①儿童生理与成人差异很大,不能照搬成人的治疗方案;②儿童胃液酸性本来就不及成人,使用质子泵抑制剂,会影响儿童消化功能;③越来越多的研究显示,Hp 感染对哮喘、儿童过敏现象具有保护作用;④有报道,抑酸剂可改变胃内正常菌群,提高胃内 pH,导致致病菌定植,增加吸入性肺炎发生率。

在与人类"共生"的过程中,Hp 除给我们带来伤害外,是否也同时在保护我们。即使确诊儿童 Hp 感染,我认为适当补充乳酸杆菌(活菌制剂)是可选方案。因为有研究表明胃内乳酸杆菌数量与 Hp 感染有直接关系,乳酸杆菌为优势菌,Hp 则很难定植。

250. 儿童如何选用抗菌眼药?

儿童眼部炎症、外伤、眼科手术前后,都离不开使用抗菌眼药。使用得当,可起到药到病除的作用。如果用药不当,不仅达不到预期疗效,还可能产生不良反应。儿童选用抗菌眼药应该注意以下几个问题:

(1)儿童眼睛患有炎症,一定要去医院看医生,在医生和药师的指导下选用药物,不要自行用药。儿童患结膜炎后,可供选用的抗菌眼药有:利福平、妥布霉素、红霉素眼膏、金霉素眼膏、洁霉素眼药水(林可霉素眼药水)等。对于泪囊炎患儿,除了使用以上眼药外,还需医生及时对泪道进行疏通。

(2)用药前要仔细阅读药品说明书,对写有儿童"禁用"或"使用本品的疗效及安全性尚未确立"的字样的眼药,最好不要选用,或因治疗需要可权衡利弊后选用。

(3)眼药不能长期使用,儿童的眼部组织十分柔嫩,黏膜血管丰富,对药物吸收非常快。虽然,眼药中药物含量很低,如果长期频繁地使用,药物可通过局部黏膜迅速吸收,加之儿童的肝肾功能发育不健全,肝脏代谢和肾脏排泄能力也较差,所以幼小的孩子如果长期频繁地使用氯霉素眼药水,可通过局部黏膜迅速吸收并在血液中储积。

(4)如果短时间内使用过"安全性尚未确立"的眼药,也不用过于担心。虽然这类眼药,会有一定的副作用,但由于浓度比较低(一般为 0.1%~0.5%),使用量少,正常的结膜囊有 10μl 的正常泪液,最多还能容纳 10~20μl 的药液,多余的药液在与泪液混合前已大部分溢出眼外。所以,一次即使给予两滴以上的眼药水,并不能增加结膜囊内的眼药液量。所以短时间使用这类眼药对儿童的影响也很小。

251. 便秘如何用药?

目前临床上应用的治疗便秘的泻药有:容积性泻药、刺激性泻药、润滑性泻药、渗透性缓泻药、促动力药以及 5-HT$_4$ 受体激动剂、微生态制剂等。分别介绍如下:

(1)容积性泻药。也称为泻盐,因其不被肠壁吸收而又溶于水,故能在肠中吸收大量水分,使大便的容量增加,起到导泻作用。该类泻药的主要代表药是硫酸镁。但由于它不能使结肠张力增加,所以不宜用于那些肠道运动迟缓的患者。

(2)刺激性泻药。作用快,效力强,药物或者其代谢的产物可对肠壁产生刺激作用,使肠蠕动增加。该类药主要有:果导、蓖麻油、大黄、番泻叶等。但要注意,此类药因为刺激肠黏膜和肠壁神经丛,并可能引起大肠肌无力,形成药物依赖,因而主要用于大便嵌顿和需要迅速通便者,不宜长期应用。

(3)润滑性泻药。又称大便软化剂,此类药物的主要功能是润滑肠壁,软化大便,使大便易于排出,如液体石蜡、甘油每次 10~30ml 口服,花生油、豆油或香油每次 15~30ml 口服等。这类药主要的缺点是口感差,作用弱,长期应用会引起脂溶性维生素吸收不良。老人可选中成药麻仁丸、通泰胶囊,麻仁丸属润肠导便药,每天 1~2 次,每次 6g。通泰胶囊为天然纤维类植物多糖。首次剂量加倍,维持剂量为每日 3 次,每次 1~2 粒,服用时需大量饮水,空腹服用效果最佳。

(4)渗透性缓泻药。如乳果糖,它不被人体吸收,通过细菌分解后释放有机酸在结肠起作用。尤其适宜于老年人、孕产妇、儿童及术后便秘者。乳果糖通便温和,便秘时的头两天每天服2~3次,每次 10~20g,以后每日 1 次,每次 7~10g。但是糖尿病患者慎用,此类药的主要缺点是在细菌作用下发酵产生气体,引起腹胀等不适感。

（5）肠动力药。是通过加强肠肌张力来发挥作用,如:多潘立酮、西沙必利、莫沙必利、伊托必利等,这些药适用于肠动力不足,常常需要与其他药联合使用。

（6）5-HT$_4$ 受体激动剂。有替加色罗、聚乙二醇等,替加色罗对便秘型的肠易激综合征有一定疗效,特别适宜于已经用过渗透性泻药和肠用纤维素仍无效的患者。聚乙二醇由于其不被肠道吸收,也不会在肠道内分解产酸,可用于成年人的多种原因所致的便秘。但该药不宜用于炎症性器质性肠病及未确诊的腹痛患者,服用此药时最好与其他药物间隔 2 小时。

（7）微生态制剂。常用的有双歧杆菌、乳酸杆菌等制剂。这类制剂可清除体内"垃圾",调节肠道菌群平衡,使肠道功能恢复正常,保持大便通畅。

了解了各种治疗便秘的药物后,还需要提醒的是,不应单纯依赖药物治疗,还要从改变生活方式入手,养成良好的生活习惯,适度运动,并可多吃一些富含植物纤维的食物。另外,便秘产生的原因很多,主要有:①生活、工作紧张,环境改变,使排便习惯和规律被破坏;②滥用泻药,依赖药物排便而形成恶性循环,导致肠蠕动无力和肠道干燥;③食物结构不合理,高能量、高营养、高吸收物质摄入过多,粗纤维食物摄入过少,导致排便次数减少或无规律;④痔疮、肛裂、肛周疾病,直肠肿瘤,结肠过长等疾病也可导致便秘。因此,一旦患有便秘,应该到医院检查引起便秘的原因,然后对因治疗。对于一些老年患者或患肠易激综合征的便秘患者,使用专业心理疗法包括生物反馈疗法往往能收到较好的疗效。手术治疗对于那些长期便秘且使用多种药仍疗效不佳者,也是必要的。

252. 抗骨质疏松用药有哪些?

抗骨质疏松药主要有:

(1)钙剂和维生素 D。两者是抗骨质疏松的基础用药,适量增加钙摄入,可减缓骨的丢失、改善骨矿化。我国营养学会推荐成人每日摄入 800mg 钙,这是获得理想骨峰值、维护骨骼健康的适宜剂量。如果饮食中钙供给不足,可选用钙剂补充。绝经后的妇女和老年人,每日钙摄入推荐量为 1000mg,但是我国老年人平均每日从饮食中获取的钙仅约有 400mg,因此还应补充 500~600mg,相当于 2 袋牛奶提供的钙量。

维生素 D 缺乏时可导致继发性甲状旁腺功能亢进,增加骨的吸收,从而引起或者加重骨质疏松。适量补充维生素 D 有利于钙在胃肠道的吸收。而且,维生素 D 还能增加老年人肌肉力量和平衡能力,从而降低跌倒和骨折的风险。成人每日摄入维生素 D 应 >200 单位,年轻人因为经常晒太阳、做运动,所以不一定要补充。老年人因缺乏日照、摄入和吸收障碍,常有维生素 D 缺乏症状,故推荐剂量为 400~800 单位 /d。使用期间应定期监测血钙和尿钙,酌情调整剂量。

(2)双膦酸盐类。本类可以有效抑制破骨细胞活性、降低骨转化。研究表明,阿仑膦酸盐可明显提高腰椎和髋部骨密度,显著降低这些部位发生骨折的危险。有极少数患者服用后发生药物反流或食管溃疡,因此,为尽快将药物送至胃部,降低对食管的刺激,应在早晨空腹时以 200ml 清水送服;用药后 30 分钟内不能进食,以免影响药物吸收;30 分钟内不能平卧,以免增加食管不良事件。有食管炎、活动性溃疡,以及长期卧床的患者慎用;肾功能不全者禁用。

(3)降钙素类。本类可抑制破骨细胞的生物活性,减少破骨细胞的数量,降低骨质疏松患者的椎体骨折发生率。此类药物的另一突出特点是能明显缓解骨痛,对骨质疏松性骨折或骨骼变形所致的慢性疼痛有明显效果,因而更适合有疼痛症状的骨质疏松症患者。本类包括喷鼻剂和注射剂两种,使用时无明显禁忌,偶有过敏现象。

(4)雌激素类。本类只适用于女性患者,能抑制骨转换、阻止骨丢失。临床研究已充分证明,雌激素能降低骨质疏松症患者骨折的发生风险,尤其适用于有更年期症状的女性患者。有雌激素依赖性肿瘤的患者,血栓性疾病、不明原因的阴道出血、活动性肝病和结缔组织病患者禁止使用,患有子宫肌瘤、子宫内膜异位症等雌激素依赖性疾病的患者慎用。

(5)促骨形成药。本类主要有甲状旁腺激素,用于严重的老年骨质疏松症患者。该药小剂量使用时,有促进骨形成的作用,能有效地增加骨密度、降低骨折发生的风险。但是大剂量使用时,反而会对骨不利。因此,使用剂量不宜过大,治疗时间不宜过长,一般不超过 18 个月。治疗严重骨质疏松时,可首先使用促进骨形成的药物,以后改用抑制骨吸收的药物。用药期间要注意监测血钙水平,防止高钙血症的发生。但是此类药物目前市场上还比较少。氟化钠也具有一定的促进骨形成的作用,但同时会增加骨骼的脆度,容易引起骨折,临床很少使用。

253. 抗骨质疏松如何联合用药?

任何疾病的药物使用,都有一定的规则可以遵循,对于抗骨质疏松的药物治疗也有临床诊疗指南,我们可以根据这个指南初步选择治疗药物,包括基础措施和药物治疗。在基础措施中,有加强饮食、注重运动、避免不良生活习惯、防止跌倒等,治疗药物有钙剂、维生素 D 和其他的抗骨质疏松药物,如何合理搭配以达到较好的疗效,是临床治疗的一门艺术。

(1)做到个体化用药。临床选用药物时,须根据患者个人情况合理选择药物,实行个体化治疗的原则。选择骨质疏松的药物治疗可以从以下的两方面去考虑。首先,要考虑这个药物是否适合所要治疗的患者,要从药物的适应证、副作用以及禁忌证等多方面考虑。第二,从患者的角度来考虑,如患者的年龄、性别、女性绝经时间、骨质疏松的程度以及合并有原发病或者有没有一些并发症等。

（2）合理搭配,联合用药。抗骨质疏松症治疗,如果只用一种药"单打独斗"疗效很有限,要有效抗击骨质疏松,必须强调"多兵种作战"。有时候可以通过联合使用一种以上的药物,进而达到更好的抗骨质疏松的疗效。如抑制骨吸收的药物就有二磷酸盐、雌激素、选择性雌激素受体调节剂和降钙素,这四种药物都是常用的;另外还有促进骨形成的甲状旁腺素等。临床联合用药必须规范。

254. 服用阿仑膦酸钠应注意什么?

有用药安全警示的药品,是提醒临床注意,而不是禁止使用。双膦酸盐药物使用时应该注意:

（1）使用双膦酸盐药物时,不得合并其他种类双膦酸盐药物,以减少其不良反应。

（2）为便于吸收,避免对食管和胃的刺激,口服双膦酸盐应于空腹给药,并建议用足量水送服后,30 分钟内不宜进食和卧床。如在治疗中发生咽痛、进食困难、吞咽疼痛和胸骨后疼痛,应及时治疗,如为避免对消化道的不良反应,最好用静脉方式给药但应谨慎,当注射大剂量药物时,由于高浓度快速注入在血液中可能与钙螯合形成复合物,导致肾功能衰竭,故需缓慢注射以有效地避免上述反应。

（3）多价阳离子药物（钙、镁等）可使双膦酸盐的吸收下降,使用过程中应注意监测血浆钙、磷等电解质水平和血小板计数。

（4）由于肾脏功能衰竭可导致双膦酸盐的排泄延迟，因此，对严重肾功能不全者禁用。

（5）静脉注射大剂量的双膦酸盐时，患者可能会出现低热，这是一种急性反应，并伴随血清淋巴细胞和其他血象的改变，出现短时间的不适，在应用中应注意观察。

（6）双膦酸盐不宜与非甾体抗炎镇痛药和氨基糖苷类抗生素联合应用。

（7）与抗酸药、铁剂或含金属离子的药物合用会降低本品的生物利用度。

（8）用于治疗高钙血症时应同时注意补充液体使尿量达2L 以上。

（9）随着双膦酸盐广泛地应用于治疗骨质疏松症、恶性肿瘤相关的骨骼疾病等，双膦酸盐引起的下颌骨坏死，必须关注，它是一种罕见而严重的并发症。

255. 为什么哮喘患者禁用乙酰半胱氨酸？

乙酰半胱氨酸哮喘患者禁用，原因有二：一是乙酰半胱氨酸偶有过敏反应，如荨麻疹和罕见的支气管痉挛；二是乙酰半胱氨酸含有巯基，体内转化为亚硫酸盐，易致气管的高反应性，引起呛咳等。至于乙酰半胱氨酸不能和糜蛋白酶配伍，是因为乙酰半胱氨酸分子式中含有巯基（—SH），可使多肽链中的双硫键（—S—S—）断裂，糜蛋白酶属于蛋白质，两者混合配伍时，前者会使后者结构中的双硫键断裂而失去作用。

256. 注射用水用于输液会溶血吗？

从两个方面来分析这个问题：

（1）临床某些特定的疾病应用注射用水低渗输液，可起到积极的治疗作用。譬如,糖尿病高渗性昏迷、高渗性脱水伴不能进饮食者、糖尿病并发心脑血管病且饮食困难者、糖尿病并发心肾功能不全且有钠水潴留者等。在这些状态下,不论是治疗疾病,还是补充生理需要,糖液和盐液的应用都受到了一定的限制,输入不当不但不起作用,反而会加重病情,若用一定量的注射用水来代替部分糖液或盐液,则于缓解病情有极大的作用。

(2)静脉应用注射用水低渗性溶液到底是否会引起溶血呢?首先举例分析,正常人在空腹状态下,可短时间内一次饮水 1000ml 以上,这些水分很快经胃肠道吸收入血,这些吸收入血的水分必然使血浆渗透压下降,尤其是胃肠道局部血管内的血液,其下降的速度和程度均较静脉应用注射用水引起的为大,但并不引起溶血。其次,既往研究表明,正常红细胞在 1/2 张力以下溶液中存留一定时间(具体多长时间,因为未查找到相关资料,暂不能确定,估计不会低于 1 分钟)后即可发生溶血,静脉应用注射用水是否发生溶血决定于血浆渗透压下降的程度和红细胞在这种低渗液中存留的时间。人体血液循环 1 周的时间大约为 1 分钟,末梢静脉血流回心脏的时间不足 30 秒。在这么短短的时间内即使局部血管内血浆渗透压低于 1/2 张力,由于很快流回心脏,和大静脉血混合而使渗透压提升近于正常,故不致发生溶血,况且在常规输液的速度下,每分钟 40~60 滴,很少会使注射部位静脉内的血浆渗透压下降至 1/2 张力以下,所以,常规速度滴注注射用水低渗性溶液并不会引起溶血,况且一般会和葡萄糖注射液通过双通道输入,应该是安全的。

需要注意的是:注射用水必须是供静脉注射用的制剂;16 岁以下儿童必须在有专业的儿科设施和专家的医学监督下,才可以静脉使用低渗溶液。

257. 脑出血如何选择止血药？

（1）颅外伤致颅内出血：应该以外科手术止血治疗为主，如果患者同时存在凝血机制障碍的，可使用常规止血药或输入血小板。

（2）脑出血患者是否需要用止血药治疗目前仍然存在争议，大多数意见认为止血药治疗临床意义不大，不再作为常规使用。主要原因：①大部分患者入院时出血已经停止，出血灶不再扩大；②原发性脑出血或高血压脑出血患者，系因血管破裂出血，其凝血机制是正常的；③常用的凝血药物对正常的凝血机制没有加强性影响；④由于正常的凝血机制，出血后在短期内血液即已凝固，阻塞破裂的血管而起到止血作用。

如果是高血压患者的脑出血，其根本原因在于血管病变，继而引起出、凝血方面的一系列问题。另外，脑循环的独特性，药物止血治疗也未必有效，相反可能是有害的。因为此类患者往往存在血液高凝状态和血管壁的损害，止血治疗可能对于出血是无效的，却促进了脑血栓的形成以及其他部位的血栓形成，这比起脑出血扩大而言，后果可能更为严重。因此，对高血压性脑出血行止血治疗并无充分的理论依据。但对病前曾接受溶栓和抗凝治疗、发病 24 小时内就诊的患者，可以考虑使用适当的止血药物。另外，如果凝血指标异常如有出血和/或凝血时间延长者，则支持使用止血药物或者给予输血、冻干血浆治疗。

（3）至于是否应该选择能通过血脑屏障的药物，我倒觉得不一定很重要，因为止血药的作用，毕竟是全身作用。

（4）以下情况可考虑使用止血药物：①有凝血异常和血小板功能异常的患者使用止血药或输入血小板，有助于预防血肿增大、颅内压持续升高及系统性并发症的发生。②活动性脑出血：患者入院后病情继续加重或迅速恶化，可能存在继续出血。

研究发现,当患者血压过高,或长期大量饮酒史,或头颅 CT 上见血肿边缘不清楚、形状不规则者,继续出血发生率高。此时除及时复查头颅 CT,监测出血的情况外,可应用止血药治疗。③超急性期出血:发病时间短,入院及时,血肿的形成尚未稳定,尤其是伴严重高血压,根据临床评定,其血肿可能会或存在继续扩大,在积极降血压治疗的同时可使用止血药物。④对于长期使用阿司匹林等抗血小板药物,而出现脑出血的患者应立即停服阿司匹林等抗血小板药物。⑤对伴有消化道出血者可用止血药。

258. "止血三联"用药合理吗?

《陈新谦新编药物学》(第 18 版)明确记载:酚磺乙胺与其他促凝血药(氨甲苯酸、维生素 K 等)合用,可增加止血效果。基层医院常常遇到出血难止,特别是出血原因尚未查明的患者,使用本组方止血较单药成功率势必大大提高,故深受临床医生欢迎。

这种联用增效作用是:维生素 K_1 在凝血过程中起重要作用,参与肝内凝血酶原的合成和促进肝脏合成血浆凝血因子 II、IV、VII、X。改善当维生素 K_1 缺乏或肝功能发生障碍时,凝血酶原和维生素 K_1 依赖因子合成受阻,而导致凝血时间延长并出血的情况。止血敏(即酚磺乙胺)能促使血小板循环量增加,能增加血小板聚集性与黏附性,促使凝血活性物质从血小板释放,从而缩短凝血时间,加速血块收缩;还可以增强微血管壁的抵抗力,降低其通透性,防止血液外渗。止血芳酸能竞争性抑制纤溶酶原激活因子,使之不能被激活转变成纤维蛋白溶解酶,从而阻断纤维蛋白的溶解,保护伤口处血凝块的生成,也可防止血浆中纤维蛋白等因子受到破坏。因此,本组方药物针对外周血管的出血环节发生作用,从而提高止血效果。注意:本复合液的应用是暂时性止血,为采取更为有效的措施争取时间,不过,止血过程中应尽快找到出血原因,以便准确无误地处理原发疾病,对症处理。三联组方止血作用强,一旦出血的紧急情况缓解就要渐渐停用或减少剂量,防止对机体出凝血机制带来损害,产生凝血机制紊乱的严重后果。

259. 为什么"止血三联"不能混合使用?

"止血三联"的配伍问题目前还有争议。争议的主要焦点在于:有人认为维生素 K_1 辅料中的吐温 80 内含聚氧乙烯基,能与含酚羟基化合物氢键结合,形成复合物而使之失效。酚磺乙胺分子中含多个酚羟基,吐温 80 可使之降效失活。但针对"止血三联"的配伍稳定性的研究结果表明,在避光条件下,维生素 K_1、酚磺乙胺、氨甲苯酸在 12 小时内,外观无变化,配伍稳定。

但是,我们从用药安全角度需要考虑:①维生素 K_1 存在静脉用药过敏,有人报告维生素 K_1 严重不良反应/事件报告中 95.3% 为静脉途径给药。②理论上可以发生配伍反应,加上实际应用中影响因素较多,即便实验中未出现外观变化,这种配伍变化也可能发生。③在不能排除"止血三联"存在配伍禁忌的风险情况下,为了用药安全,维生素 K_1 注射液最好单独输注或注射。

260. 供肌内注射与静脉注射的注射剂有什么区别?

虽然临床上有许多输液的药既能肌内注射又能静脉注射,但是有一些注射剂只能肌内注射不能静脉注射,或者只能静脉注射不能肌内注射。

不宜静脉推注的药物比如:阿米卡星、庆大霉素、妥布霉素、奈替米星等氨基糖苷类药。像林可霉素、克林霉素如果直接静脉推注可以抑制呼吸；万古霉素静脉推注易导致肾损伤；乳糖红霉素静脉推注可导致室性心律不齐；氯霉素为非水溶媒，更应禁止静脉推注。

不宜肌内注射的药物比如：氯霉素、四环素盐酸盐、红霉素乳糖酸盐、万古霉素、两性霉素 B、磷霉素、阿莫西林钠／克拉维酸钾、替卡西林钠／克拉维酸钾等。因为这些药物对肌肉组织有强烈的刺激，多采用静脉滴注。当然，还有一些一次用量>5ml 的注射剂也不宜肌内注射。肌内注射与静脉注射的药物大概有以下几点区别：

（1）剂量不同：肌内注射一般是 1~5ml；静脉注射则剂量较大，注射为 10~50ml，静脉滴注还可以达到几千毫升。

（2）溶媒不同：一般静脉注射用的药物必须以水为溶剂，即使是乳剂也应是"水包油"型的。而肌内注射剂可以用注射用油做溶剂，也可配制成混悬剂。

（3）药动学上有差异：肌内注射起效不如静脉给药起效快。静脉注射后，药物直接进入人体血液循环，不经过肝脏，能较快达到有效血药浓度，发挥作用。但是，这样一来，被人体清除的速度也相对较快。肌内注射后，药物是逐渐被吸收的，可能较长时间保持血液中的药物浓度，发挥作用时间就长。相对于静脉注射来说，肌内注射起效较慢，用药初始时间的血药浓度也较低。另外，相对而言，肌内注射的安全性要比静脉给药的高。

（4）制剂标准不同：静脉给药的药品标准比肌内注射要高，因为如果静脉给药的药品所含杂质过多，会引起很多不良反应。所以，如果药厂想将肌内注射的药改成静脉给的药，就必须做很多的试验，如疼痛、刺激性反应、热原、不溶性微粒、稳定性等试验，且两者的制备工艺和添加的赋形剂也有区别。

综上说明：药品说明书上除了注明肌内注射或静脉注射外，肌内注射用药是不能与静脉注射用药互相通用的。

261. 为什么不推荐维生素 B₁ 注射液静脉给药？

（1）国内各大厂家药品说明书，用法均只有肌内注射。不良反应中均提到大剂量肌内注射时，需注意过敏反应，表现为吞咽困难，皮肤瘙痒，面、唇、眼睑浮肿，喘鸣等。注意事项亦提到注射时偶见过敏反应，对于过敏性体质者慎用。《新编药物学》（第 17 版）表述：肌内注射，不宜静脉注射。

（2）维生素 B₁ 注射液不宜静脉给药，主要是从两个方面考虑：一是药物稳定性，维生素 B₁（化学名：盐酸硫胺），2015 版《中国药典》规定维生素 B₁ 注射液的 pH 应为 2.5~4.0。维生素 B₁ 注射液如果静脉注射可能会因为溶媒 pH 的改变，造成盐酸硫胺的分解。二是从安全性，各药厂生产的维生素 B₁ 注射液的药品说明书，均提到其可能会引起过敏反应，个别甚至发生过敏性休克。因此，为了用药安全建议严格按照说明书用法使用。

262. 输液溶媒选择有哪些基本原则？

临床治疗疾病时，常常会用输液的方式用药。一些可供静脉输注的注射剂，都需要溶媒（又称载体）溶解和稀释后输注。如果溶媒选择不适当会影响药物的稳定性和发生理化反应，致使降低药物疗效，或发生不良反应，严重的还会危及患者生命安全。例如头孢曲松钠如果加入含钙的输液（如林格液、复方乳酸钠溶液）中连续滴注，可导致血管栓塞性死亡。因此，输液溶媒的选择直接关系到用药的安全性和有效性，不容忽视。下面谈谈输液溶媒选择的基本原则。

（1）依据药品说明书选用溶媒。药品说明书是载明药品的重要信息的法定文件，是药品使用的法定指南，药品说明书记载的用药方法，是根据药品与溶媒的理化性质、配伍的相容性、配伍后的稳定性制定的,是通过科学验证的。以注射用青霉素为例,它们在近中性(pH 6~7)溶液中较为稳定,酸性或碱性溶液均使之分解加速,应用时最好用 0.9% 氯化钠注射液溶解青霉素类。如果选用葡萄糖注射液(pH 3.5~5.5)作为溶媒,青霉素类稳定性下降,有一定程度的分解,因此临床上要求用小容量液体(100ml)快速滴注。青霉素类在碱性溶液中分解极快。因此,严禁将碱性药液(碳酸氢钠、氨茶碱等)与其配伍。而大环内酯类抗生素在提高 pH 环境下抗菌效能可增强,故建议选 0.9% 氯化钠做注射用溶媒。也有报道,或在 5% 葡萄糖注射液溶媒中加入碳酸氢钠(500ml 液体中加入 5% 碳酸氢钠注射液 0.5~1ml)提高 pH。

只要认真阅读药品说明书,就会发现有些注射剂的溶媒选择是有严格限定的,要么用葡萄糖注射液,要么用 0.9% 氯化钠注射液。譬如,注射用氟罗沙星说明书中指出:本品不得用氯化钠注射液溶解稀释。因为氟罗沙星是利用其分子结构中既有酸性基团又有碱性基团,能与氨基酸生成可溶性盐的特性而制成的。在 0.9% 氯化钠注射液等电解质溶液中因同离子效应使其溶解度减小,致使形成的微粒在短时间内凝集而生成沉淀。同理,像依诺沙星、培氟沙星注射液也只能用 5% 或 10% 葡萄糖注射液溶解稀释。又如呋塞米注射液(pH 8.5~9.5)与葡萄糖注射液(pH 3.5~5.0)配伍,混合后 pH 改变,呋塞米析出,导致溶液出现混浊 - 析出,故呋塞米注射液只能选用氯化钠注射液作溶媒。因此,依照药品说明书选用输液溶媒是临床用药的首选原则。

(2)依据患者病理情况选择溶媒。一般有如下几种情况需要考虑。如果患者有糖尿病史,且心肾功能尚可,可以选用盐水;如果患者有高血压、冠心病及心功能不全,应减少盐水的摄入,以减轻心脏负担;如果患者肾功能不全,须减少盐水的摄入,减轻钠水潴留。还有,如果患者检查电解质结果为低钠血症,则应选择盐水,反之选择糖水;根据患者心肌酶等测评心功能,来决定盐水或是糖水的选择;如果患者为肺性脑病(2 型呼吸衰竭),最好选用生理盐水,因为使用葡萄糖会增加二氧化碳的潴留,加重肺性脑病;如果休克患者,盐水和糖水都不是首选。因为休克时胰岛素分泌减少,使用葡萄糖易出现高血糖症,而盐水因所含的钠和氯均比正常细胞间液高,休克期使肾功能受影响会阻碍钠和氯的排泄而致高氯血症。此时最好用平衡盐溶液行扩容治疗。

（3）选择矛盾时的处置。临床上常常会出现药品说明书需要葡萄糖注射液作为溶媒,但是患者有糖尿病须避免糖的摄入的矛盾。譬如,一患有糖尿病的窦性心动过速患者需要使用胺碘酮注射液,药品说明书指明溶媒只能选择糖水而不能选择盐水。因为胺碘酮为苯环上二碘取代物,一般来说碘取代物不稳定,容易发生自发脱碘降解变质。偏酸的环境可抑制胺碘酮的降解。胺碘酮注射液的 pH 为 2.5~4.0,5% 葡萄糖注射液的 pH 为 3.2~5.5,而生理盐水的 pH 为 4.5~7.0,所以胺碘酮在生理盐水中更容易降解。而且 NaCl 溶液中的氯离子会取代苯环上的碘,而产生沉淀。当然,临床上为了避免葡萄糖摄入过多,也可以选择果糖、木糖醇等非葡萄糖溶液作为溶媒。但是,这类溶液价格较贵,与很多药物存在配伍禁忌,且不是药品说明书推荐的溶媒,所以建议不要作为常规溶媒选用。实际上,糖尿病患者并不是完全不能使用葡萄糖,只是不能过量。在不改变糖尿病患者常规治疗和进食的前提下,临床上可用胰岛素来兑冲输液中的葡萄糖(一般 1U 胰岛素对抗 4~5g 葡萄糖),且注意应用过程血糖监测即可。

又如,心衰伴胃溃疡患者需要使用注射用泮托拉唑,由于心衰的潴钠明显增强,须控制生理盐水的摄入,而从药品稳定性考虑,注射用泮托拉唑溶媒必须选用盐水,此时怎么办？这需要分析判断,一般心衰患者限制钠摄入每日 <2g,以减轻心脏负担。按输注生理盐水计算:100ml NaCl 含有 0.9g × [23/(23+35.5)]=

0.35g 钠。则每日 2g 钠相当于（2/0.35）×100=570ml 的生理盐水，只要不超过此用量的前提下，还是可以选用盐水作为溶媒的。必要时需要根据血气分析提示的血钠水平，动态控制钠摄入量，以维持电解质平衡。

综上，用药如用兵，用之得当，药到病除；用之不当，损兵折将，贻误病情。输液的溶媒选择亦是如此。

263. 为什么氧气湿化瓶用灭菌注射用水，而气管冲洗用生理盐水？

理想的湿化液要能充分保持呼吸道的湿化，又对气管及肺组织损害最小，目前临床上常用的湿化液可分为基础湿化液和联合药物湿化两大类。灭菌注射用水和生理盐水都属于基础湿化液。两者的区别在于：灭菌注射用水为低渗溶液，稀释痰液能力较强，对痰液 pH 有较明显的影响。大剂量和长时间使用灭菌注射用水，可导致气管和支气管肺组织细胞肿大，进而使气管阻力增加。因此临床上不使用灭菌注射用水来进行气管冲洗湿化。生理盐水渗透压值和正常人的血浆、组织液大致一样，用于人工气管湿化，可降低痰痂形成、痰栓阻塞、刺激性咳嗽、气管黏膜出血、肺部感染等并发症发生率。也有人报道用 0.45% 的氯化钠溶液冲洗气管作用与生理盐水等同。但是，由于生理盐水含有钠盐，若将其用于氧气湿化瓶和呼吸机湿化罐内，生理盐水会随着氧气进入呼吸道，患者呼吸时又会使生理盐水的水分蒸发，使盐分堆积在支气管肺泡，呈高渗状态，引起患者发生肺水肿。所以不能替代注射用水用于湿化瓶。

264. 为什么有些药物需要"首剂加倍"或"首剂减量"？

从专业角度讲，药物治疗原则是保证用药安全有效。但是，有时安全和有效之间会存在矛盾,如果只考虑药物疗效,不关注用药剂量会增加药物不良反应;如果为减轻用药不良反应,减小用药剂量,则会降低药效或迟滞药物起效时间。因此,临床上经常会根据患者病理生理状况和药物特效,进行首次用药剂量调整,为的是通过调整首次用药剂量,在用药安全和疗效之间寻找平衡点,以期最大限度地达到用药安全有效。例如:磺胺类药物 SMZ 的半衰期 12 小时(一般情况),一日两次给药,要 2.5 天达稳态,如果首次给药加倍,以后仍按一日两次给药则首次给药后即到稳态(通常也是有效血药浓度)。而有些药物根据其作用特点必须采取首剂减量的给药方案,为的是避免"首剂效应"或称"首剂综合征",致使患者不能耐受。如抗高血压药 α 受体拮抗剂哌唑嗪等。

265. "首剂加倍"常用药物有哪些? 有何特点?

"首剂加倍"药物及其特点:首剂加倍是指首次服用某种药时,在常规剂量基础上加倍,也称负荷剂量。目的是迅速使血药浓度达到有效的稳态浓度(C_{ss}),使药物迅速发挥作用。许多药物所需要的负荷剂量为维持剂量的两倍,即常说的"首剂加倍"。第一次服药时,用药量加倍,可在一个半衰期内迅速达到 C_{ss},可缩短药物达到有效浓度的时间,立即发挥治疗作用。临床上常见需要"首剂加倍"的药物有:

(1)抗菌药。磺胺类的抗菌药如复方新诺明、磺胺对甲氧嘧啶片等;阿奇霉素分散片或阿奇霉素注射液用于治疗特定的感染时;四环素类的米诺环素和多西环素(强力霉素)必要时首剂加倍;替硝唑,用来治疗腹腔感染、肺炎、牙周感染等各种厌氧菌感染性疾病时,通常需要首剂加倍;广谱抗真菌药氟康唑,治疗念珠菌性口咽炎或食管炎,隐球菌性脑膜炎以及严重深部念珠菌感染时,需要首剂加倍;喹诺酮类抗菌药中的培氟沙星治疗相应的适应证时可以首剂加倍。这类药物首剂加倍目的是使药物在血液中的浓度迅速达到有效值,起到杀菌、抑菌的作用。如果首剂没有加倍,药物就不能迅速达到有效浓度,会给病菌的快速繁殖留下时间,从而使病菌产生耐药性,延误疾病治疗。

(2)止泻药。地衣芽孢杆菌(整肠生)、嗜酸性乳杆菌(乐托尔)、思密达散剂(治疗急性腹泻时)、盐酸洛哌丁胺(易蒙停)、碳酸锂在治疗急性菌痢时需要首剂加倍。

(3)抗疟疾药。口服氯喹治疗疟疾,为迅速控制症状,必须加快血液中药物浓度上升速度,以便及时抑制红细胞内的疟原虫。

(4)解毒药。含巯基的解毒药治疗白毒伞等毒蕈中毒,其作用机制可能是此类药物与某些毒素相结合,阻断其分子中的硫硫键,使其毒力减弱,而保护了体内含巯基酶的活性,甚至恢复部分已与毒素结合的酶的活力。常用的有:二巯丁二钠 Na-DMS、0.5~1g 稀释后静脉注射,每 6 小时一次,首剂加倍,症状缓解后改为每日注射 2 次,5~7 天为 1 个疗程。

需要首剂加倍药物的共同特点有:①一般多为口服药物;②血浆蛋白结合率较高或存在肝脏首关效应,使药物首次常规剂量不能迅速达到治疗浓度;③大多为浓度依赖型治疗的药物,如浓度依赖型抗菌药、止泻药、解毒药等;④治疗窗较宽的药物(药物浓度太低不产生治疗效应,浓度太高则产生毒性。这两个浓度之间的用药剂量区域常称为治疗窗,或称为治疗范围)。这类药物首剂加倍,目的是使药物在血液中迅速达到有效浓度,尽快起效。如果首剂没有加倍,药物就不能迅速达到有效浓度,会延误疾病治疗。然而首剂加倍不可盲目滥用,否则就会造成不良反应。

当然,首剂加倍,需要辨证用药,尤其是与患者病理生理状况相关。如替硝唑用于治疗败血症、腹腔感染、盆腔感染、肺炎、皮肤蜂窝组织感染、牙周感染等各种厌氧菌感染性疾病时,通常需要首剂加倍;但用于治疗阴道滴虫病等感染性疾病时,则无须遵循这样的规则。又如老年人、儿童及肝肾功能不全的患者,因其自身代谢功能较弱,在使用首剂加倍的药物时需特别注意,应评估后用药。

266. "首剂减量"常用药物有哪些？有何特点？

相对于"首剂加倍"药物,有些药物根据其作用特点必须采取首剂减量的给药方案。这是因为有些药物作用较强烈,首剂药物如按常规剂量给予可出现强烈的效应,致使患者不能耐受,临床上称之为"首剂效应"或"首剂综合征"。临床上常见需要"首剂减量"的药物有：

（1）α受体拮抗剂降压药哌唑嗪、特拉唑嗪等,这一类药物也用于治疗前列腺肥大。而当α受体拮抗剂与β受体拮抗剂（如普萘洛尔等）或利尿剂（如氢氯噻嗪等）合用时,易发生首剂反应,患者会相继出现眩晕、心悸、出汗、虚弱、恶心、视力模糊等症状。反应严重的患者可出现血压迅速下降、意识丧失、心动过缓、心力衰竭等症状。如果抢救不及时,可引起死亡。另外,首次服用α受体拮抗剂的剂量越大,首剂反应的发生率就越高。因此,为减少这种首剂反应的发生率,患者在服用α受体拮抗剂时应注意以下事项：①首次用药应该减量,一般为常规剂量的 1/4~1/2。然后根据病情的需要,再逐渐增加用药剂量。②患者在服用α受体拮抗剂时,应该避免与β受体拮抗剂和利尿剂联合用药,如果因病情需要,患者在服用α受体拮抗剂时必须联合用β受体拮抗剂或利尿剂,应在医生和药师的监护下应用。

（2）治疗心力衰竭药如洋地黄类正性肌力药物（口服制剂主要是地高辛,静脉制剂主要是毛花苷丙）,治疗量与中毒量相近。地高辛的治疗浓度为 0.5~2.0mg/ml,平均为 1.4mg/ml,治疗窗窄。其在 1.5~2.0mg/ml 以上时,其正性肌力作用不再增强,而盲目增加剂量只会引起中毒,尤其是有些中毒者与非中毒者的血浓度常有重叠,因此须从小剂量开始。

(3)降压药。如心痛定(硝苯地平片),也可发生首剂反应,其主要表现是头昏、头痛、恶心、心悸、面色潮红等。血管紧张素转换酶抑制药(如卡托普利、依那普利、贝那普利、培哚普利、雷米普利等)和血管紧张素 II 受体拮抗剂(氯沙坦、缬沙坦等),与利尿药、其他抗高血压药或包括可降低血压的乙醇等试剂合用时,可能出现低血压。因此,有些患者服用这类药物时,须首剂减量。

(4)甲状腺激素(如左甲状腺素等),对心脏功能不好或高龄患者,如果一开始就服用较大剂量,有可能会引起心绞痛,用药初期需要从小剂量开始。

(5)他汀类降血脂药物。对患有冠心病、急性冠脉综合征、糖尿病及伴有多个心血管高危因素的患者来说,首剂效应其反应的发生率与用药的剂量有关,开始用药的剂量越大,首剂反应发生率越高。因此对于具有这种性质的药物,其用量应从小剂量开始,根据病情和耐受情况逐渐加大到一般治疗剂量,较为安全。

(6)治疗类风湿关节炎药柳氮磺吡啶(SASP)等。药品说明书要求,初始剂量为一日 2~3g,分 3~4 次口服无明显不适,量再渐增至一日 4~6g,待肠病症状缓解后逐渐减量至维持量一日 1.5~2g;小儿初始剂量为一日 40~60mg/kg 分 3~6 次口服,病情缓解后,改为维持量一日 30mg/kg 分 3~4 次口服,可降低其不良反应。

需要首剂减量药物的共同特点有:①治疗窗比较窄的药物;②药物不良反应发生率高且剧烈,致使患者不能耐受;③需要长期使用的药物,服药量需要从小剂量开始;④用药对象是老年人、儿童、孕妇及肝肾功能不全的患者,因为老人、儿童、孕妇等特殊人群及肝肾功能不全者的肝肾功能更易受到药物影响,对药物的代谢和排泄等功能不足,药物不良反应的发生率较正常成年人高,为慎重起见最好从小剂量开始。如 60 岁以上老年人的用药剂量为成年人的 3/4,而中枢神经系统抑制药应当以成年人的 1/2 或 1/3 为起始剂量。

267. 糖尿病合并高血压患者不能用 β 受体拮抗剂吗?

（1）《中国国家处方集》2010 版有记载:无并发症的高血压合并糖尿病患者,或有发生糖尿病的高危患者,应避免使用肾上腺素 β 受体拮抗药,特别是避免肾上腺素 β 受体拮抗药和氢氯噻嗪联合使用。

（2）避免使用肾上腺素 β 受体拮抗药的原因:非选择性肾上腺素 β 受体拮抗药拮抗 β_2 受体,从而抑制了肌糖原分解,可能掩盖低血糖症状或引起糖尿病患者出现低血糖而不易恢复;长期大剂量应用还会降低胰岛素敏感性,增加肝糖输出;此外还有升高 TG、降低 HDL 等不良反应。

（3）美托洛尔属于 β_1 受体拮抗药(心脏选择性 β 受体拮抗药),那么是否适用于糖尿病合并高血压呢? 不能一概而论。β_1 受体拮抗药能对抗儿茶酚胺类物质,降低心率,减少心输出量,降低血压,可与利尿剂合用以加强疗效,对于运动后血压升高、心率偏快的高血压患者效果更佳,主要的不良作用是负性变时、负性变力作用,延长心脏传导,加重房室传导阻滞,大剂量可影响血中的低密度脂蛋白、甘油三酯代谢和产生糖耐量异常,可能掩盖低血糖症状,故对老年 ISH 或糖尿病患者,不是首选的药物。但对有心绞痛、心肌梗死的老年糖尿病合并高血压的患者,在血糖监控的前提下,仍推荐首选使用。

268. 治疗尿路结石为什么肌内注射黄体酮和维生素 K₃?

黄体酮有泌尿道平滑肌松弛作用,可使输尿管口扩大,产生节律性蠕动。此外,还能竞争性地对抗醛固酮的作用而促进钠、氯排出,产生利尿作用,有利于结石排出。维生素 K₃ 在碎石过程中起止血作用。另外大剂量的维生素 K₃ 还可以减轻结石引起的疼痛。

近年研究发现维生素 K 具有松弛人体多种平滑肌的作用,在动物实验的有关报道中还证明维生素 K 有镇痛及镇静作用。单用及加用维生素 K 的临床应用中,发现其具有较明显的解除泌尿道平滑肌痉挛的作用,疗效较为明确,与使用抗胆碱能药相比,无明显差异存在,且起着解痉及辅助止血的双重功效。维生素 K 的药理作用有些类似于亚硝酸及硝酸类化合物,亚硝酸及硝酸类化合物有松弛平滑肌的作用,在平滑肌痉挛状态时为明显。另有研究证明,正常人尿中存在许多抑制结石形成的物质,其中肾钙素是尿中草酸钙结晶的重要抑制物,肾结石患者应用维生素 K 后,尿中抑制物可明显增高,说明维生素 K 的确可增加肾结石患者尿对草酸钙结晶的抑制作用。

269. 如何解决地西泮注射液配制沉淀?

地西泮注射液一般不推荐静脉滴注给药。本品为极难溶性药物,水中的溶解度为 1:400,地西泮注射液溶媒中含 40% 丙二醇、10% 乙醇助溶并加热至 60℃使之完全溶解。与其他任何输液配伍,由于溶媒组成改变,地西泮溶解度降低而易析出地西泮结晶,静脉滴注过程中不溶性微粒易引起输液反应及严重不良事件的发生,如寒战、高热、子痫、惊厥等。若确需静脉滴注,应将地西泮注射液 2ml 稀释于至少 >60 倍输液中方可静脉滴注。安定注射液稀释操作①稀释溶媒:0.9% 氯化钠注射液或 5% 葡萄糖注射液;②用干注射器(未抽过其他水溶液)抽取地西泮注射液,缓慢呈细流状加入稀释液中(最好同时摇动加药瓶);彻底混合后,溶液澄清。如果加入速度过快,由于局部药液浓度过高,容易形成结晶,一旦结晶生成就不易溶解。注意临床上常见的错误稀释方法是,用注射器抽取稀释液 5ml,然后抽取地西泮注射液(将地西泮注射液加入到稀释液中)混合;立即出现持久的黄色沉淀。

270. 前列地尔注射液不能静脉滴注吗?

(1)前列地尔注射液是一种外源性生物活性前列腺素 E_1 制剂,前列腺素 E_1 可直接作用于平滑肌而扩张血管,提高血流量,改善微循环灌注,抑制血小板聚集,减少血栓形成,被广泛应用于心脑血管微循环障碍、肾病、慢性肝炎等治疗。但静脉注射前列地尔的一些不良反应如注射部位出现血管痛、血管炎、发红,偶见发硬,瘙痒也会同时发生,静脉炎为主要不良反应。前列地尔注射液从输液器侧壶加入缓慢滴注既保证了给药速度的均匀,又有效预防了穿刺部位的药物外漏及残留药物对局部血管的刺激。

(2)不加入大瓶输液中静脉滴注,是为了减少溶媒因素对前列地尔微脂乳剂的稳定性影响。因为,从乳剂的稳定性基础原理分析,受酸碱性、电解质因素影响,会干扰稳定性,减少了溶媒的量,就能减少影响稳定性因素。

271. 质子泵抑制剂和 H_2 受体拮抗剂联用合理吗?

对于夜间酸突破现象患者,PPI 与睡前加服 H_2 受体拮抗剂是合理的。

夜间酸突破现象（NAB）是指在应用质子泵抑制剂（PPI）的情况下，夜间（当晚 22 时至次日早上 8 时）胃内 pH<4.0 的时间超过 1 小时。NAB 可发生在胃食管反流病（GERD）、Barrett 食管、消化性溃疡等酸相关性疾病和正常人群中。其确切的发病机制尚不清楚，可能与夜间激活的质子泵数量较少、夜间迷走神经兴奋性高、幽门螺杆菌感染以及代谢酶 CYP2C19 的基因类型等因素有关。目前认为可能机制有：①质子泵的抑制和再生。PPI 仅对壁细胞上激活的质子泵产生抑制，对未激活的质子泵则无抑制作用。由于质子泵的更新多在夜间，并且夜间睡眠时缺少相应的食物刺激，所以夜间激活的质子泵数量较白天少，PPI 的抑酸作用较白天降低。②胃酸昼夜分泌机制的影响。夜间迷走神经兴奋性高及组胺的介导可能在夜间酸分泌中起主要作用。因此，在使用质子泵抑制剂的基础上，睡前加服 H_2 受体拮抗剂对某些患者是有效的。

272. 配制丙氨酰谷氨酰胺用什么溶媒？

丙氨酰谷氨酰胺注射液是一种高浓度溶液，不可直接输注。在输注前，应该与配伍的氨基酸溶液或含有氨基酸的输液相混合（同类稀释），本品输注后在体内迅速分解为谷氨酰胺和丙氨酸，分解后的物质可以促进氨基酸转运，所以应该与氨基酸注射液一起混合使用，以促进吸收。注意：① 1 体积的本品应与至少 5 体积的载体溶液混合（例如：100ml 本品应加入至少 500ml 载体溶液），混合液中本品的最大浓度不应超过 3.5%。②本品为肠道外营养的一个组成部分，N（2）-L- 丙氨酰 -L- 谷氨酰胺可在体内分解为谷氨酰胺和丙氨酸，其特性是经由肠外营养输液补充谷氨酰胺，更有效地改善氨基酸代谢，促进氮正平衡。与可配伍的氨基酸载体混合滴注，能避免丙氨酰谷氨酰胺作为热能损失掉。

273. 抗胆碱药可以用于痛经吗?

选择药物首先要明确需要解决的问题。痛经是最常见的妇科症状之一,指行经前后或月经期出现下腹部疼痛、坠胀,伴有腰酸或其他不适,症状严重影响生活质量。痛经分为原发性痛经和继发性痛经两类。原发性痛经是指生殖器官无器质性病变的痛经,一般不需要药物,可通过休息保暖,忌生冷饮食等调养。如需镇痛,可服用非甾体解热镇痛药,如对乙酰氨基酚或布洛芬等。继发性痛经指由盆腔器质性疾病,如子宫内膜异位症、子宫腺肌病等引起的痛经。继发性痛经可用药物为前列腺素合成酶抑制剂、口服避孕药等;也可根据情况外科手术治疗。很明显 654-2 或颠茄不适合,因为其作用机制是平滑肌解痉为主,主要作用于胃肠等平滑肌,对子宫无作用。

274. 为什么不推荐用激素给儿童退热?

地塞米松等糖皮质激素(简称激素),能够抑制致热原的释放,降低体温中枢的敏感性,确实能取得暂时的降温退热效果,所以一些医生常用地塞米松退热。殊不知经常应用地塞米松退热会带来弊端:

(1)降低儿童免疫功能。发热是多种疾病伴随的症状,是人体抵御疾病的一种保护性反应。用激素降低体温,会抑制机体的淋巴细胞发育和分化,降低免疫防御反应,给细菌、病毒等病原体以可乘之机,致使病情反复或诱发体内组织器官的感染。

(2)对儿童消化道带来刺激。激素类药物可使胃酸及胃蛋白酶分泌增多,胃黏液分泌减少,从而导致恶心、呕吐、反酸、食欲缺乏等。尤其儿童连续长期使用激素,可造成蛋白质同化代谢减弱,组织修复能力降低,会使小儿娇嫩的胃肠道黏膜发生炎症甚至溃疡。

(3)容易导致儿童虚脱。由于激素退热作用显著,患儿体温骤然下降,常伴有大汗淋漓甚至心跳加快、呼吸急促、气短、胸闷、昏厥等虚脱现象,倘若处置不当,极易引发意外事故。

(4)影响儿童生长发育。经常或过量使用激素,对小儿的生长发育极为不利,因为激素会使体内蛋白质分解代谢加速,蛋白质合成受到抑制,并会引起钙质吸收减少而排出量增加、成骨细胞活性降低,造成骨骼发育障碍,以致影响小儿正常的生长发育。

在儿科许多疾病的治疗和抢救中,激素固然功不可没,但激素的应用指征极其严格,须反复权衡利弊,严格掌握激素的适应证。治疗时决不能为尽快改善症状,为博取患儿家长一时欢心,或显示自己的"水平"而滥用激素。

275. 皮下注射维生素 K_1 出现皮下硬结红肿怎么办?

维生素 K_1 是脂溶性维生素,皮下注射后有些人(如皮下脂肪少的瘦体型)不太容易吸收,药液停留时间较长,刺激组织,引起纤维组织增生形成硬结即纤维化。处理方法:

(1)湿热敷。将毛巾浸在 60~70℃的热水中(亦可加入 50%硫酸镁溶液),拧干后敷于患处,每 3~5 分钟换 1 次,持续 20~30 分钟,每天 3~4 次。

(2)外敷土豆片。将一个新鲜的土豆切成片,每片 0.5~1cm厚,大小比硬块略大些。把土豆片覆盖在硬块上,然后用两条胶布固定好,24 小时后取下,硬块就可以明显缩小。第二天再照样贴 1 片。一般外敷几天就可以使硬块消退。

276. 注射剂可以口服吗?

一般来讲,注射剂是不能用于口服的。原因是:

(1)口服稳定性差:很多药物之所以制成注射剂,是因为药物在消化道内不稳定,易被破坏失效而达不到有效血药浓度,如青霉素、肾上腺素等口服后会被胃肠道的消化酶破坏,故不能口服。

(2)胃肠道吸收差:有些药物口服吸收不好,达不到有效治疗浓度,如庆大霉素、肝素等在胃肠道内不易被吸收,故不宜口服。

(3)胃肠道刺激:有些药物对胃肠道有强烈刺激作用,口服后会引起恶心、呕吐等反应,不适宜口服给药;有些注射剂的溶剂是乙醇、甘油、丙二醇、聚乙二醇或其他化学溶剂,对胃肠道有刺激作用,不能口服。

(4)药理作用改变:有的药物口服与注射给药的作用完全不同,如硫酸镁口服有导泻作用,而注射则有镇静和抗惊厥作用,要想有效降压必须注射给药。

(5)皮试问题:有些注射剂注射时需做皮试,如随意口服可能会引起致命的过敏性休克。

如果因临床急需,口服制剂一时又供不上,少数注射剂可以临时用于口服,如口服氯化钾注射液补钾;口服硫酸镁注射液导泻;口服葡萄糖注射液治疗低血糖等。但是,必须符合三个条件:①用药方法有相关临床循证医学证据;②口服后没有安全隐患(如胃肠道反应等);③注射剂用于口服,是超说明书用药,临床需要使用时应该按照超说明书用药管理,履行相关手续。

277. 喝中药可以加糖矫味吗?

这种做法不宜提倡,否则轻者降低疗效,重者还会产生副作用。原因有：

（1）如果患者具有腹胀中满、湿热停滞体内、痰积聚在体内、舌苔厚腻等情况，一般严禁加糖，以避免不良反应。有痰者也不宜服用。

（2）白糖性凉、红糖性温，如果把白糖加入温热药剂中，或把红糖加入寒凉药剂中，都会减弱药性，阻碍药效的充分吸收，影响疗效。

（3）中药的化学成分比较复杂，糖类特别是红糖，含有较多的铁、钙等元素，中药中的蛋白质和鞣质等成分可与之结合，发生化学反应，使药液中的一些有效成分凝固变性，继而产生混浊、沉淀，不仅影响药效，而且危害健康。

（4）有些药通过利用苦味来刺激消化腺分泌，从而更好地发挥疗效。例如黄连，就是通过味觉分析器的兴奋，进而提高食欲中枢的兴奋，反射性地引起胃液分泌增加，从而发挥健胃的作用。如果加糖，就会失去这种作用，也就达不到治疗的效果了。

278. 肿瘤化疗何时使用升白药？

规范的用药方法是：

（1）化疗结束后一般不会马上出现白细胞降低，一般 5~7 天白细胞降到最低点，为防止因白细胞降低而延缓化疗周期的现象，一般化疗结束后 24~48 小时要预防应用升白药，即使当时测的白细胞并不低，也应该用。连用 7 天，如果白细胞仍低，可以接着用到 14 天。

（2）注意根据病情选择正确的用药剂量。

（3）升白之后注意复查血象，升白后白细胞会出现一个高峰，可高达 $(30\text{~}40) \times 10^9/L$，这是骨髓快速被动员的结果，一般不用特殊处理，4~5 天后白细胞会慢慢降下来，这才是真正的白细胞水平。

（4）化疗期间一般不用升白药,因为刚刚入外周血的白细胞还未完全成熟,仍处于增殖周期,对化疗药物很敏感,很容易被杀死,久而久之容易造成骨髓衰竭。

279. 孕妇可以使用乙肝免疫球蛋白吗?

世界卫生组织、我国原卫生部以及乙肝防治的专业学会都未推荐通过给孕妇注射免疫球蛋白来预防乙肝母婴传播的方法,其他国家也从来没有采取过这种做法。不过现在仍然有争论。乙肝母婴传播中 95% 都是产道血液感染,只有 5% 是宫内感染——前者通过给婴儿注射疫苗和免疫球蛋白,可以起到很好的预防作用,后者正是很多医生给孕妇打免疫球蛋白的原因所在,认为免疫球蛋白能起到预防宫内感染的作用。现在专家们比较一致地认为:如果母亲感染乙肝,新生儿出生后 24 小时内应尽早注射免疫球蛋白,同时接种 10μg 重组酵母或 20μg 乙肝疫苗,这样能有效阻断乙肝母婴传播。因此,如为阻断 HBV 母婴传播,不必在孕期给孕妇进行免疫,需在生产后对新生儿进行主、被动免疫。

280. 有不需要皮试的破伤风抗毒素吗?

破伤风抗毒素,系由破伤风类毒素免疫马所得的血浆,经胃酶消化后纯化制成的液体抗毒素球蛋白制剂。用于预防和治疗破伤风杆菌引起的感染。由于破伤风抗毒素(TAT)源自马血,含异种蛋白,具抗原性,严重者可导致过敏性休克。注射破伤风抗毒素前必须做皮肤过敏试验。现在同类产品有三种,一是破伤风抗毒素(TAT),致敏率高,一般在 10%~30%;二是马破伤风免疫球蛋白,在 TAT 基础上,通过柱层析纯化,大分子 IgG 降低,致敏性降低至 2.5%~5%,使用前仍然需要皮试;三是人破伤风免疫球蛋白,是取用吸附破伤风疫苗按国家批准的免疫程序对健康献血员进行自动免疫所采集的血浆。没有致敏性,不需要皮试,但市场供应紧缺,价格高。

281. 文献资料上的破伤风抗毒素皮试方法不一致,怎么回事?

先来看看不同资料关于破伤风抗毒素皮试方法的差异,见表 6:

表 6　不同资料关于破伤风抗毒素皮试方法的差异

	药品说明书	《中华人民共和国药典临床用药须知》	护理学教材
皮试液溶媒	注射用生理盐水	注射用生理盐水	注射用生理盐水
皮试液浓度	150IU/ml	150IU/ml	150IU/ml
皮试剂量	0.05ml:7.5IU	0.05ml:7.5IU~0.1ml:15IU	0.1ml:15IU
阴性判断	注射部位无明显反应	注射部位无明显反应或皮丘 <1cm、红晕 <2cm,同时无其他不良反应	局部无红肿,全身无异常反应
注射给药	皮试结果阴性,可在严密观察下直接注射抗毒素	即使为阴性,也应先注射 0.3ml 原液,观察 30 分钟,方可全量注射	皮试结果为阴性,可把所需剂量一次肌内注射

从上表可知,几种皮试方法差异并不大,具体解释如下:

（1）皮试液剂量应该以药品说明书为宜，0.05ml：7.5IU，因为，皮试的阳性率与皮试药液的浓度成正比。皮试液浓度过高，可迅速吸收组织液中的水分进入皮丘内，致使皮丘过大，造成假阳性表现；皮试液浓度过低，则可能造成假阴性，给用药带来风险。

（2）皮试液浓度与皮试剂量的换算。市售破伤风抗毒素常用规格为 0.75ml，1500IU/ 支，浓度约为 200IU/ml。必须先用生理盐水稀释至 1ml，再用生理盐水稀释 10 倍（150IU/ml）。这样才能保证取用皮试剂量的准确性，这一步很重要。

（3）破伤风抗毒素皮试液配制方法：第一步，取注射用生理盐水（约 0.25ml）稀释破伤风抗毒素注射液至 1ml，为 TAT 原液（1500IU/ml）；第二步，抽取 TAT 稀释液 0.1ml，加生理盐水稀释至 1ml，为 TAT 皮试液（150IU/ml）；第三步，皮内注射 0.05ml。

（4）由于 1ml 的注射器的死腔体积约为 0.07ml。抽吸破伤风抗毒素至注射器刻度 0.1ml 时，破伤风抗毒素实际量为 0.17ml，所配皮试液浓度显然高于标准浓度。因此，抽取皮试液前，先抽取少量生理盐水，排出针头与针筒接触处的气体，然后将生理盐水排出，消除注射器死腔，以保证皮试剂量准确。

皮试结果的判断，应参照《中华人民共和国药典临床用药须知》相关内容。TAT 皮试后 15 分钟的反应最为强烈，假阳性率最高，传统观察 20 分钟时间短，容易出现假阳性结果，应按照说明书和《中华人民共和国药典临床用药须知》的要求观察 30 分钟。

282. 使用破伤风抗毒素需注意哪些问题？

（1）破伤风是破伤风杆菌（厌氧菌）经由皮肤或黏膜伤口侵入人体，在缺氧环境下生长繁殖，产生毒素而引起阵发性肌痉挛的一种特异性感染，一旦发作，没有特效药治疗，因此预防重于治疗。

（2）对于开放性外伤（特别是创口深、污染严重者）有感染破伤风的危险时，应及时注射破伤风抗毒素预防。对皮试阳性者，可采用脱敏注射法用药。

（3）破伤风抗毒素致敏率高，用药前必须加强监护及抢救意识，做好应急预案，加强防范措施。

（4）皮试前应询问过敏史，对有破伤风抗毒素过敏史或高敏体质的患者，最好选用人破伤风免疫球蛋白。

（5）做好四查十对，安瓿要等患者平安无事后再处理，以便核对。

283. 服用钙拮抗剂可以同时补钙吗？

从字面上看钙拮抗剂和补钙似乎是对立的，因此对于补钙产生很大的顾虑，实际上，这种顾虑是源于对钙拮抗剂与补钙药物的作用机制不清楚。如果缺钙，在服用钙拮抗剂的同时是可以补钙的。

钙是人体必需的元素。人们每天约从食物中摄取 500mg 钙，其中的 99% 与磷结合后沉积于骨质中。钙是构成人体骨骼的最基本原料。钙还有许多重要的生理作用，研究发现，摄取的钙盐不足，特别是在血钾降低、血钠水平上升，或长期进食钠盐过多时，就会引起血压上升。因此，为防治高血压，应强调适当补钙。

人体中的钙绝大部分沉积在骨骼中，只有极少部分存在于血管内皮细胞与心肌细胞中，它们含量极微，却有着十分重要的生理功能。如果这些细胞内的钙离子增多，就会引起血管收缩和加强心肌收缩能力，导致血压增高。尤其是小动脉血管的持续收缩，是高血压发生的直接原因。钙拮抗剂能阻抑细胞外钙离子进入细胞内，所以能有效降压，但钙拮抗剂对血液中钙（细胞外的钙）含量没有影响，更不会拮抗钙的其他生理作用，因为它并不阻抑钙离子与磷结合。所以，高血压病患者服用钙拮抗剂，与同时补充钙剂并不矛盾。

另外身体内钙多了会不会引起动脉硬化，也是人们经常提出疑问的地方。据美国德克萨斯大学有关专家对一组 38~49 岁的成年人进行的补钙随机性试验证实，钙具有中等降低血胆固醇的作用。补钙后人体血液中的总胆固醇可减少 6%，低密度脂蛋白可减少 11%，而低密度脂蛋白是引起动脉硬化的罪魁祸首，所以说高血压患者补钙不仅不会引起动脉硬化，还有可能帮助预防或减缓动脉硬化的发生，补充钙剂不仅可防止骨质中的钙流失，而且可使血清中的钙离子保持在正常水平，通过甲状腺素等激素的调节，减少心血管细胞中钙离子的内流，因此有利于血压的调节。

综上，服用钙拮抗剂的高血压病患者同时补钙对身体有益无害，应该根据病情在医生的正确指导下合理用药。当然，补钙也不一定非得用补钙药，也可以适当增加对高钙食物的摄取，富含钙的食物很多，如大豆制品、奶制品、鱼虾类、贝壳类、海产品、骨头泥等。

284. 茵栀黄制剂不能用于婴儿黄疸是真的吗？

是的。2016 年 8 月，国家食品药品监督管理总局关于修订茵栀黄注射液说明书的公告（2016 年第 140 号）附件中明确指出：新生儿、婴幼儿、孕妇禁用茵栀黄注射液。2017 年 8 月 21 日，CFDA 又对茵栀黄口服制剂的说明书进行修改，明确了该药制剂会引起腹泻、呕吐和皮疹等不良反应，并要求脾虚大便溏者和葡萄糖 -6- 磷酸脱氢酶（G6PD）缺乏者慎用。另外，根据中华医学会儿科学分会新生儿学组于 2014 年发布的《新生儿高胆红素血症诊断和治疗专家共识》，新生儿黄疸的干预目标是降低血清胆红素水平,预防重度高胆红素血症与胆红素脑病的发生。治疗措施包括①光疗:光疗是最常用的有效又安全的办法;②换血疗法:换血疗法可以换出血液中的胆红素、抗体及致敏红细胞,一般用于光疗失败、溶血症或已出现早期胆红素脑病临床表现者;③药物治疗:静脉注射丙种球蛋白、白蛋白等。该《新生儿高胆红素血症诊断和治疗专家共识》并没有涉及茵栀黄。因此,治疗婴儿黄疸使用茵栀黄制剂是不对的。

285. 为什么茵栀黄制剂不能用于婴儿黄疸?

(1)查了相关茵栀黄制剂的说明书,常熟雷允上生产的茵栀黄注射液,适应证:清热,解毒,利湿,退黄。用于肝胆湿热,面目悉黄,胸胁胀痛,恶心呕吐,小便黄赤。急性、迁延性、慢性肝炎,属上述症候者。鲁南制药生产的茵栀黄颗粒,适应证:清热解毒,利湿退黄。有退黄疸和降低谷丙转氨酶的作用。用于湿热引起毒邪内蕴所致急性、慢性肝炎和重症肝炎(Ⅰ型),也可用于其他型重症肝炎的综合治疗。

(2)新生儿黄疸大多是生理性黄疸,产生的原因主要有三个方面:①胆红素生成多,新生儿红细胞多,寿命短,当然产生就多;②胆红素清除率下降,由于正常足月新生儿早期的 UGT1A1 活性很低;③胆红素肠肝循环增加。这些游离的未结合胆红素可能引起胆红素脑病,从而导致神经系统损伤,甚至有死亡的风险。而茵栀黄制剂说明书上的适应证没有哪一条是对得上的。茵栀黄制剂属凉性药物,盲目给婴儿服用,会引起体质下降,还会出现腹泻、呕吐等消化系统不良反应。

286. 维生素 K_1 注射液与硫酸镁注射液可以联用吗?

从理论上讲,维生素 K_1 为含双键的 α- 萘醌结构,其化学性质不够稳定,在酸、碱、紫外线存在的条件下易降解,而镁离子能够缩短这一过程的诱导期,提高游离基的生成速度,因此两者之间存在配伍禁忌,不宜配伍使用。但是联用不一定就是混合同瓶滴注,可以分开使用。

有临床报道,硫酸镁和维生素 K_1 联合应用于毛细支气管炎或支气管哮喘的治疗,其可能机制是:维生素 K_1 参与和激化体内氧化-还原过程,参与细胞系统和组织中电子转运和氧化磷酸化过程。维生素 K_1 是无机磷酸根转化高能磷酸化物理生理代谢中所必要的物质,可能与三磷酸腺苷的合成促进转化有关,因而舒展平滑肌,发挥解痉作用,而改善通气功能,促进肺部炎症渗出物通畅排出,止咳平喘。维生素 K_1 还具有延缓糖皮质激素在肝脏分解的作用,间接起到糖皮质激素的作用。硫酸镁 Mg^{2+} 与 Ca^{2+} 竞争,具有松弛平滑肌作用,其还可影响支气管平滑肌张力及血管运动张力,稳定肥大细胞脱颗粒,抑制乙酰胆碱释放等,从而有效减轻气管炎症。二者联合应用能缓解喘憋性肺炎临床症状。

287. 门冬氨酸钾镁中钾含量如何计算?

国产的门冬氨酸钾镁每 1.0g 含钾约 120mg;而潘南金注射液(匈牙利)10ml 的含钾仅为 103mg。1.0g 氯化钾中含钾约 520mg,因此,50ml 潘南金注射液的含钾量与 1.0g 氯化钾的含钾量相当,4.3g 国产门冬氨酸钾镁的含钾量与 1.0g 氯化钾的含钾量相当。

常规输液中能加用 10% 氯化钾,但是有浓度要求,一般 500ml 可以加入 10% 氯化钾 15ml。一般用法将 10% 氯化钾注射液 10~15ml 加入 5% 葡萄糖注射液 500ml 中滴注(忌直接静脉滴注与推注)。补钾剂量、浓度和速度根据临床病情和血钾浓度及心电图缺钾图形改善而定。钾浓度不超过 3.4g/L(45mmol/L),

补钾速度不超过 0.75g/h（10mmol/h），每日补钾量为 3~4.5g（40~60mmol）。在体内缺钾引起严重快速室性异位心律失常时，如尖端扭转型心室性心动过速、反复发作多行性室性心动过速、心室扑动等威胁生命的严重心律失常时，钾盐浓度要高（0.5%，甚至1%），滴速要快，1.5g/h（20mmol/h），补钾量可达每日 10g 或以上。如病情危急，补钾浓度和速度可超过上述规定。但需严密动态观察血钾及心电图等，防止高钾血症发生。

288. 左旋肉碱可以用来减肥吗?

左旋肉碱是人体细胞内天然存在的一种化合物，化学名为β- 羟基 -γ- 三甲铵丁酸，人体可以自行合成左旋肉碱，食物亦可提供一部分。在细胞内，左旋肉碱的基本功能是作为载体把脂肪酸从线粒体外运入线粒体内膜。因为脂肪酸（以及别的能源物质）只能在线粒体内才能被氧化释放出能量，在线粒体外的脂肪酸是不能被氧化并释放能量的。所以，这很容易给人一种错觉，好像左旋肉碱是脂肪氧化的关键所在。但实际上，左旋肉碱只是一种运载工具，好比是运送脂肪的车。而至于到底消耗多少脂肪，并不取决于左旋肉碱。这就好像盖楼需要的砖都是用车来运输的，但盖楼消耗多少砖并不取决于车子的多少，而是取决于楼的大小和结构。简单地说，如果运动量（能量消耗）不大，脂肪消耗不多，只是增加左旋肉碱并不会增加脂肪的消耗，故而对减肥并无帮助。

一般运动量不大的情况下，人体会自行合成足够的左旋肉碱，不会出现左旋肉碱缺乏的问题。只有在运动量很大，如运动员或运动健身人士，单位时间内能量消耗较多，脂肪氧化供能 "流量" 较大时，才有可能出现左旋肉碱合成 "相对不足" 的情况。此时，额外服用左旋肉碱，扩大运输车队（载体）的规模，在单位时间内给工地（线粒体）运送更多的砖（脂肪酸），显然有利于氧化消耗掉更多的脂肪。

因此,只有在运动量较大时,服用左旋肉碱才有助于减肥。此时,大量运动仍是减肥的关键,左旋肉碱仅起辅助作用。如果运动量并不大,比如仅仅节食减肥,服用左旋肉碱对减肥并无作用。至于网上诸如"左旋肉碱可以使肥肉转化为瘦肉""左旋肉碱适合懒人减肥""左旋肉碱消耗多余脂肪"等说法,纯属无稽之谈,完全不符合最基本的生理学和生物化学常识。

289. 急性乙醇中毒为什么会用胰岛素?

对中重度乙醇中毒患者加用胰岛素治疗能加速乙醇氧化,减少酮体生成和代谢性酸中毒的发生,同时对严重应激反应起到保护作用,从而有减轻中枢神经系统抑制,缩短昏迷时间,改善预后的效果。具体机制是:大量乙醇被吸收后,通过血流遍及全身,约 90% 在肝脏由乙醇脱氢酶和过氧化氢酶氧化为乙醛,由醛脱氢酶进一步氧化为乙酸,最后经三羧酸循环氧化为水和 CO_2。乙醇氧化过程中生成大量的还原型辅酶 I(NADH),NADH 与辅酶 I(NAD)比值升高使细胞内氧化还原发生异常,乳酸增高,酮体蓄积导致代谢性酸中毒;糖异生受阻。胰岛素可使乙醇氧化成乙酸过程中两酶的活性增强,加速乙醇脱氢氧化成乙酸,并使之成为脂肪和蛋白质合成的原料;激活丙酮酸脱氧酶,加速丙酮酸氧化为乙酰辅酶 A,加快糖的有氧氧化,加速乙醇在体内的代谢,从而降低乙醇在血液中的浓度,改善胰岛素相对不足及糖耐量下降,改善机体能量供应不足,保护重要器官。值得注意的是急性乙醇中毒合并低血糖或低血钾的比例比较高,如果不加选择地应用胰岛素,将会出现严重的低钾血症。只有对于酮酸中毒,并伴有血糖升高的乙醇中毒患者,才会使用胰岛素。

290. 芬太尼贴剂可以剪开使用吗?

有厂家人员说,多瑞吉现在是"骨架型"结构,是可以剪开用的。但是药品说明书上没有做相应的改动,仍然标注的是"不能剪开使用"。这是因为修改说明书是要报批的,而且还需要有相应的临床试验数据,制药公司不愿意为了报批,再花钱做临床试验,所以说明书没有修改,但是实际上是可以剪开的。没有官方资料,我认为还是不要剪开使用为好。镇痛药很多,不一定非得使用贴剂。

291. 红霉素眼膏和氯霉素眼药水联用合理吗?

应该这样理解,氯霉素是眼药水,白天用。红霉素是眼膏,晚上用。眼科医生一般会交代患者的。药师对于临床用药一定要有临床思维,不能简单地循着药理学走。红霉素和氯霉素联用属于拮抗是药理学书上的知识,现在很多实验证明两者联用有协同作用。另外氯霉素眼药水和红霉素眼膏都是局部外用,且错开时间使用(白天或晚上),相互拮抗的可能性很小。

292. 红霉素软膏和红霉素眼膏能相互替代使用吗?

绝对禁忌。红霉素软膏和眼膏两者区别在于:①红霉素软膏多用于皮肤感染和预防轻微创伤感染;红霉素眼膏用于治疗沙眼、结膜炎、角膜炎等。②所含的红霉素浓度不同,软膏的浓度为1%,眼膏的浓度为0.5%,眼膏用于皮肤感染浓度不够,软膏用于眼部感染刺激性过大。软膏是普通外用制剂,眼膏是无菌制剂,软膏不能用于眼部炎症治疗。

293. 为什么胰岛素与葡萄糖注射液混合滴注会致低血糖?

(1)静脉滴注葡萄糖时(尤其是滴速过快),刺激胰岛素分泌,加之糖尿病患者的基础治疗输液中加入的胰岛素,使体内胰岛素等降糖作用增强,血糖消耗增加,就会发生低血糖。

(2)我一直对葡萄糖注射液中加胰岛素兑冲持反对态度,理由:①没必要。糖尿病患者并非完全不能使用葡萄糖,只是不能过量摄入。我们可以做一道算术题:成人一顿正常饮食,100g 大米(按 75% 转化为糖)大概也是 75g 葡萄糖左右,而一瓶 250ml 的 5% 葡萄糖注射液,含糖量只有 12.5g。所以说糖尿病患者也不必过于顾忌葡萄糖注射液的使用,治疗需要使用的还是应该照常使用,只须关注葡萄糖的摄入量和血糖变化即可。②不符合药理学。胰岛素兑冲葡萄糖溶液,并不是两者在输液瓶中的化学兑冲,而是通过皮下注射胰岛素,增强外周组织对糖的利用,促进糖元的合成,从而降低血糖。因为胰岛素在血液中半衰期短,仅有几分钟,而皮下注射吸收慢、作用时间长。因此,上文中所提的"葡萄糖注射液中加入胰岛素"并不是理想的给药方法。③可能存在配伍禁忌。胰岛素为多肽结构,易受理化因素影响,与许多药物存在配伍禁忌;由于胰岛素溶入输液中,浓度很低,输液瓶材质会对胰岛素有吸附作用,使其实际进入人体的量会减少。

294. 胆结石患者可以补钙吗?

一般人说到结石,就想到钙了,其实胆结石主要有胆固醇类和胆红素类结石。钙在体内的代谢平衡是由"钙代谢稳定系统"控制的。当人体缺钙时,首先表现为血浆低钙,为维持各种生理功能的正常运行,机体不得不动用骨骼中贮存的钙,此时"钙代谢稳定系统"既要维持血浆中钙的正常浓度,又要维持骨骼正常的钙含量,往往是顾此失彼,发生代谢紊乱。骨质中的钙大量流失到血液中,在泌尿道、胆道等位置经多种因素作用下形成结石。从结石的形成过程及钙在体内平衡系统可知,结石不是血钙过高造成的沉积,而是血钙过低引起的钙离子代谢紊乱、异常迁徙促成的。因此,胆结石患者是可以适量补钙。

295. 哺乳期甲亢应该服丙硫氧嘧啶还是甲巯咪唑?

国内一直建议哺乳期使用抗甲状腺药物治疗,应选用丙硫氧嘧啶(PTU),而不要选用甲巯咪唑(MMI)。这是因为哺乳期用药对婴儿可能造成危害,主要集中于测定乳汁中抗甲状腺药物浓度。研究显示,PTU 半衰期为 90 分钟,在乳汁中 4 小时排泌的总量相当于平均口服量的 0.025%,24 小时为 0.077%。MMI 半衰期为 4~6 小时,8 小时期间乳汁中 MMI 总量相当于摄入量的 14%,比乳汁中 PTU 的排泌量明显要高得多。造成乳汁中 PTU 浓度显著低于 MMI 浓度的原因,一是 PTU 与血清蛋白的结合率超过 90%,远大于 MMI 与血清蛋白结合率;再就是 MMI 为脂溶性物质,在血清中不被解离,易以原型进入乳汁,而 PTU 为弱酸性物质,在血清中比在乳汁中更容易解离,以离子形式存在,使得 PTU 不易进入富含脂质的乳汁。因此认为 MMI 比 PTU 对婴儿的不利影响要大。我国指南推荐哺乳期母亲服用抗甲状腺药物治疗甲亢期间,应选择 PTU。2007 年《中国甲状腺疾病诊治指南》也是如此推荐,并建议母亲应该在哺乳完毕后再服药,然后要间隔 3~4 小时再进行下一次哺乳。

但是,近年来美国和我国的指南却做出了完全相反的选择。原因是,①研究并未在抗甲状腺药物治疗期间,对婴儿的甲状腺功能和智力发育进行研究观察,仅仅是基于药动学的研究结果;② 1996 年以后,国外关于此类研究逐渐多了起来。有学者进行的长达 7 年的随访观察,表明服用 MMI 或 PTU 的甲亢妇女哺乳,对其下一代的甲状腺功能无不良影响,智商与同龄儿童也无差异。

考虑到 PTU 的肝毒性,MMI 可作为一线药物,PTU 可作为二线用药,这被写入了 2011 年美国甲状腺学会及 2012 年中华医学会内分泌学分会的相关诊治指南。同时指南对药物剂量、服用时间做了推荐:MMI 剂量达到 20~30mg/d 是安全的,300mg/d 的 PTU 剂量也是安全的。仍然建议母亲应该在哺乳完毕后服药。不同于以前的建议是,药物应分次服用,而非顿服,服药后间隔 3~4 小时再进行下一次哺乳,并应密切监测婴儿的甲状腺功能。

296. 氨基酸可以补脑吗?

氨基酸是一种蛋白质水解物,临床上主要针对营养严重不良的患者和无法通过进食或口服补充蛋白质的患者,后者在进行静脉注射时,还必须将氨基酸同碳水化合物、脂肪等物质搭配输入,患者是否需要补充氨基酸应由专业医师评估并科学地选择药物。氨基酸是蛋白质的基本组成单位,虽然它可以参与人体的新陈代谢提供能量,但并不是优先选择的供能物质。当人体能量不足的时候,供能物质的消耗顺序是糖类、脂肪,之后才开始分解蛋白质产生能量。只要不是营养不良或者碳水化合物摄入过少,就无须动用氨基酸来提供能量。因此,如果正常饮食能够摄取足够的蛋白质,就没有必要通过输液来获得氨基酸。相反,如果氨基酸或蛋白质摄入过多,机体无法利用,多余的氨基酸还需要分解并排出体外,这会加重肝肾负担,肝肾功能不好的人有可能导致高氨血症和血浆尿素氮的升高。此外氨基酸注射液是高渗溶液,输液时对血管有刺激性。

297. 六合氨基酸为什么要用 10% 葡萄糖注射液稀释后静脉滴注?

(1)为达到最好的支链氨基酸注射剂的治疗效果,支持输入的氨基酸参与合成代谢,临床在使用含支链氨基酸的复方氨基酸制剂时能量物质(如葡萄糖和脂肪)应同时输入。在肠外营养支持中,使用复方氨基酸注射液作为周围静脉营养时应重视 CNR(非蛋白热卡与氮的比率,推荐 150 : 1)。正确的使用应该是先输入葡萄糖液再给予复方氨基酸或葡萄糖与复方氨基酸、脂肪乳混合使用,以替代以往三者分别输注的方法。只有足够的非蛋白(葡萄糖、脂肪乳)提供热卡,才能使机体有效地利用输入的复方氨基酸,最有效地合成蛋白质。而当非蛋白热卡供应不足时,复方氨基酸将用于提供热能而非用于合成蛋白质。简单地说就是,六合氨基酸注射剂与 10% 葡萄糖注射液合用时,葡萄糖可作为给予肝硬化患者提供热能的主要物质,有利于维持血浆蛋白水平和促使血浆蛋白谱系恢复正常,从而减少负氮平衡,以提高氨基酸的利用率。

(2)由于葡萄糖为还原性物质,与氨基酸在一起灭菌时会发生化学反应,导致液体变色,故六合氨基酸注射液没有选用葡萄糖直接参与配方,需要临床在临用前加等量 10% 葡萄糖注射液缓慢静脉滴注。

298. 云南白药为何既能活血化瘀又能止血呢?

这是云南白药不同用药方法产生的结果。对于出血,因为云南白药能促进血小板聚集所以可以让破裂的血管停止出血,这就是止血,主要适用于刚刚受的伤(局部外用效果明显)。对于淤血,因为云南白药能抑制静脉血栓形成,所以可以改善血液的血流状态,不让血管内异常凝血,这就是活血,主要用于消肿(内服效果显著)。

299. 氯化钾与胰岛素配伍合理吗?

有人问,氯化钾与胰岛素可以配伍吗? 回答是可以的。临床上为促进心肌代谢,常常会用到极化液,组成就是,普通胰岛素 10U 和 10% 氯化钾 10ml 加入 10% 葡萄糖液 500ml 中静脉滴注。这种配伍输液称为常规极化液。

(1)常规极化液(G-I-K)用药分析:心肌细胞在复极过程中的离子交换主要是 Na^+、Ca^{2+} 的内流,K^+ 的外流,从而使心肌细胞内恢复负压,回到"极化状态",但此时细胞膜内外离子的分布尚未恢复,心肌细胞未达到真正的极化状态,还必须依靠钠 - 钾泵,由 ATP 供给能量,排出 Na^+、Ca^{2+},摄回 K^+,使细胞内外离子的分布恢复到静息状态——极化状态。

处方中胰岛素可以促进多种组织摄取葡萄糖,如骨骼肌、心肌、脑垂体等。可使血液中 K^+、脂肪酸及氨基酸含量降低;缺血损伤的心肌纤维中的钾外逸,且能量不足,而极化液在提供糖、氯化钾的同时供给胰岛素,可使细胞外钾转回心肌细胞内,改善缺血心肌的代谢;促进葡萄糖进入心肌细胞内,抑制脂肪酸从脂肪组织释放,从而减少中性脂肪在缺血心肌中堆积。而且胰岛素能显著增加心肌蛋白质的合成。所以极化液能使病态的心肌细胞恢复细胞膜的极化状态,对保护缺血损伤的心肌、改善窦房和房室传导、防止心律失常均有一定作用。

(2)需要注意的是,配制这种极化液时,先将氯化钾注射液用葡萄糖注射液稀释后,再加胰岛素,现配现用。

300. 药物联用除了配伍禁忌,还应注意哪些问题?

(1)配伍容量与滴速矛盾。如利巴韦林注射液与β-内酰胺类同瓶使用,治疗上呼吸道感染,这是不合理的配伍用药。因为β-内酰胺类是时间依赖性抗菌药,且溶解后容易水解而导致效价降低,发生过敏反应的概率增高,因此配制容量尽量小,静滴速度要快一些,以减少β-内酰胺类水解。而利巴韦林在静滴时要求速度要缓慢(配制浓度不超过 1mg/ml),否则有可能导致患者心脏损害,对呼吸道疾病的患者来说,有可能出现呼吸困难、胸痛等症状。因此两药的配制容量与滴注速度要求不一样,不能混合静滴。

(2)配伍混合的顺序。药品配伍时的混合次序极为重要,有时可用改变混合顺序的方法来克服某些药物配伍时产生沉淀现象。如脂肪乳剂与电解质溶液配伍,出现"破乳"现象。脂肪乳剂是油相、水相、乳化剂组成的乳剂,属热力学不稳定体系,可能发生分层、絮凝、转相、合并与破裂,加入电解质可能破坏乳化膜,增加乳剂的不稳定性。有人会问全肠外营养液为何可以混合呢? 全肠外营养液的配制需在特定的工艺操作下进行,配制时有严格的混合顺序,如先将微量元素、电解质加入氨基酸溶液中溶解或稀释;磷酸盐加入葡萄糖溶液中(因钙剂和磷酸盐形成 $CaHPO_4$ 沉淀,故磷酸盐和钙剂稀释于不同的溶液中)溶解或稀释;脂溶性维生素和水溶性维生素混合后加入脂肪乳剂中,然后将氨基酸溶液和葡萄糖溶液混合于 PVC 袋中,最后在 PVC 袋中加入脂肪乳剂混合。这与临床混合配伍是完全不同的。

关注用药配伍禁忌,是保证用药安全有效的关键,尽量做到能单独使用的药品,就不要混合使用,譬如抗菌药、中药注射剂以及药品说明书规定单独使用的药品,在连续输入两种有配伍禁忌的药品时,注意养成冲管习惯。一般是在两组输液之间输入 50ml 生理盐水或 5% 葡萄糖注射液,再输下一组药品,以尽量避免药品间的配伍禁忌。